GUIA PRATICO

DAS

Perturbações morbidas do Lactente

PELO

DR. WALTER BIRK

(Professor de Pediatria e Director da Clinica de Crianças da Universidade de Tübingen)

TRADUZIDO PELO

DR. MARTINHO DA ROCHA JUNIOR

(Diplomado pela Universidade de Berlim e Professor livre-docente de Clinica Pediatrica da Faculdade de Medicina de Bello Horizonte)

IV EDIÇÃO MELHORADA

25 gravuras no texto

Bonn

1920

Direito de traducção, para todas as edições, concedido ao Dr. Martinho da Rocha Junior, residente em Juiz de Fóra, Minas Geraes, Brasil.

Esse privilegio é extensivo a todos os paizes onde se fala portuguez, ou hespanhol.

Todos os exemplares levam a assignatura do traductor:

PUBLICAÇOES DO TRADUCTOR

1.º Eigentümliche kristallinische Erscheinungen im faulenden Blute des Menschen und einiger Säugetiere.
These de doutoramento, Berlim, 1915.

2.º Tratamento do tetano por meio de injecções intravenosas de sulfato de magnesio, 1916.

3.º Vantagens e inconvenientes da optoquina. Sua possivel applicação therapeutica na «Molestia de Chagas», 1917.

4º Fragmentos de clinica medica (1917):
- a) Um caso de falso «Morbus Banti».
- b) Um caso de exostoses multiplas osteogenicas.
- c) Um caso de esclerodermia.
- d) Um caso de edema de Quincke.
- e) Applicação therapeutica da optoquina na «Molestia de Chagas».
- f) Pleurocentese sem aspiração.
- g) Phosphaturias reaes e apparentes

5.º Apparições crystallinas especiaes, encontradas no sangue putrefacto do homem e de alguns mammiferos, 1918.

6º Um c so de framboesia tropical, tratado pelo oxycyaneto de mercurio, 1919.

7.º Um caso de ophthalmoplegia com symptomas de encephalite lethargica, 1919.

8.º Sobre as localizações nervosas da Parotidite Epidemica. These de Concurso apresentada á Faculdade de Medicina de Bello Horizonte (1920).

9.º (no prelo) Algumas notas sobre a orthographia alemã e seus defeitos (estudos philologicos).

As razões que me levaram a traduzir o livrinho do Professor *Walter Birk* foram — de um lado, a importancia incontestavel que alcançou a escola alemã, nestes ultimos dez annos, no dominio da Pediatria; de outro lado, a circumstancia de não fazerem os compendios francezes, nossa fonte habitual de consulta, menção dos trabalhos tudescos.

Não é, pois, de admirar que nosso mundo medico, nesse particular, esteja pouco versado.

Ainda mais: a maneira succinta e clara pela qual o Professor *Birk* conseguiu expor as idéas de *Czerny*, e o cunho pratico que imprimio a seu manual, farão delle, sem duvida, optimo guia para os estudantes de medicina e elemento de consulta proveitosa para os clinicos que, de perto, não possam conhecer a literatura medica alemã sobre o assumpto.

Espero, com a traducção do «Guia pratico das perturbações morbidas do lactente», prestar bom serviço aos medicos patricios.

Juiz de Fóra, 30 de outubro de 1920.

M. da Rocha Junior

Prefacio da I edição

— 1913 —

Este livrinho tem objectivo exclusivamente pratico: servir de guia aos estudantes de medicina e de auxilio aos clinicos no tratamento das molestias das crianças de peito. De acordo com esse destino receberam nelle a *symptomatologia* e a *therapeutica* attenção especial; na parte theorica, porém, só se encontra o estrictamente necessario para facilitar a comprehensão dos diversos quadros morbidos a que alludo.

Na exposição da materia, encontram-se as idéas por mim adquiridas quando assistente da Clinica de *Czerny*, idéas que, desde esse tempo, tenho defendido.

Kiel, Novembro de 1913.

Birk

Prefacio da IV edição

— 1920 —

Na ultima edição deste manual foi impresso maior numero de exemplares do que nas anteriores. Apesar disso, já elle se exgottou. Esse facto prova que meu guia tem preenchido os fins a que foi destinado.

Na presente edição, encontram-se reparos e additamentos; mas, para impedir que augmentasse a extensão do livro, foi preciso, em certos lugares, encurtar-lhe o texto.

Si de muitas acquisições medicas dos ultimos tempos não se encontra aqui menção, é porque ainda não me pude convencer de que ellas constituam factos definitivamente estabelecidos.

Tübingen, Dezembro de 1919.

Birk

CAPITULO I

Introducção

«Um lactente, filho de paes sadios e não muito idosos, é reputado normal quando, nascido a termo e sem deformidades, conserva constante sua temperatura, uma vez protegido por involucros maus conductores de calor» (*Czerny-Keller*).

São considerados signaes de maturidade do recemnascidos: a altura de 50 centimetros, approximadamente; o peso medio de 3250 grammas; os ossos do cranio consistentes e bem ajustados uns aos outros; os cabellos com tres a quatro centimetros de comprimento; a lanugem limitada ás espaduas; os testiculos com sua migração concluida; a cartilagem nasal e a auricular com a consistencia elastica que lhes é peculiar; as unhas corneas, attingindo a polpa digital.

O peso dos recemnascidos é variavel. As crianças do sexo masculino são, de regra, mais pesadas que as do sexo feminino.

Entre irmãos, o do primeiro parto pesa, em geral, menos que o do segundo, e este menos que o do terceiro.

O limite normal de peso, muitas vezes, não é attingido. Raramente é ultrapassado. Ha crianças nascidas prematuramente que, apesar de accusarem peso inferior a 1.000 grs.são capazes de vida. Já se tem visto, embora excepcionalmente, recemnascidos com peso muito superior ao normal, attingindo até 6 kilos (11.500 grs. no caso de *Crantz-Lebmacher*; 11.300 no caso de *Ortega*). E' claro que fetos desse volume nascem mortos ou moribundos, em consequencia das naturaes difficuldades obstetricas. Em todo caso, recemnascidos de peso acima de 4.000 grs. merecem, com justiça, a denominação de «crianças gigantescas».

Pesos surprehendentemente baixos caracterizam, não raro, crianças que, mais tarde, virão a apresentar manifestações de diathese exsudativa.

Alimentação do lactente sadio

O seio materno é a fonte mais adequada á alimentação do lactente (*alimentação natural*). Em muitos casos, porém, somos forçados a substituir o leite humano pelo de vacca ou pelo de cabra (*alimentação artificial*).

Quando a alimentação natural é, em parte, substituida pela artificial (uma, duas, tres refeições diarias), recebe esse processo alimentar o titulo de *amamentação mixta* ou *alimentação binaria*.

A alimentação natural produz, excepções raras postas de lado, um crescimento normal do recemnascido.

Muitas crianças se desenvolvem perfeitamente com a alimentação artificial ; mas, ao lado dos bons resultados, surgem numerosos desastres. Por isso convem repetir insistentemente : todo recemnascido, quando possivel, deve receber como alimento o leite materno, mesmo nos casos em que a nutriz só o possa fazer durante curto prazo.

A pratica nos tem ensinado que a alimentação artificial, iniciada mais tardiamente, é menos perigosa do que quando ministrada logo após o nascimento. Si a criança teve a felicidade de receber no principio, pelo menos durante duas a tres semanas, leite humano, supportará, muito mais facilmente, o regime da alimentação artificial.

Bons resultados se podem colher, frequentemente, com a alimentação mixta. Nalguns casos ella é mesmo preferivel á alimentação exclusiva pelo leite materno (vide mais adeante).

A alimentação binaria encontra indicação formal :

a) nos casos em que é deficiente o leite materno (*hypogalactia*);

b) quando se trata de nutrir crianças gemias ;

c) quando uma mastite inutiliza um dos seios da nutriz;

d) sobretudo quando a mãe, forçada por suas occupações, é obrigada a passar quasi todo o dia fóra do lar. Em taes casos receberá a criança o seio materno, pela manhã e á noite, ficando adstricta á alimentação artificial durante o dia.

Nos casos de hypogalactia pode-se adoptar ainda o seguinte regime : depois da mammadura no seio materno, receberá a criança, cada vez, como supplemento, uma determinada quantidade de leite de vacca.

O grande perigo da alimentação mixta é que a criança, uma vez habituada á mammadeira, passa a sugar o seio materno preguiçosamente. Desse modo constitue-se estagnação do leite e, em consequencia disso, menor se torna ainda a já deficiente secreção.

I. Alimentação natural

Nas primeiras horas depois do parto, o recemnascido não manifesta necessidade de se alimentar. Deitado em seu berço, mergulha, de ordinario, em profundo somno de muitas horas. Si por acaso desperta, basta que se lhe mudem as fraldas humidas para que, de novo, adormeça. Sómente no dia seguinte manifesta-se a sensação de fome, annunciada por choro mais ou menos energico.

— Esse phenomeno, observado na maioria das crianças, leva a concluir : sempre que for possivel, deve-se deixar o recemnascido em jejum, durante as primeiras 24 horas que se seguem ao parto. Só quando se trata de crianças excepcionalmente irrequietas, permittir-se-á administrar, por meio de uma colherzinha, um pouco de chá da India, ou chá de funcho, adoçados com saccharina.

No segundo dia de vida da criança, inicia-se, do seguinte modo, a alimentação ao seio materno : estando a mulher em decubito lateral, colloca-se o recemnascido parellelamente a ella deitado, de maneira que a bocca da criança possa, sem difficuldade, ser approximada da mamilla daquelle mesmo lado. As mais das vezes, a criança «péga no peito» e mamma energicamente. Casos ha, porém, em que apparecem difficuldades : o recemnascido grita, agita braços e pernas e, por cousa alguma, suga o seio que se lhe offerece. Em tal emergencia é preciso, pertinazmente, insistir na tentativa, repetindo-a, com regularidade, de 4 em 4 horas.

Nos primeiros dias é muito pequena a quantidade de leite segregada pela parturiente (5, 10, 20 grs. de cada vez); mas a producção cresce aos poucos até que, entre o terceiro e o quarto dia, sobrevem a "apojadura" e o leite é produzido em volume sufficiente á alimentação da criança.

Confiando a administração do alimento ás exigencias das proprias crianças, observou-se que, na maioria dos casos, ellas manifestavam o desejo de mammar mais ou menos, de 4 em 4 horas (ás 6 e ás 10 da manhã, ás 2 e ás 6 da tarde e ás 10 da noite).

O leite materno é administrado, portanto, 5 vezes por dia. Durante a noite, sendo possivel, não deve a criança receber alimento algum. Até que se adapte o recemnascido a esse regime, permitta-se-lhe, uma vez durante a noite, um pouco de chá, administrando-o com uma colherzinha.

A quantidade de leite que em cada mammadura deve ser sugada pela criança póde ficar a cargo de suas exigencias. Crianças normaes, saciada a fome pelo leite materno, dormem logo após a refeição. A duração da mammadura é, em geral, de vinte minutos, não devendo ultrapassar meia hora.

Recommenda-se ainda á progenitora que dê, em cada refeição, apenas um dos seios.

Esse processo de amamentação deve ser conservado até que a criança attinja o sexto mez de idade.

Nessa época inicia-se a alimentação binaria, do seguinte modo: ás duas horas da tarde, antes da criança receber o leite materno, dá-se-lhe, com uma colherzinha, um pouco de mingau de farinha de arroz.

Não raro, essa tentativa encontra resistencia; mas, repetida, conduz sempre ao fim desejado. Logo que isso aconteça, supprima-se completamente o leite materno na refeição das duas horas, ficando a criança limitada ao mingau, a que se ajuntam, bem cozidos, espinafre, cenouras ou legumes equivalentes.

Desse modo, a contar do sexto mez de vida, recebe a criança—quatro vezes por dia, o seio materno e, além disso, uma refeição, em volume approximado de 200 cc.^{3}, do mingau acima mencionado.

Note-se bem que as crianças não devem tomar o mingau em mammadeira, visto como, quanto mais tarde se tentar administrar-lhes alimento por meio de colher, tanto maiores serão as difficuldades que oppoem.

As particularidades sobre a preparação do mingau e os tropeços em sua administração vêm indicados mais adeante.

Attingindo a criança o oitavo mez de idade, substitue-se a mammadeira das 10 da manhã, ou a das 6 da tarde, pela seguinte papa: escaldar duas a tres bolachas seccas com agua fervente, até amollecel-as; ajuntar 100 cc.^{3} de leite de vacca e depois administrar á criança.

No correr do nono mez, serão as tres restantes mammaduras, gradativamente, substituidas por leite de vacca. Quando a epoca dessa transição incide com os mezes quentes do anno, será preferivel conservar ainda as tres refeições de leite materno, até que a estação calmosa tenha passado.

Si tudo correu bem, constará do seguinte a alimentação da criança, ao se approximar o 10.º mez de idade: uma refeição do mingau indicado, uma de papa de bolachas, e, tres vezes por dia, uma mammadeira com 200 cc.^{3} de leite de vacca puro, adoçado com assucar de canna.

Desenvolvimento de um lactente normal, desde o nascimento até á ablactação

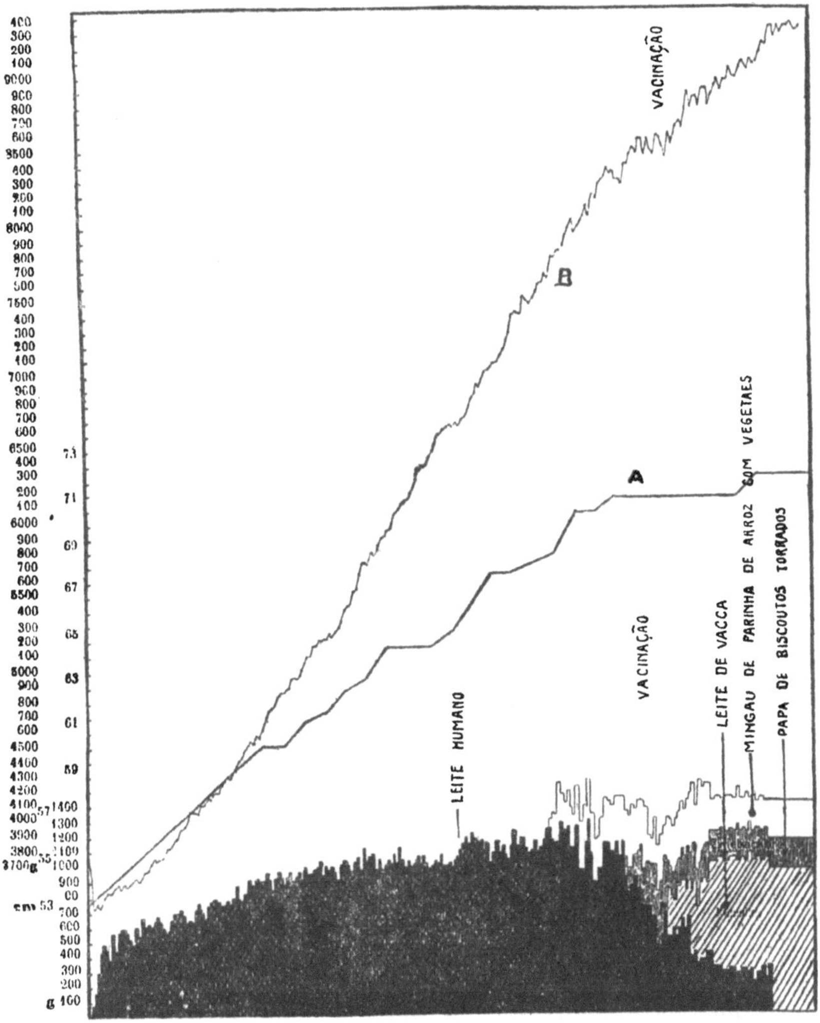

Fig. 1

As quantidades de alimento vêm representadas, em grammas, na base da gravura. A curva deixa vêr as oscillações das porções alimentares ingeridas diariamente. A linha *A* representa o desenvolvimento da estatura; a linha *B* indica o peso da criança.

Nesse regime alimentar conservam-se fixas as refeições de mingau e de papa, variando as de leite, cujo volume, segundo as necessidades, pode ser augmentado ou diminuido.

Notando-se na criança apparecimento de prisão de ventre, diminua-se o volume do leite, fazendo entrar na alimentação maior dose de hydratos de carbone.

Depois do primeiro anno de vida (15 a 18 mezes), deve a criança deshabituar-se da mammadeira. Para obter isso colloca-se o leite em uma chavena, desmancha-se nelle uma fatia de pão e administra-se essa papa á criança por meio de uma colherzinha.

II. Alimentação artificial

Quando circumstancias especiaes nos forçam, desde o inicio, a dar ao recemnascido leite de vacca, a alimentação será conduzida como nos caso da amamentação natural: jejum durante as primeiras 24 horas depois do parto ou, quando muito, ministra-se á criança um pouco de chá com saccharina.

No dia seguinte, isto é, 24 horas depois do nascimento, receberá a criança, em mammadeira, o primeiro alimento, constante de 30 $cc.^3$ da mistura de 10 $cc.^3$ de leite de vacca, diluidos em 20 $cc.^3$ d'agua e addicionados de 5 grs. (uma colher das de café) de assucar de canna. Dessa mistura a criança mammará a quantidade que lhe aprouver.

Como no caso da alimentação natural, deve ser, a principio, muito pequena a quantidade de alimento administrado em cada mammadeira (10 a 20 $cc.^3$) Essa quantidade será augmentada, gradativamente, de modo que, ao cabo da segunda semana, receberá o lactente, em cada refeição, 80 até 120 $cc.^3$ da mistura indicada.

Proporcionalmente ás exigencias alimentares da criança, deverá crescer a quantidade de leite que se lhe dá.

Serão 5 as refeições em cada 24 horas, distribuidas da mesma maneira que na alimentação natural. A propria criança regulará a quantidade de alimento que deve receber. Essa oscilla entre 120 e 150 $cc.^3$ de uma diluição a 1:2 de leite de vacca.

No inicio do segundo mez de vida, ha necessidade de intensificar o valor nutritivo dessa diluição. Isso se consegue augmentando a percentagem de concentração da mistura, de fórma que, no correr do segundo mez, receberá o lactente: 5 vezes ao dia, uma determinada quantidade de leite diluido com 50% d'agua, adoçando-se cada uma das rações com 10 grs. de assucar (umacolher das de chá, approximadamente). Essa concentração não será modificada, sendo satisfactorio o desenvolvimento da criança. E' prudente não se mudar de concentração enquando não o exijam razões imperiosas.

Quando a criança attinge o 4° mez de idade, é vantajoso substituir a agua, na diluição do leite, por um mingau de aveia, não muito concentrado (mucilagem).

No correr do sexto mez, dá-se, como na alimentação natural, ás duas horas da tarde, em lugar da refeição de leite de vacca, o mingau de farinha de arroz com legumes. Considerando-se que essa substituição representa um abaixamento não desejavel na quantidade total de leite ingerido pelo lactente, em 24 horas, receberá elle, então, em cada uma das 4 restantes refeições, mais 50 grs. de leite do que anteriormente.

Assim, do sexto mez em deante, tomará a criança, cada dia, uma ração do mingau indicado e quatro de uma mistura constante de 2/3 de leite de vacca com 1/3 d'agua, ou melhor 1/3 de mingau de aveia. Alem disso, addiciona-se a cada mammadeira o volume de 10 grs. de assucar de canna, (uma colher das de chá, approximadamente).

No decorrer do oitavo mez, reforça-se a alimentação com uma papa de bolachas.

No nono mez ministra-se leite não diluido.

Desse modo são identicas, a partir dessa data, a alimentação da criança de peito e a da criada artificialmente : uma ração de mingau com legumes, uma de papa de bolachas, e tres rações de leite de vacca contendo 200 cc.³ cada uma.

Antes de resumir no eschema abaixo mencionado a alimentação do lactente, note-se, desde já, que esse plano não convem naturalmente a toda e qualquer criança. Fica ao criterio do clinico alteral-o, ora neste, ora naquelle caso.

Eschema da alimentação do lactente

Alimentação natural	Alimentação artificial
1.º dia: completo jejum ou, excepcionalmente, chá com saccharina.	1.º dia : como na amamentação natural.

Do 2.º dia em deante: 5 vezes leite humano, em cada 24 horas.

Do 2.º mez em deante: 5 vezes por dia, leite humano.

Do 6.º mez em deante: uma vez por dia, mingau de farinha de arroz com legumes, e quatro vezes leite humano.

Do 8.º mez em deante: uma vez por dia, mingau de farinha de arroz com legumes, uma vez papa de bolachas, e tres vezes leite humano.

Do 2.º dia em deante: 5 vezes, em cada 24 horas, a mistura seguinte: 1/3 de leite de vacca com 2/3 d'agua, e 5 grs. de assucar de canna (uma colher das de café, approximadamente).

Do 2.º mez em deante: 5 vezes por dia, a mistura de 1/2 de leite de vacca, com 1/2 d'agua e logrs. de assucar (uma colher das de chá, approximadamente).

Do 6.º mez em deante: uma vez, mingau de farinha de arroz com legumes, quatro vezes a mistura de 2/3 de leite de vacca com 1/3 de mucilagem de aveia e 10 grs. de assucar (uma colher das de chá, approximadamente).

Do 8.º mez em deante: uma vez, mingau de farinha de arroz com legumes, uma vez papa de bolachas e tres vezes a mistura de 2/3 de leite com 1/3 de mucilagem de aveia e 10 grs. de assucar (uma colher das de chá, approximadamente).

Do 9.º mez em deante

A alimentação é identica para ambos os casos: — uma vez, mingau de farinha de arroz com legumes; uma vez, papa de bolachas e tres vezes, leite de vacca não diluido, adoçado com assucar.

Do 15.º em deante

A criança receberá por dia: almoço, jantar, e tres vezes uma chavena de leite com biscoitos.

*
* *

Entre o medico e os paes da criança surgem, frequentemente, divergencias de opinião a respeito da quantidade de alimento que se deva dar ao lactente.

Não raro, julgam os paes insufficientes rações alimentares que a experiencia prova serem bastantes para proporcionar um augmento de peso normal.

A observação quotidiana demonstra que a maioria das crianças alimentadas artificialmente choram, com energia, logo que sentem vasia a mammadeira. Entretanto isso não justifica concluir que tenham recebido ração alimentar insufficiente.

Com menos frequencia do que no caso da alimentaçâo artificial, lactentes criados ao seio manifestam-se irrequietos, após terem mammado. Em regra, dormem estes logo depois de saciada a fome.

O lactente é obrigado a não pequeno esforço muscular para sugar o seio. Por isso, cansa-se e, subsequentemente, adormece. A sucção do leite pelo bico da mammadeira é indubitavelmente menos trabalhosa. O alimento representa para a criança um gozo sem esforços. Dahi a vontade de ultrapassar a ração normal de leite. E' claro que o medico se deve oppor a esse desejo que não tardaria a produzir maus fructos.

Em regra, tambem na alimentação artificial, regula a propria criança a quantidade de alimento de que tem necessidade. E' prudente, porém, não se permittir que ella ultrapasse muito o volume correspondente á sua idade e peso. E' preferivel administrar rações inferiores ás que a criança necessita a exceder a quantidade correspondente á sua idade.

A porção total de liquido que o lactente de um anno ingere, em 24 horas, não deve passar de um litro. Para saber quanto alimento deve receber uma determinada criança, calcula-se o numero de calorias que produz a totalidade de alimentos que ella ingere, de cada vez, o que aliás nem sempre é facil; ou então, lança-se mão de regras praticas, embora não muito exactas, que a clinica diaria nos fornece.

I — O lactente normal, alimentado ao seio, deve, em media, receber, em 24 horas, um tanto de leite humano correspondente a 1/6 do peso de seu corpo (Indice numerico de Budin).

II — Para a criança alimentada artificiolmente, a quantidade de leite de vacca a administrar, em 24 horas, deve ser igual a 1/10 de seu peso. A ração liquida total deve equivaler a 1/6 desse mesmo peso.

Exemplo: Suppondo-se que uma criança, alimentada artificialmente, pese 3.600 grs., deverá tomar 360 cc.^{3} de leite de vacca (volume igual a 1/10 de peso da criança) (1). A'quella quantidade ajunta-se agua ou mucilagem de aveia até perfazer 600 cc.^{3} (1/6 do peso da criança). Adoça-se com assucar de canna, divide-se em 5 rações iguaes e administra-se a criança, de 4 em 4 horas.

(1) E' preciso notar que as mães, em geral, não medem o alimento da criança por grammas, mas por *divisões*. Cada divisão da mammadeira contem 18 a 20 grs.

Grandes difficuldades occasiona a alimentação artificial das crianças debeis, nascidas com peso inferior a tres kilos.

Sua letalidade, rubricada, commummente, nas estatisticas com o vago diagnostico de «incapacidade vital», é quasi tão avultada como a produzida pelas perturbações gastro-intestinaes agudas.

Para essas crianças aconselharam, recentemente, *Czerny* e *Kleinschmidt* a alimentação denominada *butyrofarinacea*, na qual, em vez de diluir-se o leite com agua ou com mucilagem de aveia, emprega-se para isso uma mistura constante de 7 % de manteiga, 7% de farinha de trigo e 5 % de assucar.

Technica de preparação: Pesar a quantidade necessaria de manteiga, collocar em uma caçarola aquecer, agitando continuamente, com uma colher de madeira, até ferver, sem que accuse cheiro de acidos gordurosos; depois, ajuntar a respectiva quantidade de farinha de trigo e cozer, até que a massa adquira côr pardo-escura e consistencia liquida (4 a 5 minutos são sufficiente)

Nessa occasião addicionar a quantidade correspondente de agua e assucar, deixar ferver, durante alguns minutos, coar em tamiz e misturar ao leite já fervido.

Crianças de peso inferior a 3 kilos devem tomar uma alimentação constante de 1/3 de leite com 2/3 da mistura butyro-farinacea; lactentes de peso superior áquelle tomarão um alimento constante de 2/5 de leite com 3/5 da mesma mistura.

Physiologia e Pathologia da amamentação

Sugar o seio materno é uma faculdade innata do recemnascido. A essa funcção corresponde um centro duplo, abrangendo os nucleos de origem do nervo facial, do hypoglosso e da porção motriz do trigemio. Sua localização no bolbo é vizinha da do centro respiratorio.

Essa origem explica a razão por que fetos nascidos sem cerebro (*acephalos*) sugam, de ordinario, perfeitamente o seio materno.

Mechanismo da sucção--Quando a criança abaixa a mandibula, estabelece-se notavel rarefacção de ar dentro de sua cavidade buccal. Dessa maneira, effectua-se uma sucção da mamilla e da aureola para dentro da bocca. Em seguida, quando o maxillar inferior volta á posição primitiva, obriga, por compressão, a abrir-se o esphincter aureolar e, subsequentemente, a jorrar o leite.

Como se vê, a lingua, no acto da sucção, tem muito pouca interferencia. Portanto, mesmo que o seu «freio» seja demasiado curto, não poderá constituir impedimento áquelle acto physiologico.

E' frequente ver-se que a sucção de uma das mamillas provoca, reflexamente, no seio opposto, relaxamento do esphincter aureolar, de modo que o leite começa exportamente a gottejar.

O inicio da producção de leite está intimamente ligado á acção de certas substancias (*hormones*) oriundas de uma secreção interna particular á placenta. Transportadas pelo sangue, vão as hormones exercer acção especifica sobre as glandulas mammaes.

Papel de igual importancia na secrecção lactea representam a exitação sobre a glandula desenvolvida pela sucção methodica da criança e o esvaseamento artificial do seio, effectuado com regularidade e pertinacia.

Não raro, certa quantidade dessas hormones consegue, por intermedio da circulação placentaria, penetrar na torrente sanguinea do recemnascido e desenvolver, tambem ahi, a mesma acção especifica sobre a glandula mammaria, dando origem a secreção de leite, quer em crianças do sexo feminino, quer mesmo nas do sexo masculino.

***

Muitas vezes, antes mesmo do nascimento da criança, o medico é consultado si esta ou aquella mãe póde ou não alimentar o filho.

Com referencia á primeira parte da questão, houve, em tempos passados, mais condescendencia do que hoje.

I. Prohibição de amamentar

Prohiba-se de amamentar a parturiente atacada de tuberculose pulmonar, ou de tuberculose laryngea. Em caso de molestia grave e consumptiva, nas septicemias, nas psychoses do puerperio, na epilepsia com frequentes ataques, deve ser prohibida a lactação materna.

As hemorrhagias puerperaes não constituem causa sufficiente para se desmammar a criança, pois, como se sabe, a sucção do peito provoca, por um reflexo, energicas contracções uterinas, influenciando beneficamente o estancamento do sangue.

Em caso de syphile congenita da criança póde e deve a mãe amamentar o filho, visto como a reacção de

Wassermann prova que, nesses casos, a progenitora é sempre luetica.

Si a criança é syphilitica nunca deverá ser amamentada por nutriz sã, para que não a contamine.

Algumas manifestações morbidas, de que, ás vezes, no correr da amamentação, se queixam as nutrizes (pontadas, repuxões nos seios, dores nas costas, etc.) não devem, sem analyse cuidadosa, constituir motivo para ablactar a criança. O mesmo se póde dizer da reapparição do corrimento menstrual.

Si a nutriz apresenta suspeita, ou mesmo symptomas incontestaveis de tuberculose incipiente ou antiga, incrementada pelo esforço da lactação, desmamme-se a criança, sem demora. Nesse caso a ablactação deve ser effectuada gradativamente, dentro de duas a tres semanas. Substitua-se, aos poucos, cada mammadura ao seio materno pela alimentação artificial, que obedecerá, como é obvio, as regras já indicadas.

Será toda mãe capaz de amamentar o filho? Pode-se responder essa pergunta affirmando que não existe agalactia absoluta.

II. Impossibilidade de amamentar

Depois do parto, toda mulher dá leite; mas, em muitos casos, a quantidade produzida é insufficiente (*hypogalactia*). A deficiencia de leite é inicial ou começa muito cedo a diminuir a producção, de modo que cessa completamente ao cabo do segundo ou do terceiro mez de amamentação.

Nada de particular apresenta a apparencia physica das mães capazes e a das incapazes de alimentar os filhos.

Não existe até hoje medicamento algum que exerça acção sufficientemente comprovada sobre a producção lactea da glandula mammaria. Os appellidados *lactagogos* não passam de simples meios suggestivos.

III. Impedimentos á amamentação

A's vezes, apparecem impedimentos reaes á lactação. Entre esses salientam-se: a mamilla concava da nutriz, o labio leporino e a guéla de lobo da criança (Chilodieresia e palatoschise).

Mesmo que a nutriz apresente mamillas concavas, convem, antes de regeital-a, tentar, repetidas vezes, si o lactente consegue, apesar disso, sugar o seio. E' admiravel como, mesmo nesses casos, chegam as crianças a mammar. Já ficou dito, em abono disso, que as crianças não se aferram directamente á mamilla, mas á aureola que a circumda.

IV. Difficuldades da amamentação

Emquanto os grandes obstaculos á amamentação constituem facto raro, são frequentissimas as pequenas difficuldades á lactação materna. E' de grande valor pratico conhecer esses impedimentos, porque, com frequencia, occasionam o abandono da alimentação natural. Mãos habeis podem, no entanto, corrigil-os, afastal-os mesmo, com relativa facilidade.

Quando um recemnascido relucta em mammar, ou repelle o seio, é indispensavel, sem mais demora, examinar-lhe a cavidade nasal e a buccal. Anomalias da lingua (macroglossia do mongolismo, ou do myxedema congenito), tumores do assoalho da cavidade oral (ranula), ferimentos da mucosa buccal, ulceras semelhantes ás aphthas de *Bednar*, etc. podem ser o motivo da recusa do alimento. Quando se encontra na bocca da criança espessa crosta de sapinho, diminue esta a sensibilidade das terminações nervosas existentes na camada submucosa e, consequentemente, prejudica a faculdade de sucção do lactente. Coryza forte, falsas membranas diphthericas, certos estados catarrhaes e inflammatorios das vias respiratorias, que impedem a penetração do ar pelas narinas, são obstaculos á lactação que, felizmente, com recursos therapeuticos adequados, podem ser removidos.

A irrequietitude do lactente como manifestação parcial de super-excitabilidade nervosa geral, a obnubilação da consciencia nas molestias infecciosas altamente febris, ou nas intoxicações agudas, constituem ainda difficuldades frequentes á alimentação natural. Nesse caso, é claro, que o tratamento dessas affecções facilita directamente a alimentação ao seio.

A mamilla plana, que pouco ou nenhuma differença de nivel apresenta em relação á zona aureolar, e a mamilla concava podem, por parte da nutriz, constituir, como dissemos, tropeços á alimentação natural.

Alguns seios (*seios duros*) apresentam fechamento anormalmente energico do esphincter aureolar e que offerece grande embaraço á sucção; outros seios (*seios molles*) ao contrario, revelam relaxamento do mesmo esphincter, de sorte que uma insignificante pressão da mandibula da criança é sufficiente para fazer jorrar o leite. Muitas vezes mesmo, a asthenia muscular do esphincter é tal que se manifesta incontinencia do leite seggregado e, logo que no seio se accumule uma certa quantidade de leite, afrouxa-se o esphincter e o liquido gotteja continuamente (*galactorrhéa*).

Um "peito duro", em nutriz de seios volumosos e de secreção lactea abundante, occasiona, ás vezes, grande obstaculo á sucção da criança. Em tal hypothese a secreção não pode ser totalmente exgottada pelo lactente, sobretudo si elle é fraco. Em consequencia disso dá-se estagnação do leite, e subsequente diminuição do poder productivo da glandula. Alem disso, tal circumstancia facilita a apparição de uma mastite.

Por ahi se vê que essas amas, pelos leigos tão procuradas como nutrizes, obrigam, pela diminuição do leite, a submetter a criança á alimentação binaria, ou mesmo exclusivamente á artificial.

A apparição retardada da secreção lactea após o parto e a deficiencia real de leite (*hypogalactia)* merecem ainda ser mencionadas.

Voltaremos mais tarde a estudar os meios de obviar esses inconvenientes.

Algumas nutrizes nervosas accusam, nas primeiras semanas de amamentação, forte hyperesthesia das mamillas. Para remediar esse mal, abrevia-se a extensão de cada mammadura (10 a 15 minutos) e pincela-se a mamilla com solução de nitrato de prata a 1°/₀, antes da criança começar a mammar; colloca-se em seguida, sobre o bico do peito, um pedaço de gaze molhada com pomada de anesthesina a 5%. Pode-se tambem obrigar a criança a mammar por intermedio de um tubo de sucção, adaptado á mamilla.

As fendas ou rhagades da mamilla são consequencia de uma sucção do seio demasiado longa ou provêm da tendencia especial da pelle do peito á fissuração. Essas fendas occasionam, com frequencia, dores intensas quando a criança mamma. Outras vezes, a nutriz, máu grado a existencia de profundas rhagades, não se sente muito molestada. Mas, seja qual fôr o caso, é indicada uma therapeutica energica e immediata, para evitar a probabilidade de mastite. No acto da amamentação as rhagades podem sangrar de tal maneira que as fezes do recemnascido, em consequencia disso, tornam-se negras (melena espuria).

Tratamento — Consiste em limitar a 20 minutos o tempo da mammadura e pincelar as fissuras com solução a 1 °/₀ de nitrato de prata, fazendo-se seguir applicação de glycerina sobre o bico do seio. Feito isso, a mamma será firmemente enfaixada e mettida em um suspensorio apropriado.

*
* *

Mastite — A mastite apparece, as mais das vezes, nas primeiras semanas depois do parto. A doente se manifesta febril, accusa cephalalgia, dores no seio lesado, principalmente em um dos quadrantes da metade inferior. O exame clinico revela dor á pressão digital, hyperhemia cutanea do seio e formação de nodulos dolorosos. O decurso da *mastite precoce*, quasi sempre *parenchymatosa*, em geral, é benigno. Mesmo apparecendo a mastite, deve a criança continuar a mammar com regularidade, emquanto permittirem as dores accusadas pela paciente. Pela manhã, ao meio-dia e á noite, depois que a criança mammar sufficientemente, o peito será submettido á aspiração por uma campanula de vidro apropriada (hyperhemia pelo processo de *A. Bier*). A campanula será collocada durante 5 minutos, tres vezes seguidas, fazendo-se, entre uma e outra applicação, pausa de igual duração. Logo depois, mette-se o seio em um suspensorio que o mantenha voltado energicamente para cima. Melhorados os symptomas de inflammação, ainda assim não se deve, durante alguns dias, interromper o tratamento. Si não existir campanula á disposição, applique-se sobre o seio, tres vezes ao dia, um sacco de gelo.

As mastites que apparecem mais tardiamente (da terceira semana em deante, depois do parto) são de prognostico muito mais sombrio que as precedentes. Seu inicio é tempestuoso e surgem, por vezes, associadas a febre alta, calefrios, cephalalgia, vomitos, augmento extraordinariamente rapido do seio doente, vermelhidão da pelle sobre o foco inicial, hyperhemia que se póde extender até á axilla. Si não se inicia logo therapeutica bem orientada, sobrevirá rapidamente suppuração do seio, seguida de frequentes reincidencias.

As mastites tardias são, em geral, *intersticiaes*.

Seu *tratamento* é identico ao já descripto : emquanto a nutriz supportar, continúa a criança a mammar. Quando isso não se dá, ficará o lactente adstricto ao peito são, sendo satisfeitas as demais necessidades nutritivas pela mammadeira.

O seio inflammado será submettido ao processo de hyperhemia já descripto e depois envolto em uma atadura humedecida com agua boricada. Evite-se aqui o emprego do acetato duplo de aluminio, porque as crianças não "pegam" bem no seio que tenha sido molhado com soluções daquelle sal.

Si, apesar dos cuidados descriptos, a mamma vier a suppurar, será necessario, então, abril-a largamente com incisões perpendiculares ao bico do seio, dreinar a ferida, e tratal-a segundo as regras communs da Cirurgia. O estaphilococco é, em geral, o micro-organismo encontrado no pús das mastites.

Nenhuma fórma de mastite, nem mesmo a suppurante, obriga a desmammar a criança. E' preciso não esquecer que a sucção do leite e o relaxamento subsequente do seio exercem influencia benefica sobre a marcha da inflammação.

Durante a molestia diminue, no seio inflammado, a capacidade productiva de leite, mas, depois, ella se restabelece total ou parcialmente. Quando se dá a ultima hypothese, apparece um augmento de secreção no seio opposto.

* * *

Technica da amamentação — No primeiro e segundo dia depois do parto a progenitora amamentará a criança sem se levantar. Volta-se, apenas, um pouco para o lado do seio que vae offerecer ao lactente e permanece nessa postura emquanto elle mammar.

Do terceiro dia em deante, poderá assentar-se no leito. Não ha nisso desvantagem. Muitos medicos chegam mesmo a aconselhar as parturientes a se levantarem tres dias depois do parto.

Depois que a parturiente abandona o leito, para amamentar a criança, assenta-se, colloca um dos pés sobre um banquinho, apoia a cabeça da criança sobre um dos braços e lhe dá com a mão do braço livre, o bico do seio. Além disso, com o dedo indicador da mão alludida, deve comprimir de tal maneira o seio, que não haja empecilho á entrada franca de ar pelas narinas da criança.

Em cada refeição mammará o lactente em um só dos seios, de modo a esvasial-o completamente. Si no seio permanecer leite depois da mammadura, isso dará origem á apparição de colostro e subsequente reducção da secreção lactea.

Em cada mammadura a criança não sugará por mais de 20 minutos. A maior porção de leite, pelo menos 2/3 do total produzido em cada mammadura, é ingerida pela criança nos primeiros 5 minutos de sucção; o que fica é, com trabalho, sugado nos restantes 15 minutos.

Si a secreção de leite for tão abundante que o lactente não consiga esvasiar totalmente o seio; si a criança for debil e incapaz de sucção normal; si, finalmente, estivermos deante de um prematuro com pouca energia para se alimentar—tornar-se-á indispensavel esvasiar o seio artificialmente, depois de cada mammadura.

Para o conseguir, pegará a paciente todo o seio, com uma das mãos, apertal-o-á da base para o apice, e, executando movimentos de deslisamento e pressão constante, obrigará o leite a jorrar pelo orificio da mamilla; ou ainda, apertando entre o pollegar e o indice a zona do esphincter aureolar, isto é, o lugar onde a mamilla se insere na aureola, faz sair o leite por meio de compressões rhythmicas.

Nem sempre pode o leite ser ordenhado pela propria nutriz. A pessoa que o desejar fazer, collocar-se-á assentada, em face da paciente, e, apanhando a mamilla entre o pollegar (por baixo) e os demais dedos (por cima), extrahil-o-á, executando compressões cadenciadas, que deverão partir do dedo minimo para o indicador.

Destinam-se ao mesmo fim os aspiradores. Os mais simples constam de uma parte de vidro, tendo uma das extremidades em fórma de campanula, destinada a ser collocada sobre o seio; a outra recebe uma pera de borracha que funcciona como aspirador.

Essa parte de vidro apresenta ainda um diverticulo espherico destinado a funccionar como recipiente do leite sugado. A aspiração deve ser feita com movimentos cadenciados, á maneira da sucção natural.

Uma das melhores bombas, infelizmente de preço elevado, é a de *Ibrahim* (*C. Desaga, Heidelbelg, Hauptstrasse*).

As bombas têm um grande defeito: sua limpeza completa é difficil. Todas as vezes que forem usadas deverão ser muito bem lavadas com uma solução quente de soda caustica, bem enxuguadas e guardadas.

Toda e qualquer manipulação antes do parto, com o fim de provocar secreção lactea abundante, é desnecessaria.

As lavagens do seio com alcool, agua de *Colonia*, ou substancias analogas, augmentam, apenas, a fragilidade da pelle, tornando-a sensivel e dolorosa. Para trazer os seios limpos, basta laval-os diariamente com agua morna e sabão. Esse cuidado é aconselhavel não só antes, como depois do parto, no periodo de lactação.

Antes do inicio da mammadura, limpa-se a mamilla com um pedaço de gaze molhada em agua morna fervida. Ha nas classes proletarias o pessimo costume de humedecer a mamilla com saliva, antes de a offerecer á criança. Esse habito deve ser, naturalmente, banido.

Tendo a criança terminado sua refeição, limpa-se de novo o seio, enxuga-se cuidadosamente a mamilla, e, si houver exfoliações, applicar-se-ão sobre ellas pincelagens de glycerina. Depois disso, será todo o seio coberto com um pedaço de linho Essa providencia impedirá que alguma gotta de leite, escapando do seio, venha molhar a roupa da lactante.

***

A alimentação da nutriz deve ser variada e abundante. E' desnecessario, e até nocivo, obrigal-a a se restringir a esta ou áquella alimentação (feculentos, sopas, etc.) sob pretexto de augmentar a secreção lactea. Qualquer alimentação obrigatoria só póde concorrer para diminuir o appetite da nutriz. Por isso, permitta-se-lhe a alimentação habitual, *inclusive* os azedos. Praticamente falando, a composição do leite não é influenciada pela alimentação da nutriz.

A ama experimenta, como é natural, maior necessidade de ingestão de liquidos. Esse desejo póde ser vantajosamente satisfeito, dando-se-lhe cerca de 1 litro de leite diariamente ou as chamadas «cervejas, sem alcool», em cuja composição predominam hydratos de carbone. Si a nutriz é magra, ha justificado receio de que a amamentação a enfraqueça.

Nesse caso, para evitar quéda de peso, augmentar-se-á o valor calorico da alimentação, substituindo o café pelo leite simples, ou addicionado de creme, de cacau, de assucar, de extracto de malte, ou mesmo de ovos. Não é raro manifestar-se nas nutrizes, com a vida regrada e o repouso a que ficam obrigadas pela amamentação, antes tendencia a engordar do que a emmagrecer.

Do mesmo modo que os alimentos da nutriz, tambem os medicamentos que ella ingere não modificam, de modo notavel, a composição do leite produzido.

Sómente o iodo, o bromo, o acido salicylico e o arsenico (*salvarsan*) são eliminados pelo leite em quantidade não desprezivel. A narcose pelo ether ou pelo chloroformio, a morphina e a belladona, ingeridas accidentalmente pela nutriz, são de pouca importancia para a criança.

Ablactação

Executado gradativamente, pela maneira abaixo indicada, o desmamme não proporciona ás mães incommodo algum. A lactação suspensa abruptamente (por morte da criança ,etc.)póde molestar a ama. Nessa hypothese, limite-se o mais possivel a administração de liquidos á nutriz e prenda-se o seio em uma faixa bem adaptada; sobre a pelle tensa applica-se um pouco de oleo. Administrando-se á nutriz sal de *Karlsbad* ou infusão de sene em doses energicas, provoca-se abundante effeito purgativo, perda de grande volume d'agua e reducção ao minimo da producção da glandula mammaria.

Escolha da ama

O alimento fornecido por uma nutriz mercenaria é, no que se refere á nutrição da criança, tão vantajoso como o leite materno.

A ama, antes de alugada, deve ser submettida a minucioso exame medico, no qual se pesquisarão taras hereditarias, signaes de tuberculose, de syphile (reacção de *Wassermann*), de gonorrhéa, de escabiose, de pediculose, etc.

Não deve ser descurado o exame do filho da ama. Vendo-o, poderá o medico observar seu desenvolvimento e, com cuidado, pesquisar nelle, signaes de lues congenita.

***

Não é facil calcular a quantidade de leite que a ama produz. Si o seio é macio e quente, si tem acinos glandulares volumosos e facilmente palpaveis; si a pelle do local tem veias salientes e bem visiveis; si as mamillas são desenvolvidas e, com pressão digital pouco intensa, fornecem um grande jacto de leite, pode-se affirmar que é abundante a producção da glandula.

O volume retirado de uma só vez não constitue criterio seguro para avaliar a capacidade productiva do seio, visto como a ama interessada deixa-o em repouso, durante muitas horas, fazendo accumular ahi grande quantidade de leite. O filho da nutriz fornece ao medico um elemento de seguro valor para medir sua capacidade de amamentar.

Mas, para obter ponto de aferencia absolutamente

preciso sobre a quantidade de leite produzida pela nutriz, retira-se pela sucção da criança, mediante um apparelho sugador, ou das manobras já indicadas, todo o leite existente nos seios, e 4 horas depois, verificar-se-á qual foi a quantidade segregada.

Fazer pesquisas chimicas do leite da ama é, na pratica, absolutamente desnecessario. O exame microscopico poderá, no maximo, verificar a ausencia ou a presença de corpusculos de colostro.

Havendo recursos, em vez de se tomar qualquer ama, prefira-se uma nutriz que tenha passado por uma Maternidade, pois, nesses institutos, mais facilmente, se podem colher informações attinentes a seu estado de saúde, ao resultado da reacção de *Wassermann*, á quantidade de leite produzido, etc. A idade da ama, assim como a de seu filho, não tem grande importancia no julgamento do valor do leite que ella produz.

No entanto, é claro que devem ser preferidas aquellas cujo parto date mais ou menos de dous mezes, pois, nessa hypothese, a secreção lactea é provavelmente abundante; além disso, nessa occasião, encontram-se mais facilmente signaes de lues congenita na criança.

E' preciso, sobretudo quando a nutriz amamenta um recemnascido ou um prematuro, exigir que, depois de cada mammadura, seja o leite exgottado completamente por meio de machina ou pelas manobras indicadas. Isso é indispensavel, visto como as amas que produzem grande quantidade de leite perdem-no, em pouco tempo, quando os seios são incompletamente esvasiados pela criança.

Mais tarde voltaremos a tratar da amamentação dos prematuros e dos lactentes normaes, quando doentes.

Si a criança tem boa ama e não se desenvolve, a causa disso reside, em geral, no proprio lactente e não na nutriz. Em taes casos a troca de amas raramente traz proveitos (Mais tarde voltaremos a esse ponto).

A alimentação da ama deve ser, como já dissemos, a mesma dos demais criados da casa, podendo, com vantagem, ser accrescida, diariamente, de um litro de leite. Qualquer tentativa de superalimentação não é vantajosa para a nutriz.

Como supplentes de amas alugadas, servem, ás vezes, as «amamentantes», isto é, mulheres que nutrem o proprio filho, e que, por modica recompensa, amamentam, duas ou tres vezes ao dia, outra criança. As «amamentantes», podem ser de grande utilidade a crianças doentes ameaçadas de morte por molestia occasionada pela alimentação artificial. As «amamentantes» são indispensaveis mormente quando os parcos recursos pecuniarios da familia do doentinho não permittem alugar uma nutriz. As «amamentantes» não deixam, porém, de ser, perigosas por não se submetterem geralmente a exame medico rigoroso e nem se pode exigir dellas a pratica da reacção de *Wassermann*.

Alimento do lactente

Os elementos caracteristicos do leite (caseina, lactose e gordura) não se encontram em parte alguma do corpo; são productos de elaboração das cellulas da glandula mammaria.

O leite, segregado pelas glandulas, alguns dias antes e depois do parto, recebe o nome de colostro.

I. Colostro

O colostro distingue-se do leite propriamente dicto:

a) *microscopicamente*, pela sua côr amarello-citrina;

b) *macroscopicamente*, por conter em suspensão corpusculos que lhe são peculiares.

O leite, da segunda semana depois do parto em deante, examinado ao microscopio, apresenta grande numero de espherulas gordurosas, mais ou menos do mesmo tamanho; no colostro, ao lado dessas gutticulas, encontram-se cellulas grandes de fórma irregular — leucocytos, como ficou provado pelas pesquisas de *Czerny*. Essas cellulas leucocytarias transportam para fóra da glandula, em caso de estagnação lactea, as gutticulas de gordura.

c) *chimicamente*, por coagular-se o calostro sob a acção do calor (72° centigrados).

A coagulação é devida á globolina que elle encerra. O colostro contem nitrogenio e gordura em maior quantidade do que o leite, porém, menos lactose. As cinzas do colostro são mais abundantes, visto como encerram maior porção de saes, de acido phosphorico e sodio do que o leite.

A razão physiologica da composição do colostro é a seguinte: recebendo a criança, a principio, pequena quantidade de alimento em cada mammadura, necessita, para desenvolver-se, ingerir uma substancia que encerre taxa relativamente alta de albumina, de gorduras e de saes.

As particularidades de composição do colostro se ligam ao facto de, nos primeiros dias de funccionamento da glandula mammaria, dar-se, ao lado de uma producção constante, uma continua absorpção do liquido segregado. Toda circumstancia que provoque estagnação de leite na glandula mammaria (ablactação, etc.) conduz, consequentemente, á formação de colostro.

A partir, mais ou menos, do terceiro dia depois do parto, começa a secreção a perder os seus caracteres collostraes, adquirindo as propriedades do leite definitivo.

II. Leite humano

O leite humano é muito fluido, de côr branca, ligeiramente azulada.

Microscopicamente representa uma emulsão muito regular de corpusculos gordurosos, quasi todos do mesmo diametro.

Debaixo do ponto de vista bacteriologico, o leite humano é quasi privado de germes.

Sua composição chimica oscilla physiologicamente entre limites amplos. Por isso os numeros indicados na tabella abaixo não devem ser encarados como valores fixos; representam antes sua composição, em media.

	Albumina	Gordura	Assucar	Saes
Leite humano	1,0	4,0	7,0	0,2
« de vacca	3,0	3,5	4,0	0,7
« de cabra	4,5	4,0	4,0	0,8

Quantidade d'agua 86,4%
Substancias solidas 13,%
Quantidade de calorias fornecidas por litro (approximadamente) 700
Reacção ao papel de urchilia...alcalina
Azóto total ....0,15 a 0,25.

Quasi toda a albumina do leite é representada pela caseina (albumina não «dissolvida»). Em virtude de sua grande proporção, póde ser a caseina considerada o unico representante dos corpos albuminoides no leite.

Ella se origina na glandula mammaria, da provavel fusão do acido *nucleinico*, tornado livre pela acção das cellulas glandulares, com o soro sanguineo, transudado para o interior do acino. Essa combinação dá em resultado uma nucleo-albumina, isto é, a caseina (*Basch*).

Além da caseina encontram-se no leite a lacto-albumina, a lacto-globulina, etc. (albuminas «não dissolvidas»).

O assucar do leite é representado pela lactose, dissaccharide composto de glycose e de galactose. São desconhecidos até hoje os phenomenos intimos de secreção da lactose.

A gordura do leite humano não é identica á do leite de vacca. Sua composição está, além disso, em relativa dependencia das substancias gordurosas ingeridas com os alimentos pelo animal.

E' importante saber-se que ha oscillações na proporção de gordura do leite, no decorrer da mammadura: as primeiras porções sugadas pela crianças contêm pouca gordura (approximadamente 1 %): no correr da sucção augmenta a gordura elevando-se muito nas porções finaes da refeição (6 % até 7 %).

A quantidade de substancias mineraes encerradas pelo leite de mulher differe da contida no leite de vacca; as cinzas fornecidas por aquelle attingem, apenas, 0,2 grs.; esse fornece 0,7 grs. por 100 cc^3 de leite.

Relativamente á quantidade de saes contidos no leite humano consulte-se a seguinte tabella de *Söldner* e *Bunge*. Ahi se vê que, em 100 grs. de cinzas, encontra-se a seguinte proporção de saes:

	K_2O	Na_2O	CaO	MgO	Fe_2O_3	P_2O_5	Cl
Leite de mulher	30,1	13,7	13,5	1,7	0,17	12,7	21,8
de vacca	22,14	15,9	20,05	2,63	0,04	24,7	21,27

E' preciso lembrar, além disso, que o leite de mulher contém substancias de incontestavel valor para o lactente, como sejam: fermentos, alexinas, agglutininas, etc.

III. Leite de vacca

Pondo de lado o leite de cabra, é o de vacca, entre nós, o mais usado para alimentar crianças. Nesse leite não se encontra a fina emulsão de gutticulas de gordura revelada pelo leite humano.

O leite de vacca tende a formar nata, isto é, á fusão das espheras gordurosas e consequente separação do liquido em duas camadas: uma superior, constituida por creme; outra inferior, formada por leite magro.

Sob o ponto de vista bacteriologico, o leite de vacca deve ser encarado como polluido, visto como na ordenha, na filtração, no envasilhamento, no transporte, etc.

recebe sempre grande numero de micro-organismos. As mais das vezes, ha nelle saprophytos, mas bacterios parasitas podem tambem ser encontrados (bacillos do typho, da tuberculose, etc.).

No verão é muito elevado o numero de germes que polluem o leite de vacca. O mesmo se verifica na primavera, quando os animaes adoecem, apresentando perturbações intestinaes causadas pela alimentação com vegetaes grelados.

Para evitar esses phenomenos de diarrhéa, e subsequente polluição do leite, é commum ver-se aconselhado dar ás vaccas «forragem secca». Muito mais importante do que isso é obter-se leite puro, ordenhado cuidadosamente.

O numero de germes contidos no leite de vacca, mesmo nos casos em que é ordenhado com o maximo capricho e asseio, eleva-se a cerca de 100 bacterios por centimetro cubico. Si o leite contém 2 a 4 mil bacterios por cc^3. pode ser ainda considerado muito bom. O leite vendido nas ruas encerra, em geral, de 10 a 100 mil bacterios por cc^3. A composição chimica do leite de vacca varia como a do leite humano. Na pratica, tal circumstancia não merece grande cuidado, visto como o leite de vacca constitue, na maioria dos casos, uma mistura, na qual as referidas differenças mais ou menos se nivelam.

A quantidade d'agua contida no leite de vacca é igual a 88 % de seu volume.

As substancias solidas perfazem 12 %.

As calorias produzidas por litro elevam-se, approximadamente, a 680.

Com o papel de urchilia dá reacção amphoterica.

O azoto total é representado por 0,55 grammas.

*

A differença capital entre o leite de vacca e o de mulher é constituida pela albumina. O leite de vacca fornece á criança albumina heterogenia. Além disso, contém esse leite mais caseina do que o leite humano. A esse facto attribuia-se, em tempos passados, importancia exagerada. Em presença do succo gastrico a caseina do leite de vacca coagula-se em floccos maiores e mais compactos do que a do leite humano. Vem dahi a antiga conclusão de ser aquella mais difficilmente digerida pela criança do que essa. Tal supposição não é verdadeira. Diluindo-se o leite de vacca, ainda maiores differenças apparecem entre elle e o leite humano, por isso que a addição d'agua perturba a propriedade que tem aquelle de fixar acido chlorhydrico, e torna ainda mais lento o processo de coagulação da caseina.

O aquecimento do leite diminue seu grau natural de acidez, precipita os phosphatos alcalino-terrosos, o phosphato tricalcico, e retarda o processo de coagulação da caseina. A temperatura de 50° centigrados é bastante para separar a caseina de suas bases. Em consequencia disso, forma-se a nata do leite. A 60° cent. destroem-se os fermentos e os corpos immunizadores (amboceptores).

O leite super-aquecido queima-se, torna-se acastanhado, adquirindo gosto de assucar caramelizado.

IV. Processos de diluição do leite de vacca

Vem de epocas remotas o habito de diluir o leite com agua, ajuntando-se-lhe depois assucar e outras substancias. Durante muito tempo o unico objectivo, na pratica desse processo, era fazer as diluições e addições de modo que o liquido resultante, se approximasse, sob o ponto de vista chimico, tanto quanto possivel, do leite de mulher. Esse proposito não produziu grandes resultados.

A diluição do leite é feita, em geral, com agua fervida. Mais raramente empregam-se para isso substancias hydrocarbonadas, entre as quaes figura, em primeiro lugar, a mucilagem de aveia, preparada do seguinte modo: escaldar com agua 30 grs. (uma colher das de sopa, bem cheia) de farinha de aveia, ajuntar meio litro d'agua, cozer em fogo brando, durante 3/4 de hora; depois, passar em tamiz fino, salgar ligeiramente e addicionar agua fervida até que o todo complete meio litro.

Quando se prepara a mucilagem com aveia em floccos, é sufficiente uma cocção por espaço de 20 minutos.

Para crianças de mais de um anno de idade usa-se, em vez da mucilagem, mingau de farinha de aveia assim preparado: misturar 10 grs de farinha de aveia (uma colher das de sopa, medida rasa) com 250 cc^3. d'agua; depois tomar 250 cc^3. d'agua, salgar ligeiramente e levar ao fogo. Logo que essa começar a ferver, ajuntar a ella a suspensão de aveia n'agua, deixar cozer durante dois minutos, passando-se o mingau em seguida num tamiz.

Em vez de aveia, pode-se empregar cevadinha, arroz, ou cereal equivalente.

Em substituição á farinha de aveia pode-se empregar ainda a de trigo, a de arroz, ou mondamina, etc.

As denominadas «farinhas para crianças», tão gabadas pelos industriaes interessados e tão apregoadas em annuncios, têm-se tornado cada vez mais espalhadas. No entanto, devem ser evitadas: por um lado são caras e por outro, occasionam frequentemente damnos. Demais não levam vantagem ás farinhas communs a que já fizemos referencia. Quando não se puder alimentar uma criança com farinha ou mucilagem de aveia, addicionadas ao leite, tambem nada se conseguirá com esses famosos productos industriaes.

Ha ainda um grande perigo: as mães, levadas por annuncios, em lugar de se servirem dellas como vehiculo para o leite, substituem-no por uma alimentação farinacea exclusiva. Com esta troca commettem grave erro dietetico (Vide: *Dystrophia farinacea*).

*

Para adoçar o alimento da criança é usado geralmente o assucar de canna por ser o mais accessivel e barato. O assucar não deve, porém, ser empregado com excessiva prodigalidade, visto como produz, em grandes dóses, effeito purgativo. A lactose é tambem usada com frequencia; mas, é mais cara e menos doce do que a saccharose. As crianças a toleram em maior dóse. Desde que o lactente apresente perturbações intestinaes, afastase logo a lactose de sua alimentação.

Nas perturbações intestinaes das crianças podem prestar grande serviço os preparados contendo assucar de malte. A maltose pura não deve ser usada na alimentação ordinaria do lactente, pois, seu preço é muito elevado. Na preparação dos mingaus, em vez da maltòse, emprega-se, com vantagem, o extracto de malte, o assucar alimenticio de *Soxhlet* ou a maltose de *Lœflund*.

A administração de biscoitos não será iniciada antes do segundo anno de vida. Ainda assim só se empregarão biscoitos tostados, na preparação dos quaes, o amido é, em parte, transformado em dextrina. Os biscoitos tostados constituem excellente alimento das crianças, a partir daquella idade Os mais commummente usados são preparados com leite. Não é aconselhavel empregar outra sorte de biscoitos, sobretudo quando não é bem conhecida a sua composição.

A partir do sexto mez de idade, pode-se dar ás crianças mingau de cevadinha, feito do seguinte modo: tomar 250 cc.^{3} de caldo de carne (feito cozendo em agua carne, ou ossos), levar ao fogo, ajuntar 20 grs. de cevadinha, ou de aveia fina, agitar constantemente, durante meia hora.

O caldo de carne pode ser substituido por agua, mas, nesse caso, é preciso ajuntar, então, ao mingau um pouco de sal e manteiga.

Si o caldo de carne for muito gorduroso espera-se que elle esfrie, decanta-se a gordura, empregando-se-o depois na preparação do mingau.

Os legumes mais usados na alimentação das crianças são: no verão — espinafre, cenouras, batatas em pureia, couve flor; no inverno — maçãs em pureia, brocolos, couve gallega, nabo, bananas, etc. Todos os legumes devem ser ministrados em fórma de pureia ou, finamente divididos, addicionados ao mingau de aveia.

Durante o periodo de alimentação por legumes tomam as camaras da criança a côr do vegetal ingerido: verde-escuras, quando se emprega o espinafre; avermelhadas no caso das cenouras, etc.

Preparação da pureia de legumes: lavar com agua fria 1/2 libra (180 grs.) de espinafre; ajuntar outro tanto d'agua, um pouco de sal e cozer durante 20 a 30 minutos; separar, por filtração, em panno, a agua de cocção do espinafre; reduzir esse a pequenos fragmentos (de preferencia usar machina para esse fim), ajuntal-o novamente á agua de cocção, addicionar um pouco de manteiga e cozer até que o todo adquira consistencia de pureia.

A pureia de cenouras é preparada de maneira identica: cenouras bem cozidas são passadas em tamiz fino depois, alem de um pouco de manteiga, addiciona-se-lhes assucar.

Si essa alimentação vegetal provocar na criança dejecções frequentes, pode-se remediar tal inconveniente usando o legume em pó (Preparados da leiteria modelo *Töpfer-Rötha i. S.*). Acontece, ás vezes, manifestar-se, por parte da criança, accentuada repugnancia pelos legumes e mingaus. Torna-se então necessario suspendel-os durante duas a tres semanas e, nesse intervallo, administrar papa feita com leite e biscoitos ou com cevadinha.

Dá-se, pois, á criança um alimento de gosto bem diverso d'aquelle que lhe causa repugnancia. Terminada a pausa de duas a tres semanas, inicia-se, novamente, a antiga alimentação que será acceita sem difficuldade.

Preparação do alimento das crianças nutridas artificialmente.

Ferve-se (duas a tres fervuras são sufficientes) em vasilha reservada exclusivamente para esse mister, leite fresco, de proveniencia insuspeita. Depois retira-se o leite do fogo, agitando sempre, até esfriar, para impedir desse modo formação de nata. Ao mesmo tempo prepara-se a substancia que deve ser addicionada ao leite (solução assucarada, mucilagem de aveia, mingau de farinha).

O leite e o liquido diluidor serão misturados, em quantidade e proporção desejadas. A mistura deve ser distribuida em 5 frascos de vidro que, depois de bem arrolhados, serão mettidos em geladeira, em simples resfriadeira ou dentro de um balde com agua fria. Nos dias quentes a agua contida no balde deve ser renovada reiteradas vezes.

No momento em que a criança for mammar, colloca se a chupeta no gargalo do vidro, cujo conteúdo será ligeiramente aquecido por banho-maria. O alimento, no momento de ser ingerido pela criança, deve ter temperatura de 37.º centigrados mais ou menos. Deixando cair sobre o dorso da mão, pelo orificio da chupeta, algumas gottas da mistura contida na mammadeira e provando, fica a mãe orientada sobre o gosto e a temperatura do alimento que preparou para a criança.

Encostando-se a mammadeira á palpebra, pode-se, com exactidão, avaliar a temperatura do liquido nella contido.

Para mammar deve a criança estar deitada no berço e manter, quando possivel, a mammadeira com as proprias mãos.

Em familias abastadas prepara-se frequentemente o leite no apparelho de *Soxhlet*. Por meio delle o total de alimento necessario á criança, em 24 horas, é preparado de uma só vez, dividido em 5 mammadeiras, que são depois arrolhadas com obturadores de borracha em fórma de moeda; tudo isso será collocado na caixa do apparelho, mettido em banho-maria, e esterilizado, por cocção, durante 10 minutos. Em seguida os vidros, contendo o alimento, são rapidamente resfriados e guardados, como já ficou dito, em um lugar fresco. Baixando a temperatura no interior da mammadeira, o obturador de borracha adapta-se intimamente ao vidro e constitue um fechamento hermetico.

O apparelho de *Soxhlet* é commodo, mas caro para familias de poucos recursos pecuniarios.

Qualquer frasco de vidro pode ser empregado como mammadeira. Para isso prefiram-se, todavia, os que tenham paredes perfeitamente lisas, por serem de limpeza mais facil. As boas mammadeiras apresentam frisos na parede externa, indicando, em centimetros cubicos, o volume de leite nellas contido.

Depois de usada, deve a mammadeira ser lavada com escova de vasculhar vidros e uma solução quente de soda caustica; em seguida, enxaguada com agua fervida. Quando ficarem restos de leite secco adherentes ás paredes internas da mammadeira, colloca-se dentro della um pouco de areia, ou melhor, pedaços de batata crúa e vascoleja-se, até que desappareçam completamente. Lava-se de novo a mesma com solução de soda e depois com agua fervida.

Como chupeta empregam-se bicos de borracha. Com um alfinete aquecido ao rubro perfura-se facilmente o bico, ou alarga-se seu orificio quando insufficiente.

As chupetas providas de um tubo de borracha ou de vidro ligando-as á mammadeira não se recommendam por serem de limpeza muito difficil.

Uma vez usada, será a chupeta fervida, enxugada pelo lado interno e externo e depois guardada.

Em resumo, para preparar o alimento da criança, deve-se obter, em primeiro lugar, leite tão puro quanto possivel. Depois será esse fervido, resfriado rapidamente e guardado em baixa temperatura. O aquecimento visa destruir germes que no leite sempre se encontram A baixa temperatura tem por fim impedir o desenvolvimento de esporios que o calor não tenha conseguido anniquilar. E' justificavel exigir-se leite tão puro quanto possivel visto como as alterações nelle realizadas pelos bacterios, nem sempre serão arredadas pelo aquecimento ou pelo resfriamento.

A pratica tem ensinado que o aquecimento a 100.° cent. (um a dois minutos) é mais vantajoso do que uma esterilização prolongada (30 a 90 minutos) em temperatura oscillante entre 55 e 75.° cent (Pasteurização).

Digestão e nutrição

A alimentação da criança visa, como no adulto, cobrir as despesas da desassimilação e, além disso, preencher as exigencias do crescimento. Das funcções do organismo do lactente interessa-nos conhecer sobretudo aquellas que se destinam a manter constante sua temperatura normal A producção e a despesa de calor caminham parallelamente, mas os gastos serão tanto maiores, quanto mais extensa fôr a superficie cutanea.

Levando em conta o peso do lactente sua superficie cutanea é 2 a 3 vezes maior do que a do adulto. Por isso sendo sua perda de calor maior do que no adulto, maiores serão suas necessidades de energia calorifica.

Para fins praticos não é razoavel calcular as necessidades alimentares pela superficie cutanea. Isso seria moroso e difficil. Para fazel-o, lança-se mão do peso da criança e, como medida fixa, do chamado *quociente de energia* (processo de *Heubner*). O quociente indica quantas calorias por kilo de seu peso são necessarias á criança.

Esse quociente energético monta a:

100	calorias	por	kilo	no	1.º	trimestre	de	vida da criança
90	«	«	«	«	2.º	«	«	« «
80	«	«	«	«	3.º	«	«	« «
70	«	«	«	«	4.º	«	«	« «

Para calcular a quantidade de calorias que este ou aquelle alimento é capaz de desenvolver, note-se que:

1	gr.	de albumina	fornece, approximadamente,	4,1	calorias
1	«	« gordura	« «	9,3	«
1	«	« assucar	« «	4,1	«

Com essa base torna-se facil calcular a quantidade de calorias fornecidas pelos principaes alimentos do lactente.

100 grs. de leite de mulher fornecem	70	calorias
« « « vacca «	68	«
« « « 1/3 de leite de vacca, 2/3 d'agua e 5 % de lactose	42	«
« « « 1/2 « « « « 1/2 « « « «	54	«
« « « 2/3 « « « « 1/3 « « « «	65	«
« « « 1/3 « « « « 2/3 de mucilagem de aveia e 5 % de lactose	50	«
« « « 1/2 « « « « 1/2 mucilagem de aveia e 5 % de lactose	62	
« « « 2/3 « « « « 1/3 mucilagem de aveia e 5 % de lactose	73	«
« « « leite humano desnatado	38	«
« « « « de vacca «	41	«
« « « soro de leite de vacca	23	«
« « « leite com grande quantidade de hydratos de carbone	72	
« « « « com pequena quantidade de hydratos de carbone	61	«
« « « leite caseinado	40	«
« « « mingau de malte	80	«

***

Em uma criança normal, anatomica e funccionalmente considerado, é completo o desenvolvimento do tubo gastro-intestinal, sobretudo no que se refere ao poder digestivo.

Vejamos a maneira pela qual se effectua a digestão no lactente:

Albuminas -- Sob a influencia de certos fermentos a molecula albuminosa é alterada e reduzida a acidos aminados e a seus compostos (peptidas).

Esse phenomeno se effectua de maneira identica, quer sejam as crianças alimentadas com leite de mulher, quer com leite de vacca (albumina heterogenia). Em qualquer dos casos dá-se primeiramente scissão da molecula albuminosa, antes della passar a fazer parte integrante do corpo do lactente.

Os productos finaes do intercambio nutritivo da albumina são, em sua maioria, eliminados pela urina (mais ou menos 70%) sob a fórma de uréa, ammonia, acido urico, creatina, etc.

O azóto encontrado nas fézes provém mais das secreções e dos bacterios intestinaes do que dos alimentos ingeridos.

Hydratos de carbone — Os hydratos de carbone encontrados na alimentação da criança são :

a) monosaccharides—glycose, levulose. Essas só se encontram em alimentos de crianças de idade mais avançada (fructos, mel, etc.) ;

b) disaccharides lactose, saccharose, maltose ;

c) polysaccharides - farinhas, dextrina, cellulose (mingaus de farinha, biscoitos e legumes).

Os hydratos de carbone são :

a) em parte dissociados pelos respectivos fermentos (ptyalina, lactase, maltase, invertina) e absorvidos sob a fórma de monosaccharides. Ultrapassada a parede intestinal, são queimados, ou accumulados como reserva nutritiva, depois de transformados em glycogeno;

b) em parte, desdobrados pelos bacterios intestinaes (fermentação). Nesse processo formam-se acidos gordurosos que representam papel importante na producção normal e pathologica dos movimentos peristalticos dos intestinos.

E' de grande valor pratico ter em mente que o augmento rapido de peso obtido por alimentação predominantemente hydrocarbonada não resulta de accrescimo de massa do corpo de criança mas, em grande parte, está ligado a retenção d'agua no seio de seus tecidos.

Gordura — A gordura da alimentação, depois de emulsionada, é decomposta. Os acidos gordurosos resultantes desse processo combinam-se, em parte, a substancias alcalinas das secreções intestinaes formando sabões ; esses são quasi totalmente absorvidos, mas na espessura da parede intestinal abandonam as substancias alcalinas a que se haviam unido e vão-se ligar novamente á gordura.

Uma pequena quantidade da gordura alimentar é encontrada nas fézes, ora sob a fórma neutra, tendo escapado á digestão, ora como acidos gordurosos, ora, finalmente, constituindo sabões de potassio, de sodio, de calcio e de magnesio.

Saes —O tracto gastro-intestinal constitue para os saes não só um campo de absorpção, como tambem, em parte, de eliminação: compostos de calcio, de magnesio e de ferro, depois de absorvidos, são de novo eliminados e encontrados nas fézes.

***

Como se faz a digestão em cada trecho do tubo digestivo?

I. Na bocca não se dá alteração notavel dos alimentos, visto como ahi sua permanencia é demasiado curta. Sò em crianças alimentadas com substancias solidas (papas de bolacha, etc.), pode a ptyalina desenvolver pequena acção digestiva.

II. No estomago o leite é logo precipitado, isto é, dá-se formação de coalhos de caseina e separação de soro. O soro, contendo em solução quantidade insignificante de albumina, a maior parte dos saes e o assucar do leite, passa, sem demora do estomago ao intestino, atravez do pyloro. A parte solida restante soffre, então, a acção digestiva do succo gastrico O bolo de caseina é digerido da peripheria para o centro. Ligeiras contracções das paredes gastricas impulsionam o material fluidificado em direcção do pyloro que se abre de quando em vez, para deixar passar o chymo estomacal. Emquanto está cheio o duodeno, permanece fechado o pyloro por mechanismo reflexo. Quando, porém, o chymo deixa o duodeno, caminhando em direcção ao intestíno, abre-se o esphincter pylorico e novo material é fornecido pelo reservatorio gastrico. Dentro de certo praso (1 e 1/2 a 2 horas para as crianças alimentadas ao seio; 3 horas para as alimentadas artificialmente) liberta-se o estomago de todo seu conteúdo. Na digestão estomacal a albumina, sob a acção do acido chlorhydrico e da pepsina, é transformada em albumoses e petonas, que são impellidas para o duodeno. Na parte pylorica do estomago entra, alem disso, em acção a erepsina, como dissociador da molecula albuminoide

As gorduras soffrem no estomago acção digestiva da lipase gastrica. A lactose dissolvida no soro do leite deixa o estomago sem grande demora.

III. No intestino delgado o chymo gastrico se torna amarellado. Ahi experimenta elle a acção digestiva do succo enterico, do pancreatico e da bile. A thrypsina, vinda do pancreas, reduz os corpos albuminoides a acidos aminados. A erepsina, segregada pelas glandulas da parede intestinal, encarrega-se de concluir a decomposição das peptonas provenientes do estomago.

Além dos bacterios intestinaes, grande quantidade de fermentos actúa sobre os hydratos de carbone: a diastase transforma o amido em maltose; a maltase decompõe a maltose; a lactase age sobre o assucar de leite, e a invertina sobre a saccharose, A esteapsina transforma as gorduras em glycerina e acidos gordurosos, sendo esses ultimos depois saponificados.

Esses productos finaes da digestão são absorvidos assim como a agua e os saes.

IV. No intestino grosso continùa a absorpção da agua. A massa que ahi se encontra é constituida por pequenos restos de alimentos não digeridos, grande quantidade de bacterios, substancias segregadas pelas glandulas entericas, epithelio intestinal descamado e saes eliminados pelo tubo gastro-intestinal. Todo esse material é, em intervallos mais ou menos regulares, eliminado pelo intestino uma, duas a tres vezes por dia.

*

Sempre que for possivel, deve o proprio medico inspeccionar rigorosamente as fézes da criança doente.

As propriedades organolepticas das camaras variam. No lactente são ligeiramente molles, cor de gemma de ovo, cheiro acidulo não muito penetrante, reacção acida. Frequentemente encontram-se nas fézes particulas brancas (flocculos de sabões—*Fettseifenflöckchen*) que podem ser tão abundantes que as dejecções parecem picadas ou batidas (*gehackt*). Fézes amarellas se tornam commummente verdes, algum tempo depois de evacuadas; outras vezes, já têm essa côr quando emittidas.

Fézes de crianças alimentadas ao seio podem se apresentar amarello-escuras, esverdeadas, de matiz indeciso e frequentemente misturadas com grande quantidade de muco. A causa desse mau aspecto das fézes está ligada, em parte, ao leite materno, com suas altas e baixas da taxa gordurosa, em parte, á propria criança que pode apresentar tendencia individual a essas manifestações. Em todo o caso, não se deve encarar esse phenomeno como obrigatoriamente pathologico.

Assim se explica o apparecimento de dejecções verdes: o muco intestinal misturado com as fézes contém grande quantidade de leucocytos; esses encerram um fermento que, oxydando a bilirubina, tranforma-a em biliverdina (*Wernstedt*).

Não se dá hoje grande valor ao exame chimico das camaras do lactente. Si uma criança, alimentada ao seio, augmenta regularmente de peso, o numero e o aspecto de suas evacuações têm pouca importancia.

Essa affirmativa não cabe por certo ás crianças alimentadas artificialmente. Nellas um numero de dejecções superior a quatro, em 24 horas, deve invariavelmente ser considerado pathologico.

As propriedades organolepticas das fézes das crianças alimentadas artificialmente devem ser semelhantes ás das criadas ao seio: côr amarella, reacção acida ou alcalina, dependente tanto da composição do alimento, como do estado do tracto gastro-intestinal da criança; côr verdoenga, não bem definida, apparece em casos de alimentação com pouca gordura (leite desnatado, soro de leite); amarello-claras, luzidias e pultaceas são as fézes, quando a alimentação é muito gordurosa (mistura de leite e de crême); castanho-escuras são, finalmente, em caso de alimentação pelo mingau de aveia.

Aspecto muito caracteristico revelam as «fézes saponaceas»: côr cinzento-clara, quasi brancas (*Seifenstuhl*) além disso, a consistencia é secca e quebradiça.

Fluidificação das fézes indica alterações pathologicas ou desvios do funccionamento normal dos intestinos do lactente.

A prisão de ventre é frequente em crianças que soffrem transtornos nutritivos em consequencia da alimentação pelo leite de vacca (*Milchnährschaden*), na doença de *Hirschsprung* e em condições pathologicas analogas.

Póde tambem apparecer prisão de ventre, quando é deficiente a quantidade de alimentos que chegam ao intestino. Nessa hypothese ha insufficiencia de material para a formação de fézes (falsa obstipação da estenose pylorica, obstipação por insufficiencia de alimentos ingeridos).

A emissão de urina é, no lactente, muito mais amiudada que no adulto (20 a 25 vezes no nychthemero). O liquido segregado é quasi incolor; peso especifico muito baixo e, em condições normaes, não contém nem albumina, nem glycose.

Desenvolvimento do lactente no primeiro anno de vida

Quando perturbações alimentares ou infecções não retardam o crescimento do lactente, ao terminar o primeiro anno de vida, não se encontram differenças palpaveis entre o desenvolvimento physico e intellectual da criança alimentada ao seio e da nutrida artificialmente.

Nos primeiros dias de existencia, apresenta ainda a criança estigmas da vida intrauterina. Nesse periodo recebe ella a denominação de *recemnascido*. Depois, secca a ferida umbilical, eliminado o meconio, reconstituida a quéda ponderal physiologica e iniciado o augmento de peso em consequencia de rações alimentares mais volumosas, —passa o recemnascido a ser denominado *lactente*.

O peso da criança constitue o estalão mais usado para se acompanhar o seu desenvolvimento. Mas, na verdade, esse criterio não é sufficiente. Para julgar, com segurança, si o lactente se desenvolve, torna-se indispensavel levar em conta outros factores de grande importancia. Entre esses devem ser salientados:

I. *Tegumento cutaneo:* — Apresenta-se intensamente rubro, porque, no recemnascido, temos de levar em conta, de um lado, mais abundante irrigação sanguinea da pelle, e de outro, muito maior numero de globulos vermelhos do que no adulto. Com o desenvolvimento da criança a pelle se descora, mas conserva aspecto roseo e frescura que lhe dão cunho peculiar. Si o lactente adoece, ou si, erradamente, é submettido a alimentação lactea exclusiva por mais de um anno, toma a pelle, aos poucos, aspecto descorado e pallido. Nessas crianças as orelhas se tornam exangues, amarello-desbotadas e translucidas.

II. *Mucosa buccal:* — Normalmente, a mucosa da bocca é humida e roseo-clara. Si a criança adoece a mucosa se manifesta rubra, sobretudo na extremidade da lingua; torna-se pegajosa e secca, cobrindo-se. ás vezes de sapinho.

III. *Turgescencia:* — Na criança sadia mantêm-se contantes a humidade e a turgescencia da pelle. Si o lactente adoece, a turgescencia normal decae e o doentinho apresenta logo «carnes molles».

IV. *Grande resistencia a ulcerar-se* — constitue apanagio da pelle da criança hygida, mesmo quando ao asseio se dispensa pouca attenção. Nas crianças com diathese exsudativa, nota-se tendencia da pelle a ulcerar-se, a formar exanthemas, intertrigem, crosta lactea e escamas sebaceas sobre o couro cabelludo.

V. *A tensão muscular* (*tonus*) — do lactente póde ser facilmente apreciada apalpando-se a parede anterior do abdome.

Em regra no lactente a musculatura do ventre é tensa e conserva quasi o mesmo nivel da face anterior do thorax. Si a criança adoece, sobretudo si apparecem perturbações de intercambio nutritivo, diminue de tal maneira a tensão muscular que a parede anterior do abdome, tornando-se flaccida, abate, ou então infuna-se como um balão cheio pelos gazes contidos no intestino.

VI. *Somno calmo e profundo* — é phenomeno caracteristico da criança normal. O lactente, dormindo, mantém os antebraços flectidos sobre os braços, de modo que os punhos vêm ficar de fronte ás orelhas.

VII. O lactente sadio apresenta constantemente calma e contentamento; está sempre num equilibrio feliz de pachorra e de alegria. Com interesse, toma parte naquillo que em redor delle se passa; agita, num prurido constante de emprehendimento, pernas e braços, mas sem tocar ás raias dos movimentos abruptos e da irrequietitude dos neuropathas.

VIII. *A dentição* -- representa occurrencia notavel no desenvolvimento do lactente e, na opinião dos leigos, constitue causa de mil e muitos males. Essa maneira de ver tem um ponto de apoio: não raro, no correr de uma affecção febril da criança, um dente já á flor da mucosa precipita seu crescimento, rompendo de um dia para o outro. As mães explicam o phenomeno ás avessas, considerando o rompimento do dente como causa e a molestia febril como consequencia das occurrencias morbidas.

A existencia de uma «*dentitio difficilis*» é hoje, com direito, negada.

O inicio da dentição não tem prazo fixo. Em casos, embora raros, já nascem as crianças com alguns dentes (*dentição precoce*). As mais das vezes, porém, dá-se o rompimento dos 8 dentes incisivos entre o 7º e o 12º mez de vida Frequentemente, ao 10º mez de idade, não apresenta a criança um só dente, não obstante gozar perfeita saúde.

Em regra, nascem os dentes symetricamente, aos pares. Eis a formula mnemotechnica de *von Pfaundler*, indicada para calcular-se o numero de dentes que deve ter uma criança, conhecendo-se a sua idade: $d = m - 6$, ou o numero de dentes (d) deve ser igual ao numero de mezes de idade da criança (m) menos 6.

Atraso e irregularidades no rompimento dos dentes (*dentição retardada*), encontra-se, com frequencia, em casos de rhachitismo. Além disso, anomalias dentarias são frequentes na diathese exsudativa, na lues, na espasmophilia, na idiotia, no myxedema e no mongolismo.

IX. Observação constante das molleiras apresenta excellente ponto de afferencia para julgar-se o desenvolvimento da criança e a marcha de calcificação de seu esqueleto.

As fontanellas se vão tornando cada vez menores. Ao findar-se o primeiro anno de vida do lactente, são do tamanho da polpa digital; ao terminar o 16º mez de idade, acham-se perfeitamente fechadas.

X *As funcções de equilibrio* (ficar de pé, andar) começam a se desenvolver ao findar-se o segundo mez de vida. Nessa epoca, deitando-se a criança sobre o ventre, consegue ella manter erguida a cabecinha; no terceiro mez, assenta-se e mantém erecta a cabeça; aos seis mezes consegue levantar as pernas e conserval-as nessa posição;aos nove mezes principia a assentar-se sem auxilio de passoa alguma; aos dez para onze mezes põe-se de pé, quando para isso encontra um objecto a que se agarre; após o 12º mez inicia a marcha, a principio apoiado, depois sem auxilio.

XI. O *desenvolvimento intellectual* do lactente está ligado em parte, a suas aptidões individuais innatas; em parte, a sua educação, isto é, aos cuidados, dispensados á criança por aquelles que a rodeiam, em parte, finalmente, a seu estado de saúde.

A observação do desenvolvimento das funcções intellectuaes de criança é importante, sobretudo nos casos em que ha suspeita de idiotia. A primeira exteriorização intellectual do lactente resume-se no facto de fixar e seguir com o olhar objectos brilhantes (um relogio, uma campainha, um phosphoro acceso). Essa observação, de valor capital para julgar-se a existencia do poder visual e da faculdade de attenção, começa a apparecer ao se approximar o 3º mez de vida. Depois disso observa-se que a criança procura agarrar os objectos que ficam a seu alcance, isto é, transforma o producto de sua observação em movimento consciente. O facto da criança reconhecer objectos vistos anteriormente (memoria), como, por exemplo, a mammadeira, etc., representa evidente progresso em seu desenvolvimento intellectual.

XII. O *desenvolvimento da estatura* pouco valor pratico apresenta, salvo nos casos em que são provaveis perturbações que se exteriorizem por atraso do crescimento (myxedema, micromelia, infantilismo). Nessas hypotheses a medição exacta da estatura, sobretudo para verificar-se o resultado de tentativas therapeuticas, é aconselhavel. As perturbações de intercambio nutritivo e a magreza que, com frequencia, as acompanha, não acarretam, em geral, desvios do desenvolvimento da estatura da criança. Só quando, durante muito tempo, permanece fixo o peso, pode parar o crescimento, mormente em lactentes nos primeiros mezes de idade.

XIII. A *curva ponderal* da criança, uma vez compensada a diminuição inicial de peso, sobe regular e constantemente sendo, ás vezes, interrompida por ligeira diminuição, durante um a dois dias. A ascenção da curva aos saltos, alternada com dias de parada ou mesmo de quéda ponderal, constitue frequentemente indicio de uma criança anormal. Só do segundo semestre em deante torna-se irregular e movidiça a curva de peso do lactente.

E' dispensavel pesar-se a criança diariamente. Os lactentes que, a vista d'olhos, se desenvolvem, principalmente quando criados ao seio, dispensam pesagens frequentes. Para as crianças alimentadas artificialmente basta uma pesagem semanal. Quando a media de peso revela accrescimo de 15 grs. por dia, não se deve pretender mais.

Si, porém, fica aquem de 15 grs. isso não é causa sufficiente para se alterar a alimentação ou, tratando-se de uma criança criada ao seio, para se ajuntar uma sobrecarga alimentar, que nem sempre conduz ao fim almejado. Em muitos casos já se deve estar satisfeito, quando a criança augmenta de peso, embora lentamente. Para lactentes criados ao seio, e que permanecem com peso estacionario, é sempre possivel que a causa disso esteja ligada á criança e não ao leite materno.

O peso inicial do lactente cresce de tal modo que se duplica ao terminar o 6º mez e triplica ao começar o primeiro anno de vida (*Finkelstein*).

Multiplicando-se o numero de mezes da idade da criança por 600 (no 1º semestre de vida), ou por 500 (no segundo semestre) depois, ao resultado obtido, ajuntando-se o numero do peso de nascimento, obtem-se uma somma que representa o peso normal do lactente.

CAPITULO II

Caracteres morphologicos do recemnascido.

I. Particularidades physiologicas.

A quéda de peso apresentada pela criança, na primeira semana após o parto, não se observa exclusivamente no recemnascido. Trata-se, ao contrario, de um phenomeno extensivo aos animaes, constituindo apparição regular, muito justamente considerada «physiologica».

A causa dessa quéda é a insufficiencia de leite ingerido pela criança, nos primeiros dias de vida, para supprir as despesas de seu organismo. A diminuição de peso está ligada, em parte, á eliminação d'agua pelos pulmões e pela superficie cutanea; em parte, corre por conta da evacuação do meconio, da quéda do côto umbilical e da propria destruição de substancia corporea (albumina e gordura).

A diminuição de peso está em proporção ao tamanho da criança: quanto maior for seu peso ao nascer, maior será a quéda ponderal. Segundo *Pies*, a diminuição de peso nos primogenitos regula 300 grs., approximadamente (9°/₀ do peso inicial); nas crianças provindas de partos posteriores, mais ou menos 250 grs. (7 a 8°/₀ do peso).

A duração da quéda ponderal é de dois a cinco dias; depois o peso estaciona, até que a curva comece de novo a subir, ora mais, ora menos rapidamente. O augmento de peso já se póde manifestar com rações alimentares de valor calorimetrico muito limitado. Este accrescimo está, em grande parte, ligado á retenção ou á substituição da agua perdida nos primeiros dias de vida. Si as porções alimentares ingeridas são insufficientes, si a criança adoece, em consequencia de infecção ou de perturbação de intercambio nutritivo, o augmento não se manifesta e depois de oscillações da curva ponderal, apparece nova quéda de peso, naturalmente não mais encarada como «physiologica», ou como simples perda d' agua. Nesse caso é causada por alteração dos proprios tecidos da criança, de modo que o primitivo peso, só com difficuldade, é novamente restabelecido.

O peso inicial do recemnascido é por elle, de novo, ora mais, ora menos rapidamente attingido. A diminuição de peso póde estar, no decimo dia depois do parto, completetamente compensada. Na maior parte dos casos esse praso é mais longo.

Os primogenitos de mulheres jovens e das classes proletarias, em regra, não conseguem readquirir o peso inicial senão em epoca que varia entre o decimo e o trigesimo dia de vida.

Ignora-se ainda a causa desse facto. Quando a criança, apesar de abundancia de leite materno, só lentamente augmenta de peso, a causa do phenomeno está presa ao proprio lactente e não á sua nutriz (Fig. 2).

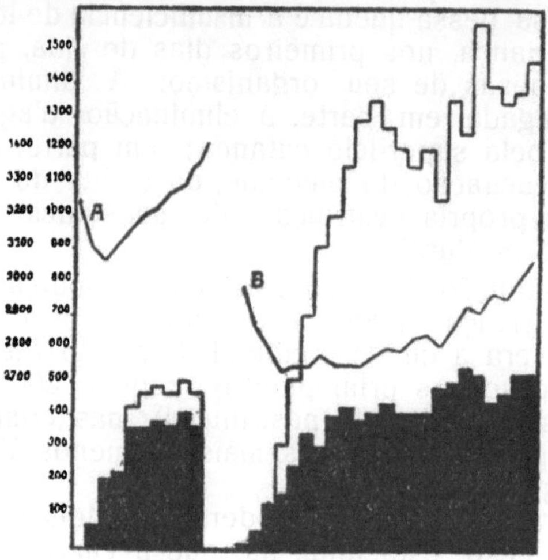

Fig. 2.

Compensação da quéda physiologica de peso.

Na figura, a parte negra indica a quantidade de leite ingerida pela criança; a parte branca o total de leite fornecido pela nutriz.

Na criança A restaura-se a quéda de peso em 8 dias. O lactente foi levado ao seio, pela primeira vez, no segundo dia depois do nascimento; a producção lactea não era muito grande; a quota de calorias ingeridas elevava-se de 80 a 90 por kilo de peso da criança.

A criança B pesava menos. Foi levada ao seio no dia do nascimento. A producção lactea da nutriz era muito grande e, no sexto dia, já ultrapassava a 100 calorias por kilo de peso da criança.

Apesar disso, o peso inicial só foi alcançado no 22.º dia depois do parto.

Fézes e urina do recemnascido

Nos primeiros dias, são as fézes constituidas por uma pasta negra e pegajosa — meconio ou ferrado. Em sua composição tomam parte esfoliações epitheliaes do tracto gastro-intestinal, escamas epidermicas, cabellos da lanugem, muco, bile, crystaes de cholesterina e de hematoidina.

A expulsão do meconio inicia-se, ás vezes, no decurso do parto, para terminar no fim do segundo dia de vida extra-uterina. Depois seguem-se dejecções mucosas, de cor verde escura e consistencia mais molle do que o meconio. Essa ultima especie de evacuação vem seguida de fézes normaes da criança de peito.

A primeira dejecção de meconio é, não raro, precedida de uma substancia branco-pardacenta, vitrea e mucosa, constituindo verdadeiro embolo.

*

A urina do recemnascido é escassa e, frequentemente, turva. Seu exame microscopico revela grande quantidade de cellulàs do tracto uro-genital. A presença dessas cellulas explica a ligeira turvação quando á urina se addiciona acido acetico e uma solução de ferro-cyaneto de potassio — A isso se limita a «albuminuria physiologica» dos recemnascidos.

Quando no exame microscopico se encontram cylindros, pode-se affirmar que já não existem condições normaes.

Tem sido verificada em alguns recemnascidos uma glycosuria physiologica e passageira.

***

Infarcto urico

Na urina da maioria dos recemnascidos ha crystaes de acido urico. Deixando a urina em repouso, precipitam-se esses crystaes, constituindo um deposito côr de pó de tijolo. Os crystaes se encontram nas fraldas da criança, sobretudo nos pontos onde são mais intensas as manchas avermelhadas. O infarcto urico pode ser considerado physiologico; a causa de sua formação é, no entanto, desconhecida.

O apparecimento do infarcto seria talvez occasionado por encontrar-se no recemnascido, muito maior do que no adulto, a relação proporcional entre a secreção de acido urico e a de uréa. Note-se, porém, que é desconhecida a origem da riqueza de acido urico da urina dos recemnascidos.

A explicação hoje mais acceita estabelece que, apresentando o sangue do recemnascido maior numero de leucocytos do que do adulto, esses, após o parto, dissolvem-se rapidamente.

Seus nucleos encerram grande quantidade de proteinas que, por conterem em sua composição bases purinicas, seriam a causa da formação do acido urico.

A substancia nuclear dos leucocytos, dissolvendo-se em abundancia na torrente circulatoria do recemnascido, occasionaria superproducção de acido urico e augmento de sua eliminação pela urina, onde elle se precipita sob a fórma de crystaes.

Em lactentes de idade mais avançada só apparece o infarcto de acido urico em casos de profundas perturbações do intercambio nutritivo, que facilmente conduzem á morte.

*
* *

Descamação physiologica da pelle e das mucosas

A pelle e as mucosas do lactente experimentam, depois do parto, uma descamação physiologica. O tegumento cutaneo, com sua côr vermelha caracteristica, começa a se descamar intensamente. A pelle do peito esfolia-se ás vezes, em fórma de verdadeiras laminas. Com a descamação cutanea desapparece a lanugem e caem os pellos do couro cabelludo, com excepção frequente, de um pequeno feixe sobre a nuca. A descamação da mucósa das vias urinarias manifesta-se pela expulsão de innumeras cellulas, causa de uma apparente "albuminuria". Nos recemnascidos do sexo feminino nota-se, commummente, corrimento vaginal que, em alguns casos é sanguinolento. As hemorrhagias vaginaes e uterinas da criança são comparaveis á expulsão da mucosa genital eliminada pela parturiente, durante as semanas de puerperio. Hemorrhagias vaginaes intensas só apparecem na criança em casos de hemophilia, ou de septicemia.

*
* *

Tumefacção das glandulas mammaes

Em muitos recemnascidos, meninas ou meninos, apparece tumefacção das glandulas mammaes e secreção dum liquido leitoso ao qual o povo dá o nome leite de bruxa (*Hexenmilch*). No decorrer de alguns dias, desfaz-se a tumefacção glandular.

Para isso basta evitar ferimentos ou attritos da roupa, fixando sobre as glandulas, por meio de faixadura, uma pequena pasta de gaze ou de algodão. E' absolutamente condemnavel retirar-se o liquido por pressão manual, como fazem algumas parteiras e enfermeiras.

Si, apesar dos cuidados apontados, sobrevem mastite, procura-se combater a inflammação, applicando sobre a glandula ataduras molhadas em solução de acetato de aluminio. Si não for possivel evitar a suppuração, abrir-se-á o foco inflammado, com incisões perpendiculares ao bico do seio.

***

Cicatrização da ferida umbilical

Ha, no cordão umbilical, uma veia e duas arterias. Aquella conduz o sangue da placenta ao figado do feto; essas, partindo das arterias hypogastricas fetaes, levam, de novo, o sangue á placenta.

Iniciada a circulação pulmonar, está liquidada a missão dos vasos umbilicaes. Amputado o cordão, fica, apenas, um coto de 10 centimetros de comprimento, preso ao corpo da criança. A nutrição desse resto umbilical não é possivel, visto como o cordão não contém *vasa-vasorum.*

Nessas circumstancias, não podendo elle continuar a viver, secca, mumifica-se e cae, no espaço de 6 a 10 dias, em consequencia de necrose.

O trecho dos vasos umbilicaes, encerrado no interior do corpo do recemnascido, soffre processo de thrombose que os transforma, lentamente, em ligamentos constituidos por tecido conjunctivo. O vaso que se dirige ao figado passa a constituir o *ligamento redondo*; as duas arterias se transformam em *ligamentos vesicoumbilicaes.* A retracção progressiva desses ligamentos torna o umbigo, aos poucos, deprimido.

*

A ulcera formada pela quéda do coto umbilical apresenta, durante alguns dias, ligeira secreção sorosa. Terminada essa exsudação (mais ou menos 15 dias depois do nascimento), está perfeitamente cicatrizada a ferida.

Os cuidados a dispensar ao coto umbilical devem ser conduzidos segundo os principios geraes de asepsia: envolvel-o em um pedaço de gaze esteril e secca; sobre essa passar uma atadura, á maneira de cinto. Sempre que a gaze não estiver perfeitamente limpa, deverá ser substituida. Alguns auctores aconselham evitar-se o banho, emquanto não caia o coto umbilical. Caso não se observe esse preceito, colloque-se a criança dentro de uma bacia, corte-se o cinto de gaze e retire-se a faixa, depois de a ter molhado cuidadosamente.

Sobre a superficie humida e ulcerada, resultante da

quéda do cordão, colloca-se um pouco de dermatol e novamente applica-se a faixa em fórma de cinto.

Não é aconselhavel fixar o coto umbilical com ponto falso ou envolvel-o em algodão, faixas de cambraia ou de tecidos analogos.

***

2º — Pathologia do recemnascido

Deformidades

Após o nascimento é indispensavel pesquisar si a criança apresenta deformidades. O labio leporino, a guéla de lobo, o pé torto, as amputações espontaneas, a espinha bifida, etc. são defeitos que, difficilmente, passam despercebidos; mas, a imperfuração anal, as communicações recto-vaginaes, a atresia do esophago ou de qualquer outra parte do tracto gastro-intestinal (as mais das vezes, do duodeno), as lesões cardiacas congenitas, commummente, só decorridos alguns dias ou depois de annos, vêm a ser descobertas, naturalmente quando compativeis com a vida.

***

Damnos consequentes do parto

Asphyxia

Estados de asphyxia podem apparecer no recemnascido, logo após o parto. A asphyxia manifesta-se, mais raramente alguns dias depois, não só nos fetos nascido a termo como, sobretudo, nos prematuros e mesmo em crianças de mais idade.

*

a) Asphyxia logo após o parto é, frequentemente, consequencia de accidentes obstetricos, como, por exemplo, contracções uterinas deficientes, expulsão demorada do feto, descollamento precoce da placenta, compressão do cordão umbilical, etc.

Nessas condições sobrevêm perturbações circulatorias na placenta, excitação do centro respiratorio da criança e, em consequencia disso, dão-se movimentos inspiratorios, aspiração de liquido amnico e subsequente asphyxia.

Quando a asphyxia não é muito intensa, apresenta a criança cyanose accentuada que lhe dá côr roxo-escura, quasi negra (morte apparente com *asphyxia livida*). Nos casos mais graves a pelle e as mucosas se manifestam fortemente descoradas (morte apparente com *asphyxia pallida*).

Tratamento: — O tratamento da asphyxia é, quasi sempre, confiado ao parteiro. Saiba-se porém, desde já que elle não differe do das demais fórmas, de asphyxia.

*

b) Quando os accessos de asphyxia se repetem ou apparecem alguns dias depois do parto, sua manifestação pode correr por conta de varias causas. A asphyxia é commum nos prematuros, mas apparece igualmente em casos de anomalias do coração, do diaphragma, dos pulmões, da trachéa e do esophago. Como causa determinante mais rara lembre-se ainda a estruma congenita, a hyperplasia thymica, a pneumonia alva (*Ziegler*) e os traumatismos do encephalo. Nem sempre é possivel, *in vivo*, estabelecer a causa morbida da asphyxia.

Quando ha anomalias ou lesões cerebraes, os accessos de asphyxia dão-se do seguinte modo: sem que se notem manifestações de estenose, a respiração se vae tornando cada vez mais superficial, até que, finalmente, nenhum movimento thoracico é percebido. Ao mesmo tempo a criança parece cada vez mais roxa(cyanose.) Os batimentos cardiacos são, a principio, perfeitamente perceptiveis e, só quando a cyanose se intensifica, torna-se mais lento o trabalho do myocardio, conservando-se, porém, activo por longo espaço de tempo; *sub finem vitae* são, apenas, perceptiveis alguns ruidos obscuros. Finalmente, o coração pára. Quando a cyanose é percebida, emquanto o coração se contrae, regularmente, embora com lentidão, ha ainda possibilidade de vencer o accesso e restabelecer a marcha normal da respiração.

Quando apparecem convulsões durante a asphyxia, estados convulsivos tonicos com opisthotono, ou mesmo contracções clonicas e rhythmicas, quer das extremidades, quer no dominio do nervo facial, a possibilidade etiologica de traumatismo obstetrico é a mais acceitavel.

Quando ha bocio congenito ou hyperplasia thymica, observa-se, após o parto, respiração aspera, audivel á distancia, ora estenotica, ora estertorosa, acompanhada de retracções abdominaes. Além disso, manifesta-se abundante secreção mucosa das vias respiratorias.

A respiração se torna mais difficil quando se inclina para deante a cabeça da criança e mais facil quando se pratica a distensão do pescoço. O diagnostico de hyperplasia thymica pode ser confirmado por exame radiologico.

*

c) Os estados asphyxicos, encontrados em crianças de idade mais avançada, sobrevêm principalmente em casos de grippe (Bronchite capillar).

Prognostico : — O perigo da asphyxia, pondo de parte o exito letal, ás vezes abrupto, é tendencia á repetição dos accessos, ao apparecimento de atelectasias, de pneumonias por aspiração e de hemorrhagias internas (figado, pulmões). Isso torna sempre duvidoso o prognostico da asphyxia.

Tratamento :— Quando a criança apresenta tendencia a estados asphyxicos, é prudente, si possivel, entregal-a aos cuidados de um hospital (Maternidade). Nesse caso, recommenda-se esvasiamento regular do seio da parturiente para assim manter normal a secreção lactea.

Encontrada a criança no inicio do accesso asphyxico, procura-se, por meio de excitações energicas, sacudindo-a, flagellando as nadegas, etc., provocar choro e com elle inspirações profundas. Mas, si com isso não se obtem, promptamente, bom resultado e mais intensa se torna a cyanose, mergulha-se a criança em um banho bem quente (35 a 38° cent.)

Segundo testemunho de parteiros experimentados, como *Ahlfeld*, muitas crianças asphyxiadas, mettidas em banho quente, aos poucos, de novo, começam a respirar. E', naturalmente, indispensavel libertar as vias respiratorias, quando obstruidas por muco ou por substancias analogas.

Depois de mergulhar a criança no banho quente, recommenda-se applicar-lhe abluções rapidas de agua fria, para tornar tão curto quanto possivel o tempo de respiração insufficiente.

Si a asphyxia, finalmente, cede e a criança, de novo, respira, será então retirada do banho, envolvida em toalha felpuda e, para que chore com energia, deverá ser a sua pelle fortemente friccionada. Depois será enleiada em pannos quentes e collocada no berço.

Em caso de urgencia, mergulha-se o doentinho em um balde com agua bem quente, fricciona-se fortemente a sua pelle; alem disso, immerge-se a criança, de tempos em tempos, por um momento, em outro balde contendo agua mais fria.

Muitas vezes não se encontra, de momento, agua quente em profusão. Nessa emergencia é preciso empregar outros meios therapeuticos. O mais antigo é a «manobra de *Schultze*». Porém, contra esse processo têm apparecido nos ultimostempos fortes accusações, de modo que só deverá ser empregado, com muito cuidado, e em caso de urgencia. E' degrande proveito administrar-se um medicamento cardiotonico (injecções de canfora, etc.), visto como todas as tentativas para reanimar o asphyxiado seriam infructiferas, uma vez enfraquecida a energia do myocardio.

As vias respiratorias devem ser mantidas livres. Puxa-se para fóra da bocca a lingua da criança e, com um pouco de algodão fixado a uma pinça, retira-se o muco proveniente da trachéa e substancias alimenticias vomitadas. Só depois dessa manobra preliminar inicia-se a respiração artificial, elevando e abaixando rhythmicamente os braços da criança, como se faz para reanimar os afogados.

Outro processo consiste em pôr o medico as mãos espalmadas sobre o thorax do doentinho, de modo que os pollegares venham ficar parallelamente um ao outro sobre o esterno da criança. Depois, comprimindo com as mãos assim collocadas, o thorax em movimentos rhythmados, provoca-se alternadamente approximação e afastamento das costellas e subsequente entrada e saida do ar nos pulmões. O operador deve comprimir o thorax da criança com rapidez duas vezes maior do que na respiração de um adulto.

Deve-se, além disso, tentar massagens do coração: colloca-se a mão direita sobre a face esquerda do thorax da criança e executam-se, repetidamente, com o pollegar, pressões successivas e rhythmadas sobre a região precordial.

As tentativas para reanimar a criança devem ser reiteradas, emquanto houver signal de trabalho cardiaco.

Si as manobras empregadas surtem effeito, evita-se repetição dos accessos mettendo a criança regularmente, de 2 em 2 horas, ou mesmo de 3 em 3 horas, em banho quente, acompanhado de abluções frias e muito rapidas. Esse processo arreda a possibilidade da formação de atelectasias. Alem disso, tenha-se prompta para uso, em caso de urgencia, uma bomba de oxygenio comprimido. Sendo necessario, poderá a criança respirar uma corrente franca desse gaz, durante algumas horas. Uma enfermeira vigilante deve estar permanentemente ao lado da criança.

Quando os accessos asphyxicos se manifestam, como é frequente, durante ou logo após as mammaduras, suspenda-se totalmente a alimentação, por um a dois dias, suprindo então as necessidades nutritivas da criança com enteroclyses de solução physiologica e de leite de ama.

***

Traumatismos obstetricos

Os esforços empregados para a realização do parto podem conduzir a variados traumatismos.

Commummente encontram-se na criança pequenos derrames sanguineos subconjunctivaes que, em poucos dias, se reabsorvem.

Mais raras são necroses do couro cabelludo, occasionadas por compressão do cranio da criança de encontro ao promontorio do sacro da parturiente, ou traumatismos produzidos com as conchas do forcepe. Feridas rubras e granulosas são, commummente, oriundas do rompimento de adhesões amnicas anormaes.

Depressões do cranio produzidas por applicação de forcepe são lesões graves, que não só deformam a cabeça, como produzem grandes traumatismos do encephalo.

Tratamento: — O tratamento dessas lesões consiste em corrigir a depressão por meio de massagens cuidadosas, exercidas sobre suas margens. Si essa tentativa não conduz a bom resultado, é preciso recorrer á intervenção cirurgica com apparelhos especiaes.

Compressão do cranio da criança de encontro á bacia da parturiente póde descollar do osso a galea aponeurotica. Esse traumatismo occasiona dilaceração de vasos e derrame sanguineo subsequente entre o periosteo e o osso, constituindo um *cephalo-hematoma externo*, lesão que não é visivel logo após, mas dois a tres dias depois do nascimento. Nessa epoca o tumor se torna apparente. Os cephalo-hematomas podem attingir tamanho de um ovo de gallinha. Sua parte central é molle; as margens muito duras. Os ossos parietaes constituem localização predilecta dos hematomas. Como particularidade delles note-se que — nunca ultrapassam as suturas interosseas ou sobre ellas se assestam e jamais se encontram sobre as fontanellas. Em cinco a dez dias, raramente em mais longo prazo, são completamente absorvidos.

E' preciso não confundir os cephalo-hematomas com meningoceles que sempre se acham collocadas entre um e outro osso do cranio (sobre as suturas), e, além disso, são pulsateis. O edema subcutaneo do couro cabelludo (*caput succedaneum*) assemelha-se ao cephalo-hematoma, mas, commummente, desapparece em 24 horas.

Tratamento: — Como tratamento basta comprimir o cephalo-hematoma com uma faixadura. Si, excepcionalmente, no fim de 4 semanas, o hematoma não fôr absorvido, puncciona-se o mesmo com um trocarte fino e retira-se o liquido nelle contido.

Quando, num caso de cephalo-hematoma externo, se encontram signaes de augmento da pressão do liquido cephalo-rhacheano, é provavel que exista fractura ossea e formação de derrame sanguineo intra-craniano, comprimindo o cerebro.

***

Traumatismos do encephalo

Todo parto, mesmo normal, póde ser causa de traumatismos do encephalo da criança. As possibilidades de accidente são naturalmente maiores em casos de dystocia, sobretudo quando ha intervenção instrumental do parteiro.

Qualquer compressão do cranio póde occasionar traumatismos perigosos: applicação de forcepe, extracção da cabeça pela manobra de *Veit-Smellie*, partos terminados por meio de operação cesariana vaginal, compressão do cranio por uma protecção mal conduzida de perineo, etc. Crianças prematuras, em consequencia da pouca resistencia dos ossos do cranio, apresentam disposição particular para traumatismos do encephalo.

Symptomas e decurso: — Em caso de ligeiro traumatismo do cranio, sem ferimentos do encephalo, manifestam as crianças, durante certo tempo (um dia ou mesmo algumas horas) symptomas de compressão cerebral: respiração superficial e insufficiente, bradycardia, ausencia de reflexos tendinosos. Mas, em pouco tempo, restabelecem-se as condições normaes.

Nos casos graves, infelizmente communs, muitas vezes não revela a autopsia lesões macroscopicas da substancia cerebral. No entanto, para que se dê a morte, é necessario que a pressão exercida sobre a massa encephalica tenha sido violenta. Em taes casos nascem as crianças asphyxiadas e morrem em pouco tempo. A's vezes, conseguem ellas reanimar-se; manifestam, no entanto, permanentemente, symptomas de compressão cerebral: somnolencia, accessos de asphyxia, bradycardia, paralysias, convulsões, e finalmente morrem, em sua maioria, no fim da primeira semana depois do parto.

Na obducção de alguns desses casos, encontram-se hemorrhagias cerebraes, occasionadas pelo emprego de violencia por parte do operador. Não raro, em consequencia de traumatismos, encontram-se derrames associados a fracturas ou a depressões consideraveis dos ossos de cranio. A's vezes, hemorrhagias se manifestam sem que se notem lesões traumaticas externas; podem apparecer mesmo, em partos que evolveram normalmente, sem interferencia medica. Os derrames sanguineos são devidos a dilacerações de pequenos vasos. Obrigados a se amoldar ao canal da bacia da parturiente, os ossos da abobada craniana da criança resvalam uns contra os outros, occasionando dilacerações. Hemorrhagias podem ainda ser oriundas da dilaceração de um seio venoso, ou mesmo da tenda do cerebello (*tentorium cerebelli*).

Esse ultimo grupo de hemorrhagias póde ser systematizado nas seguintes categorias:

1.° *Hemorrhagias supratentoriaes* occasionadas pela dilaceração do seio venoso sagittal. O sangue, saindo do seio, derrama-se sobre o cerebro. Essa classe de hemorrhagias se caracteriza por irrequietitude da criança, choro pertinaz, supértensão da grande fontanella, anhemia cutanea, parese do nervo hypoglosso, etc.

2.° *Hemorrhagias infratentoriaes* — são oriundas da ruptura do seio venoso transverso. O sangue proveniente do seio derrama-se sobre o cerebello e o bolbo. Essas hemorrhagias se caracterizam por immobilidade particular da criança, perturbações respiratorias, liquido cephalo-rhacheano hemorrhagico e predominancia de symptomas espinhaes no quadro clinico: rigidez da nuca, convulsões clonicas bilateraes e, secundariamente, symptomas corticaes, sobretudo no dominio do nervo motor ocular commum.

3.° Combinação das duas variedades mencionadas, associadas ou não a hemorrhagias intraventriculares e espinhaes.

Em qualquer das fórmas de hemorrhagia cerebral do recemnascido observam-se, com frequencia, extraordinarias quédas da temperatura normal (até 29.° cent.)

Si as crianças não morrem, aos poucos, desapparecem os symptomas de hemorrhagia. Sobre o futuro que espera esses doentinhos, nada se póde garantir, pois, alguns manifestam mais tarde hydrocephalia, epilepsia, ou idiotia.

E' máu o *prognostico* das hemorrhagias infratentoriaes, devido ao rapido comprometimento do centro respiratorio. Nas hemorrhagias supratentoriaes é melhor, porque, nalguns casos, é possivel tentar-se, com proveito, intervenção cirurgica.

O *diagnostico* de hemorrhagia cerebral é, ás vezes, difficil. Frequentemente não se distingue si ha simples compressão cerebral ou verdadeira hemorrhagia. A propria puncção rhacheana nem sempre esclarece o problema. Em todo o caso aconselha-se pratical-a sempre que houver duvida. Não se deve, porém, retirar grande quantidade do liquido cephalo-rhacheano, porque, com a baixa da pressão intracraniana, ha motivos para se tornar ainda maior a hemorrhagia.

Tratamento: — Limita-se, as mais das vezes, a evitar ou a combater accessos de asphyxia. A manobra de *Schultze* não deve ser empregada desde que haja suspeita de hemorrhagia. Em casos raros é possivel afastar cirurgicamente o derrame sanguineo. A localização deste derrame deve, por meio de uma puncção, ser previamente bem fixada. O derrame pode ser aspirado ou evacuado por abertura praticada sobre a sutura coronal.

Na maioria dos casos, o medico é obrigado a limitar-se a deixar a criança em repouso, a administrar um pouco de chloral e a fazer alimentar o doentinho convenientemente.

*
* *

Traumatismos da columna vertebral e da medulla são muito raros. Ferimentos da columna cervical são mais communs e acarretam, frequentemente, a morte. Traumatismos da medulla apparecem, ás vezes, mesmo sem lesões vertebraes, em consequencia da dilaceração de vasos sanguineos. A ruptura dos vasos acompanha-se naturalmente de hemorrhagias intra ou peri-medullares. A localização mais frequente dessas hemorrhagias é a parte inferior do medulla; em consequencia dellas apparece paraplegia flaccida dos membros inferiores, acompanhada de paralysia da bexiga e do recto.

Paralysias

Paralysia do nervo facial

Essa paralysia é, no recemnascido, quasi sempre occasionada por pressão da concha do forcepe sobre o tronco do quinto nervo craniano. Os symptomas que a acompanham são os mesmos que no adulto.

Na criança perturba ella grandemente a sucção do leite.

As funcções normaes do nervo se restabelecem em poucas semanas, sem tratamento. Todavia é permittido começar, 15 dias mais ou menos depois do parto, a applicar sobre o nervo, 2 a 3 vezes na semana, a corrente faradica. Como o globo ocular do lado paralytico não é completamente coberto pela palpebra durante o somno, convém collocar sobre elle um pedaço de gaze, para evitar que se forme uma conjunctivite.

***

Paralysia do plexo brachial

Essa paralysia é consequente aos partos difficeis e só apparece nos casos de intervenção médica.

Etiologia: — Entre as causas que, não raro, dão origem á paralysia notam-se: pressão digital violenta na execução da manobra de Praga (*Kiwisch)* e na de *Mauriceau*; distensão exaggerada no acto de expulsão dos hombros e da cabeça, subsequente lesão do plexo brachial no ponto de emergencia do 6.º nervo cervical (entre os musculos escalenos).

Symptomas: — Nas chamadas paralysias superiores (*typo Erb*) são lesados: o musculo deltoide, o bicepe brachial, o brachial anterior, o infra espinhal, o longo e o curto supinador. O braço lesado pende em paralysia flaccida, o ombro fica em nivel inferior ao do lado opposto, o braço em rotação para dentro e a face volar da mão voltada para fóra. Os movimentos da articulação do punho e os digitaes conservam-se integros.

Mais rara do que a precedente, é a paralysia inferior do plexo brachial (*typo Klumpke*), na qual os musculos do antebraço, da mão e dos dedos se tornam paralyticos. Além disso, são notados symptomas oculo-pupillares (estreitamento da fenda palpebral e myose do lado paralytico).

A sensibilidade é normal; a criança não parece

ter dores. O exame electrico não dá, no recemnascido, resultados aproveitaveis.

As fracturas (da clavicula, etc.) e o descollamento da epiphyse proximal do humero acompanham-se frequentemente de paralysias; as mais das vezes, são occasionados por traumatismos obstetricos.

Em geral o prognostico é bom. A cura se dá num prazo de duas semanas a dois mezes. Em alguns casos as paralysias não se restabelecem e surgem atrophias musculares, perturbações funccionaes permanentes, subluxações e perturbações do crescimento do membro lesado.

No diagnostico differencial devem ser levadas em conta as fracturas do humero (exame röntgenologico), as arthrites (febre) e a pseudo paralysia luetica de *Parrot* (R. de *Wassermann*).

Traiamento: — Immobilizar o braço, fixando-o ao thorax por meio de esparadrapo, ou de atadura. Durante o banho diario devem ser executados movimentos passivos com o braço. Massagens ligeiras, tratamento electrico precoce: o electrodio fixo será collocado sobre o plexo nervoso do braço lesado; o outro sobre o braço. As applicações são feitas, um dia sim outro não, durante 5 minutos. Emprega-se corrente fraca, apenas capaz de produzir ligeira contracção do musculo. Si, no fim de 2 a 3 mezes, não houver melhora, é aconselhavel tentar-se operação de plastica nervosa.

***

Hematoma do musculo esternoclidomastoideo

O hematoma desse musculo apparece não só nos partos espontaneos, mas, sobretudo, naquelles em que houve intervenção cirurgica.

Causa — Distensão exaggerada do esternoclidomastoideo dá origem a ruptura de suas fibras musculares e subsequente hemorrhagia. Depois, sobrevém commummente infecção do derrame sanguineo por microbios pyogenicos. A simples dilaceração das fibras musculares não seria capaz de produzir phenomenos clinicos de hematoma. Esse quadro corresponde anatomo-pathologicamente a uma myosite infecciosa (*Kader*, *Czerny-Keller*).

Symptomatologia: — Intumescimento fusiforme, visivel á distancia, localizado proximo á inserção do esternoclidomastoideo sobre o esterno, tendencia da cabeça da criança a desviar-se para esse lado, perturbação funccional permanente do musculo, dureza anormal no ponto lesado, saliencia notavel dos contornos do musculo, e pescoço desviado da linha mediana (*caput obstipum*).

Prognostico: — Quasi sempre bom. Nalguns casos não é possivel evitar desvio permanente da cabeça para o lado lesado.

Tratamento — Ligeiras massagens do musculo; immobilização do pescoço, envolvendo-o em um lenço grande. Uma vez absorvido o derrame sanguineo, para evitar desvio da cabeça, pratica-se, por meio de forte atadura, correcção exaggerada para o lado illeso.

***

Infecções da ferida umbilical

Quando processos de antisepsia não eram ainda conhecidos, as affecções do umbigo representavam papel importante na pathologia do recemnascido. Eram frequentes polluições da ulcera umbilical, constituindo a ferida porta de entrada para as mais variadas infecções (septicemia umbilical).

A introducção da antisepsia em obstetricia fez baixar grandemente o numero e a gravidade das affecções umbilicaes. A dessoração, o granuloma e a ulcera, constituem hoje, por assim dizer, as unicas affecções do umbigo. Todas as outras se tornaram muito raras. A opinião dos pediatras sobre o papel do umbigo na producção das septicemias do recemnascido experimentou profunda alteração. O umbigo não é mais encarado como a principal porta de entrada para os germes productores da septicemia.

Nas necroscopias da maioria das crianças victimas de septicemia, o umbigo é encontrado illeso. E' pequena a possibilidade de constituir a ferida umbilical porta de penetração para a septicemia do recemnascido (*Basch*).

Naturalmente não é impossivel que alguma vez isso aconteça. Nos casos de septicemia dos recemnascidos, em que o umbigo apparece lesado, trata-se de infecção secundaria por micro-organismos circulantes no sangue. Bacterias existentes no tubo gastro-enterico atravessam a barreira intestinal, caem na torrente circulatoria e vão localizar-se no umbigo, ponto onde, devido a uma perturbação circulatoria local, criou-se um *locus minoris resistentiae.*

Particularidades da ferida umbilical.

Normalmente a pelle do abdome cobre, num pequeno trajecto, o cordão umbilical. Com a retracção dos vasos do cordão, esse pedaço se retrae e, assim se fórma a depressão umbilical. Mas si a pelle do ventre acompanha o cordão em trajecto demasiado longo, o encurtamento dos vasos é insufficiente para fazer retrahir o umbigo, que, como saliencia cylindrica, fica implantado no abdome(*umbigo cutaneo*).

Quando a transição da pelle para o umbigo se dá antes do ponto habitual, o amnio se prolonga sobre o ventre, formando o *umbigo amnico*. Essas pequenas anomalias não têm grande importancia pathologica.

Como raridades de interesse notemos ainda as hernias do cordão umbilical, a permeabilidade do diverticulo de *Meckel* (ducto omphalo-mesenterico, expulsão de fezes pelo umbigo) e a fistula do uracho (saida de urina pelo umbigo).

A's vezes, ha retardamento da quéda do coto umbilical que, durante semanas, não se dá. De ordinario esse phenomeno não vem acompanhado de inconvenientes. Espera-se, com paciencia, duas a tres semanas e, si o cordão não se desprega, pratica-se então com fio de seda forte, rente á pelle, a ligadura do coto. Depois amputa-se o mesmo e deixa-se que o resto caia sem qualquer outra intervenção.

* * *

Infecções

Em vez da mumificação normal do coto umbilical, vê-se, commummente, apparecer ahi gangrena humida, quando germes de putrefacção encontram facilidade em invadir a ferida. Essa manifestação é mais frequente quando, para envolver o umbigo, empregam-se faixaduras impermeaveis, ou unctadas em oleo ou pomada. Quando ha gangrena, o umbigo começa logo a exhalar mau cheiro. Frequentemente apparecem, alem disso, elevações thermicas (gangrena humida ou esphacelo).

Tratamento: — Consiste em evitar o banho diario e envolver o coto umbilical da seguinte maneira: um pedaço de gaze humedecida em alcool é enrolada em redor do coto; sobre esse pedaço são collocados dois ou mais fragmentos de gaze secca; depois, passa-se por cima a faixadura. O curativo deve ser renovado duas vezes por dia. Si a situação não melhora immediatamente e, si, decorridos 2 a

3 dias, continúa o coto ainda humido, faz-se nova ligadura, amputando-o rente á pelle e cauteriza-se a parte presa ao abdome com o thermocauterio de *Paquelin*.

A's vezes, depois da quéda regular do cordão, seu ponto de inserção continúa a segregar um liquido soroso (dessoração umbilical). A humidade constante do local provoca maceração da pelle circumvizinha. Em muitas crianças esse facto dá motivo á formação de eczema generalizado.

Tratamento: — Cauterizar, energicamente, com nitrato de prata, si for necessario repetidas vezes, a ferida umbilical e collocar sobre ella uma atadura unctada com vaselina boricada.

*

Quando a dessoração não é convenientemente tratada, desenvolve-se, no fim de algum tempo, sobre a ferida, uma excrescencia fungiforme, vermelho intensa, de superficie humida e brilhante, que póde ser do tamanho de um grão de mostarda, até o volume de uma ervilha. Desse modo constitue-se o granuloma umbilical (*fungus umbilici*). A consequencia disso é uma constante transudação sorosa, occasionando maceração da pelle do umbigo e das circumvizinhanças.

Tratamento: — Pratica-se ligadura do granuloma. Quando elle se dilacera, cauteriza-se a superficie sangrante com lapis de nitrato de prata.

Si o granuloma não é tratado, epithelializa-se, no fim de algum tempo, e transforma-se em excrescencia fungiforme, presa á fossa umbilical.

*

Sendo abundante a exsudação do umbigo, é necessario inspeccionar o fundo da ferida, onde, muitas vezes, encontra-se uma ulcera circumscripta, de fundo lardaceo e margens ora mais, ora menos hyperhemiadas. Muitas vezes, toda a fossa umbilial é circumdada por pequenas ulceras. Não raro essa affecção do umbigo produz ligeiras elevações thermicas.

Tratamento: — Introduz-se na depressão umbilical um tampão de gaze que, para facilitar a dreinagem da secrecção sorosa, será renovado frequentemente. Espera-se que a superficie da ulcera, aos poucos, se torne mais limpa e, nessa occasião, deve-se tocal-a com o lapis de nitrato de prata, ou cobril-a com uma pomada do mesmo sal. Desse modo a cicatrização se faz rapidamente.

Uma affecção rara, porém, muito mais grave que as precedentes, é a inflammação de toda a região umbilical — *omphalite.* Sua causa está ligada, de um lado, á virulencia do agente causador da infecção e do outro, ao gráu de incuria e desleixo com que é tratada a ferida umbilical.

Essa inflammação póde apparecer antes da quéda do coto umbilical ou, mais tardiamente, duas a tres semanas depois do parto. A omphalite perturba o estado geral da criança que se apresenta irrequiéta, febril e sem appetite. O umbigo se torna proeminente e a região circumvizinha apparece rubra e edemaciada. Quando o coto umbilical não cae e uma crosta dura cobre a superficie ulcerada, é frequente encontrar-se accumulada ahi grande quantidade de pús. Si a dreinagem é bem feita, observa-se abundante secreção purulenta.

Tratamento: — Ablação immediata do coto umbilical, afastamento das crostas, introducção de dreino de gaze na fossa umbilical para facilitar o escoamento do pús, compressas humidas de acetato de aluminio ou de agua oxygenada a 3%—constituem, na pratica, o tratamento aconselhado na omphalite. Quando a therapeutica é bem conduzida, desapparecem, sem demora, a inflammação, o edema e o intenso rubor da pelle. O tratamento torna mais escassa a secreção; o processo inflammatorio é logo circumscripto, reduzindo-se a uma ou mais ulceras umbilicaes que serão tratadas como ficou indicado.

*

Gangrena do umbigo póde ser consequencia de omphalite. Fórma-se, junto do annel umbilical, uma bolha de pús que logo se abre. A ella succede necrose do umbigo. Sua propagação, no sentido vertical e horizontal, dá origem a uma ulcera crateriforme que, necrosando os tecidos circumstantes, attinge, rapidamente, grandes proporções. Nesse meio tempo transforma-se o estado geral do lactente, que se torna pallido e indifferente; desapparecem a turgescencia e a tensão normal da pelle; o ventre é flaccido; a mucosa buccal, muito rubra, apparece coberta de sapinho. A criança apresenta febre e anorexia. Quando o estado geral se aggrava muito, não raro, desapparece a febre.

Commummente notam-se, como phenomenos satellites da gangrena, diarrhéa, ligada á infecção parenterica, suppurações metastaticas das articulações e da cavidade pleural, peritonite circumscripta e, ás vezes, communicação da ulcera com uma alça intestinal.

A morte sobrevém então por um rapido collapso, ou em consequencia de progressiva asthenia cardiaca.

O prognostico é mau.

Tratamento: — Inicia-se, logo no começo da molestia, alimentação com leite materno. para evitar o perigo de perturbações de intercambio nutritivo e infecções parentericas. Infelizmente, porém, essa tentativa não consegue sempre evitar a infecção. O tratamento local terá como objectivo retardar a marcha progressiva da necrose e favorecer o escoamento do liquido segregado. Empregam-se faixaduras humedecidas em solução de acetato de aluminio ou em agua oxygenada e renova-se, com frequencia, sua applicação. Faz-se tambem, com gaze esterilizada, um tamponamento frouxo da ulcera.

*

Nos casos de inflammação dos vasos sanguineos do umbigo, nota-se que a arteriite é muito mais commum do que a phlebite. A infecção começa, com frequencia, no tecido circumvascular, sob a fórma de peri-arteriite. Mais raramente, inicia-se o processo no thrombo que obtura o vaso (thrombo-arteriite). Esse facto mostra que o agente da infecção não vem do exterior, isto é, do umbigo, mas do interior (dos intestinos), por intermedio da via sanguinea.

Nessa affecção o umbigo póde permanecer completamente intacto. Entre a symphyse pubiana e o umbigo nota-se ligeira vermelhidão e edema pouco pronunciado, sobre o qual se desenham vasos sanguineos augmentados de volume. Esse phenomeno indica onde se localiza o foco purulento.

Estando aberta a ferida, consegue-se, comprimindo a parede anterior do ventre, da symphyse para cima, fazer sair pús pelo umbigo. Introduzindo na ulcera uma sonda, percebe-se que ella caminha em direcção do osso sacro, isto é, acompanha o trajecto de uma das arterias umbilicaes.

O prognostico é duvidoso. Commummente apparecem suppurações metastaticas, sobretudo quando não é mantido livre o escoamento do pús.

Tratamento: — Consiste em applicações humidas sobre o local inflammado, para evitar suppuração. Si houver foco purulento, introduzir-se-á no umbigo um fino dreino de gaze esteril para evitar estagnação do producto segregado. Procure-se, quando possivel, alimentar a criança com leite materno ou de ama.

*

Quando a cicatrização umbilical não se faz rapidamente (*per primam intentionem*), é frequente ahi o apparecimento de hernia.

Nas crianças irrequietas e que continuamente choram, nos casos de tosse pertinaz, sobretudo nos de tosse convulsiva, na obstipação intestinal intensa — póde apparecer hernia umbilical. A phimose em caso algum póde produzir essa manifestação.

A hernia umbilical, não raro, vem associada á da *linea alba* e á diastase dos musculos rectos do abdome. As hernias não produzem, em geral, pertubações sérias da saúde do recemnascido.

O prognostico é bom. Para evitar crescimento demasiado da hernia, basta reduzil-a, e sobre o local adaptar uma fita de esparadrapo, com 5 cent. de largura, por 20 de comprimento. Dobrar a pelle do abdome, constituindo assim uma especie de chumaço, é dispensavel e até nocivo, visto como isso perturba a respiração do lactente.

Logo que a criança aprenda a andar, isto é, quando se mantém grande parte do dia em posição vertical, a pressão dos orgãos abdominaes se faz mais fortemente de encontro ao perineo do que contra a parede anterior do abdome. Nessas condições, aos poucos, a hernia desapparece, sobretudo quando a criança rapidamente engorda.

Faixas elasticas, envoltorios resistentes, etc. são inuteis.

Si até ao segundo anno de vida a hernia não se modificar, convirá recorrer, para sua cura, a meios cirurgicos.

***

Infecções septicemicas do recemnascido

A septicemia dos recemnascidos se manifesta sob variados quadros clinicos. Da mesma maneira que as infecções umbilicaes, tambem a septicemia, devido aos processos asepticos e antisepticos, hoje empregados pela obstetricia, tornou-se muito mais rara do que antigamente. Mesmo assim, o interesse por ella despertado outróra não foi de todo sacrificado.

Etiologia: — A septicemia dos recemnascidos é sobretudo de origem enterica, isto é, os intestinos constituem seu ponto capital de partida. O tracto digestivo do recemnascido é, a principio, completamente privado de germes. Depois, porém, nelle se introduz, pela bocca e pelo orificio anal, grande numero de bacterios para nunca mais o abandonarem.

A presença de micro-organismos nos intestinos parece de importancia capital para a vida do individuo. No entanto, experiencias feitas para criar animaes com os intestinos privados de germes, não conduziram até hoje a conclusões seguras.

A flora microbiana que, a principio, se encontra nos intestinos do recemnascido é das mais variadas. Está intimamente presa ao meio em que vive a criança.

O aspecto da flora intestinal muda de maneira caracteristica logo que a criança recebe o primeiro alimento.

O quadro bacteriologico, anteriormente muito variado, torna-se uniforme. Quando a criança é alimentada ao seio, predominam de tal modo bacterios *Gram*-positivos que, feita a coloração, os preparados parecem quasi totalmente azues. O *bacillus bifidus communis* (*Tissier*) é o principal representante da flora physiologica das camaras do lactente normal. Ao lado delle encontram-se o *bacillus lactis aerogenes*, o *bacterium coli commune*, o *bacillus acidophilus*, o *bacillus putrificus* e outros. Ao todo encontram-se 19 variedades (*Moro*).

Na alimentação pelo leite de vacca os preparados de fezes, coloridos por aquelle processo, têm matiz vermelho, visto como nelles domina o *bacillus coli commune*, que é *Gram*-negativo.

Em geral, a flora primitiva das fezes do recemnascido é constituida por bacterios innocentes. Mas, póde, naturalmente, acontecer que germes pathologicos até ahi venham chegar e adquirir predominio quasi exclusivo. Isso é possivel sobretudo quando, nos cuidados e assistencia dispensados á criança, é observado pouco asseio, ou quando o lactente se encontra na vizinhança perigosa de uma parturiente com invasão septicemica. Nesse caso sobrevem facilmente infecção por via buccal.

A essas observações junta-se ainda uma circumstancia: as pesquisas de *Czerny* e *Moser* demonstraram, e a experiencia clinica confirma, que a parede intestinal do recemnascido é mais facilmente transponivel do que a da criança de idade mais adeantada. Em consequencia disso as infecções entericas não se limitam aos intestinos: ultrapassam, rapidamente, aquella barreira, produzindo invasão geral. Ao lado desse modo de infecção, que é o mais commum, póde a invasão septicemica penetrar no corpo por outros pontos. As lesões da pelle durante o parto, a ferida umbilical, as vias respiratorias e genito-urinarias, os ferimentos da mucosa boccal (aphthas de *Bednar*), etc. são outras tantas portas de entrada para a invasão septicemica.

Varios germes pódem ser considerados como agentes da septicemia: estaphylococco, estreptococco, pneumococco, bacillo pyocianico, proteo vulgar, etc. Como se vê, não se trata sempre de uma determinada infecção.

Como ficou dicto, o quadro morbido da septicemia dos recemnascidos é dos mais variados: ora inicia-se a molestia, tumultosamente, com symptomas de desordem gastro-intestinal; ora com ictericia quasi imperceptivel que se vae aos poucos tornando intensa. Symptomas nervosos constituem, frequentemente, os principaes elementos da scena morbida; outras vezes manifestam-se graves hemorrhagias.

I. Ictericia dos recemnascidos

Ictericia constitue um dos symptomas mais frequentes das infecções septicemicas do recemnascido. Antes dos actuaes conhecimentos de antisepsia, 90 a 100% dos recemnascidos apresentavam ictericia. Hoje essa proporção oscilla entre 20 a 30%. Na maioria das vezes a ictericia tem curso ligeiro e banal. Com frequencia é de tal modo innocente que, por muitos clinicos, chega a ser considerada physiologica. Na verdade, é desnecessaria qualquer tentativa therapeutica. Recommenda-se, porém, observação medica constante da criança.

E' de bom aviso considerar-se a ictericia como phenomeno pathologico, pois, entre os casos de decurso banal e os que se acompanham de graves manifestações septicemicas e até de morte, existem, apenas, differenças de intensidade. O facto de sómente 1/5 dos recemnascidos se tornarem ictericos, indica que o phenomeno não póde ser manifestação physiologica.

Note-se, no entanto que, para a apparição de ictericia, encontram-se no recemnascido condições physiologicas propicias, visto como, o soro sanguineo, nos primeiros dias de vida, contém normalmente maior quantidade de bilirubina do que mais tarde. Existe, pois, circumstancia physiologica que facilita a apparição da ictericia.

Decurso: — O matiz amarellado da pelle póde manifestar-se desde o primeiro dia de vida da criança. Na maioria dos recemnascidos, porém, apparece entre o terceiro e o quinto dia de existencia.

Nos casos benignos encontra-se ligeira coloração amarella da pelle do peito, das costas e da face. A conjunctiva, as mucosas, a planta dos pés e face volar das mãos permanecem intactas. A urina e as fézes não soffrem alterações. O estado geral da criança conserva-se normal. No decorrer de quatro a seis dias, adquire a pelle novamente sua côr natural.

Nos casos graves encontra-se o tegumento cutaneo muito mais intensamente colorido; a esclerotica, as mucosas, as unhas, a palma das mãos e a sola dos pés, além disso, as lagrimas e a secreção nasal se tornam ictericas.

Com regularidade, encontram-se alterações do estado geral da criança. Em muitas desperta attenção a exaggerada somnolencia a ponto de apresentarem difficuldade na ingestão de alimentos. Nos casos mais graves a quéda de peso, depois do parto, se revela maior do que normalmente; o meconio é eliminado com rapidez e as fézes que a elle fazem seguimento são, de ordinario, frequentes e de apparencia diarrhéica; na urina encontram-se cellulas epitheliaes e cylindros coloridos pelos pigmentos biliares. A reacção de *Gmelin* é, as mais das vezes, negativa.

Dos casos ligeiros aos graves, ha, apenas, distancia de um passo. Nessa ultima hypothese a pelle toma matiz amarello-pallido e, ás vezes, um tom esverdeado. O estado geral da criança apresenta profundas modificações. Os doentinhos tornam-se apathicos, immoveis e magros. A lingua vermelho-escura, pegajosa e secca, cobre-se de sapinho. As fézes, frequentes e fluidas, são verdes e ricas de muco. Grave lesão renal é revelada por albuminuria, presença de cylindros, hematias e leucocytos na urina. A reacção de *Gmelin* manifesta-se frequentemente positiva. Nalguns casos ha febre; noutros a temperatura é normal. Algumas vezes encontra-se tendencia a hypothermia.

Si a situação peora, revelam-se outros symptomas septicemicos: phlegmões, enterorrhagias, convulsões, diarrhéa, etc.

A autopsia demonstra intenso ictero dos tecidos. Nelle não tomam parte o figado, os rins, o baço e a massa encephalica. Só excepcionalmente se encontra ictericia dos nucleos nervosos cerebraes (nucleo lentiforme, hippocampo, corpo de *Luys*, nucleo dentado, oliva e nucleos sensitivos do bolbo).

O *diagnostico* de ictericia é feito por inspecção da criança. O ictero septicemico não deve ser confundido: 1.º — com as anomalias das vias biliares (aplasia, estenose, etc.) que dão origem a fézes acholicas typicas; 2.º — com as affecções lueticas do figado.

Nessa ultima hypothese apresenta a criança, regularmente, outras manifestações syphiliticas: esplenomegalia, coryza, nariz em fórma de sella, efflorescencias lueticas, ou restos disso nas plantas dos pés e nas palmas das mãos.

O resultado positivo da reacção de *Wassermann* deve, nesses casos, ser ponderado com grande cautela, visto como, nas affecções hepaticas da infancia é, muitas vezes, positiva a soro-reacção, mesmo quando não se trata de syphile.

O *prognostico* da ictericia deve ser guiado pela gravidade de suas manifestações: ha casos leves e de media gravidade, cuja prognose é sempre bôa; ha casos graves de futuro duvidoso, ou mesmo sombrio.

Tratamento: — (Vem indicado mais adeante).

II. Diarrhéas septicemicas

Nessa fórma de septicemia predominam phenomenos morbidos do tubo gastro-intestinal.

Symptomatologia: — Como manifestação inicial encontra-se vomito. Naturalmente, a interpretação desse phenomeno no lactente deve ser muito cautelosamente conduzida. Encontram-se recemnascidos normaes que vomitam, nas primeiras horas depois do parto, uma substancia escura, constituida por liquido amnico deglutido. Essa manifestação só deve inspirar cuidados, quando acompanhada de vomitos mucosos, biliosos e depois fecaloides, ou de outros symptomas morbidos do tubo digestivo. Nesses casos o meconio é mais fluido do que de ordinario, tem odor de materia putrefacta, sendo evacuado, antes mesmo que a criança tenha recebido alimento materno. Apparece depois diarrhéa; na qual os productos evacuados constam, exclusivamente, de elementos fornecidos pelas secreções intestinaes. Si a criança recebe alimento, esse é decomposto com facilidade; as fézes tornam-se mucosas, encaroçadas, de côr verde indecisa e semeadas de floccos esbranquiçadas, constituidos por sabões (*Fettseiffenbröckelchen*). As camaras, muito fetidas, ora são alcalinas, ora acidas. Além disso, as evacuações se multiplicam, podendo o numero dellas oscillar entre 10 e 20 no nychthemero.

Rapidamente surgem outros symptomas morbidos: febre, somnolencia, ictericia, tendencia a ulcerações da pelle, sapinho, quéda de peso, emfim visivel decadencia da criança.

Os rins se apresentam gravemente lesados. A escassez de urina póde ir até á anuria. Ao lado de crystaes de acido urico, encontram-se na urina globulos vermelhos e brancos, albumina e cylindros.

O exame necroscopico, no que se refere a lesões anatomo-pathologicas dos intestinos, pouca elucidação fornece. As mais das vezes, encontra-se, apenas, ligeira tumefacção dos folliculos lymphaticos da mucosa.

O *diagnostico* de diarrhéa septicemica baseia-se na apparição constante de ictericia e de graves lesões renaes que, nas perturbações communs de intercambio nutritivo, não sobrevêm com semelhante gravidade.

O *prognostico* é duvidoso. Em todo o caso depende da precocidade do diagnostico e da bôa orientação therapeutica. A alimentação com leite humano deve ser indicada em primeiro lugar. Si não se encontra ama, o desfecho letal é quasi seguro.

Si a affecção invade o peritonio, apparece logo proeminencia de ventre e saliencia do umbigo. A pelle do abdome, muito tensa, adquire matiz vermelho azulado. A autopsia revela, em geral, peritonite purulenta.

III. Manifestações nervosas

As lesões do systema nervoso central na septicemia dos recemnascidos traduzem-se, em geral, por perturbações da consciencia, somnolencia e apathia.

a) Convulsões

Não raro, a criança, inesperadamente, apresenta convulsões. Durante o ataque, uma extremidade, a metade da face ou do corpo, ás vezes, ambos os lados se movem rhythmicamente, em ligeiras contracções. No periodo convulsivo perturba-se a consciencia; as fontanellas se manifestam tensas. As convulsões duram algum tempo, depois desapparecem, ora definitiva, ora transitoriamente.

As convulsões acompanham-se, com frequencia, de ictericia, mais ou menos intensa, ligeiras elevações thermicas, manifestações dyspepticas não muito accentuadas, somnolencia, etc. Os ataques convulsivos constituem, no entanto, manifestação predominante. Sua frequencia é variavel. Elles desapparecem totalmente com as melhoras da criança. Os demais symptomas septicemicos abrandam-se gradualmente, até que a criança possa ser considerada completamente curada.

*

Os resultados das pesquisas anatomo-pathologicas em crianças que soffreram convulsões, são quasi desconhecidos, visto como a morte é, nesses casos, muito rara. Póde-se, com fundamento, suspeitar que as convulsões septicemicas traduzam perturbações anatomo-pathologicas cerebraes. Em um doentinho por nós observado encontrámos o seguinte resultado: parto normal; criança nascida tres semanas antes de completada a gestação; no 4.° dia appareceram diarrhéa, ictericia e, de quando em vez, vomitos; no 8.° dia, convulsões generalizadas; no dia seguinte movimentos convulsivos limitados á região sob o dominio do nervo facial e a um braço; depois, novamente, convulsões generalizadas. Mais tarde desapparição dos accessos e cura.

Oito semanas depois surgiu perturbação alimentar aguda acompanhada de morte da criança. A obducção revelou restos do antigo processo morbido: côr ferruginosa intensa da arachnoide, da base do cerebro e do cerebello, assim como da dura-mater na fossa cerebral posterior direita.

O *diagnostico* differencial terá de levar em conta: a) estados espasmophilicos, que aliás não se encontram em recemnascidos; b) as denominadas convulsões terminaes que se manifestam mais ou menos intensamente em toda criança moribunda. Convulsões sobrevêm, com predilecção, no decurso de perturbações agudas do intercambio nutritivo. Tal especie de convulsões é, provavelmente, de natureza funccional e, si a criança escapa á morte, o prognostico que a espera no futuro não é obrigatoriamente sombrio. Convulsões terminaes pódem apparecer em recemnascidos, como corollario da diarrhéa septicemica. Mas as convulsões, aqui referidas com particularidade, atacam, em geral, crianças ainda em bom estado physico.

O *prognostico* attinente á vida da criança e á terminação das convulsões é bom. Pondo de lado casos simples de ictericia, a que já nos referimos, essa especie de convulsões constitue a mais benigna das manifestações da septicemia do recemnascido.

O *prognostico*, no tocante ao futuro do lactente, é, no entanto, dos mais duvidosos. Está provado que, quando a criança soffre essa especie de convulsões em seus primeiros dias de vida, póde, mais tarde, ser victima de epilepsia ou de graves perturbações psychicas.

b) Estados tetanoides

O quadro morbido, outróra descripto como tetano ou trismo dos recemnascidos, as mais das vezes, nada tem que ver com a infecção pelo bacillo de *Nicolaier*. Constitue antes legitima manifestação septicemica.

Symptomatologia: — Depois que a criança apresenta ictericia durante alguns dias, começa a não mais querer mammar. Exame cuidadoso revela que uma contracção espasmodica da musculatura mandibular é a causa desse phenomeno. O trismo mantem fechada a bocca, que difficilmente póde ser aberta. Apparecem convulsões reflexas: a percussão digital do esterno provoca tremulações das pernas e dos braços, tremulações que lentamente, de novo, se acalmam. A contracção permanente da musculatura mandibular dá á face expressão contrafeita; o jogo mimico desapparece; manifestam-se depois convulsões tonicas e opisthotono. A criança se torna quiéta, não chora, nem dá signal de fome.

Diagnostico: — Ter-se-á de levar em conta o tetano propriamente dicto que, como no adulto, tambem no recemnascido póde manifestar-se. A demonstração do bacillo de *Nicolaier* é feita pelo processo de *Escherich*: raspa-se a ferida suspeita (ulcera umbilical, por exemplo), com uma cureta, e o material colhido será inoculado em camondongos. Na maioria das vezes, ainda assim, não se consegue demonstrar a presença do bacillo tetanico.

Prognostico: — Quando não apparecem complicações, o prognostico não é de todo máu. No entanto, note-se que, nesses casos, pódem vir mais tarde graves manifestações morbidas.

E' assim que observámos um caso «curado» que' na idade de 4 mezes, revelou parada de desenvolvimento intellectual, depois ataques epilepticos, a principio brandos, mais tarde muito fortes.

IV. Hemorrhagias septicemicas

Particularidade notavel na septicemia dos recemnascidos é o apparecimento de frequentes hemorrhagias durante o seu curso. As hemorrhagias gastricas e intestinaes do recemnascido são conhecidas de longa data, com a denominação de *melena*.

A fórma hemorrhagica petechial apparece, commummente, precedida de ictericia bastante intensa. Outras manifestações hemorrhagicas são muito mais raras.

A melena é encontrada em um por mil dos recemnascidos.

Symptomatologia: — As enterorrhagias manifestam-se, em geral, no segundo ou terceiro dia depois do nascimento, ás vezes, em crianças fortes e de exterior sadio. As hemorrhagias vêm, não raro, acompanhadas de outras manifestações septicemicas: irrequietitude, febre, vomitos, ictericia e anhemia, ora mais, ora menos intensa. Nalguns casos esses symptomas apparecem mais tarde, entre o oitavo e o decimo dia de vida, acompanhados de hemorrhagia.

O sangue póde ser vomitado; as mais das vezes, porém, é evacuado pelos intestinos. Nalgumas crianças a quantidade de sangue encontrado nas fézes é pequena; noutras é tão grande que as camaras se tornam fluidas e negras. Nos casos graves chega a gottejar continuamente pelo anus.

As hemorrhagias cutaneas da septicemia são, ora punctiformes, ora confluem, formando verdadeiras placas. Hematomas no interior dos musculos não são raros. Muito perigosas se tornam hemorrhagias inestancaveis que apresenta qualquer ferimento nessas crianças: ulcerações nos calcanhares em consequencia de decubito prolongando, rhagades nos labios, fissuras anaes, ulcera umbilical, etc. Nesse ultimo caso são granulações e não vasos umbilicaes a fonte de hemorrhagia. As conjunctivas, muitas vezes sem ferimento visivel, começam a sangrar; não são raras hemorrhagias nasaes e vaginaes.

E' notavel a frequencia das septicemias em crianças lueticas.

Resultados fornecidos pelas pesquisas anatomo-pathologicas attestam que — bacterios pyogenicos são a causa das manifestações hemorrhagicas. Além delles, como factor etiologico, certos micro-organismos têm sido descriptos como «productores de infecções hemorrhagicas do homem».

Nos casos de melena encontram-se erosões da mucosa gastrica, ulceras do estomago e do duodeno, occasionadas por infarctos septicos; outras vezes, não ha lesões visiveis, de maneira que o phenomeno só póde ser explicado por hemorrhagias diffusas da mucosa.

Em tempos passados, descreviam-se no recemnascido, como entidades morbidas independentes — a doença de *Buhl* e a de *Winkel*. Actualmente foram ellas incorporadas ao grupo das infecções septicemicas. Seu interesse é hoje exclusivamente historico. A doença de *Buhl* ou «degeneração gordurosa aguda do recemnascido» apresenta, como symptoma capital, tendencia hemophilica. Além disso, a necroscopia revela intensa degeneração gordurosa de caracter parenchymatoso dos orgãos internos.

Na doença de *Winkel* hemoglobinuria constitue um dos symptomas principaes.

O *diagnostico* differencial, em caso de hemorrhagia intestinal, deverá excluir a denominada *melena espuria*; nas hemorrhagias umbilicaes — as lesões traumaticas e os ferimentos produzidos pela faixadura; nas hemorrhagias vaginaes — a hypothese de um corrimento sanguineo physiologico, que, como ficou dicto, póde apparecer nos primeiros dias após o nascimento. E' possivel, em caso de qualquer hemorrhagia, a hypothese de hemophilia que, porém, só apparece em crianças do sexo masculino.

A hemophilia é facilmente diagnosticavel quando se obtem da familia do doentinho minuciosa anamnese.

O *prognostico* das hemorrhagias septicemicas é sempre duvidoso. Entretanto, nos casos de melena sem complicação, ha mais de 50°₀ de curas.

V. Manifestações pyemicas da septicemia

São multiformes as lesões da pelle das crianças atacadas de septicemia. Das hemorrhagias cutaneas já se fez menção. Além dellas, encontram-se erythemas escarlatiniformes, que, á maneira da erysipela, apresentam delimitação precisa e caracter migratorio (*erysipeloi-*

de). Em 24 horas descora-se, ás vezes, o exanthema dessa natureza, sendo substituido por innumeros furunculos, originados seguramente por via embolica.

Nalguns casos de septicemia, a temperatura sóbe abruptamente, sem que se encontre para isso explicação clinica. A's vezes, só dois a tres dias depois, um grande phlegmão (nas costas, no cranio, ou em qualquer outro lugar) vem esclarecer a causa da hyperthermia. As mais communs, mas felizmente, menos perigosas das localizações purulentas, são as terceiras phalanges digitaes. Muitas vezes cada um dos dedos traz ao lado das unhas um pequeno panaricio.

O perigo das pyodermias é sua disseminação metastatica que ataca de preferencia os ossos e as articulações (sobretudo as costellas, a mandibula, os ossos do carpo e os do tarso). Na ultima localização o processo metastatico se caracteriza por edema do dorso das mãos e dos pés e, dentro de dois a tres dias, encontra-se ahi grande quantidade de pús, tendo como pontos de origem focos osseos. Entre os orgãos internos são, de preferencia, atacadas as pleuras (empyema), o endocardio e os rins (abcessos renaes).

O *diagnostico* é, ás vezes, possivel por simples inspecção do doentinho.

O *prognostico* não é de todo máu. Si os focos de suppuração se conservam localizados, o prognostico é naturalmente melhor do que quando a septicemia se acompanha exclusivamente de hyperpyrexia, reflexo de invasão geral do organismo.

O *tratamento* é longo e fastidioso. A criança se depaupera profundamente; mas, terminados os surtos febris, o restabelecimento é, não raro, surprehendentemente rapido. As incisões dos abcessos cicatrizam-se; as funcções dos ossos e das articulações se restabelecem, sem deixar, ás vezes, defeito funccional.

VI. Manifestações pulmonares da septicemia

Affecções pulmonares septicemicas começam frequentemente por coryza intensa, acompanhada de secreção nasal abundante, fluida e amarellada. As narinas se conservam obstruidas pela secreção e, consequentemente, impossivel se torna a respiração nasal. A criança mamma com difficuldade e engasga-se frequentemente.

Febre intensa e remittente, acompanahada de peora do estado geral da criança, annuncia propagação da molestia ás partes profundas da arvore respiratoria. A pelle se torna pallido-amarellada; apparece dyspnéa intensa; a secreção nasal diminue e toma aspecto purulento; as narinas se apresentam feridas e sangram com facilidade. Em algumas crianças encontra-se opisthotono; o thorax mantem-se em attitude de inspiração forçada (thorax erecto). A percussão, na maioria das vezes, não revela alterações pathologicas; a auscultação encontra estertores ao lado da columna vertebral (localização para-vertebral). Na parte restante do pulmão o ruido vesicular está diminuido ou mesmo supprimido. Quando apparece macissez essa corre, quasi sempre, por conta de empyema.

Manifestações septicemicas de caracter geral (ictericia, nephrite, hemorrhagias, phlegmões, diarrhéa) são frequentes.

O *prognostico* é muito grave, quando são atacadas as ramificações finas da arvore respiratoria.

*

A's vezes, nos meados da primeira semana depois do parto, apparecem, transitoriamente, elevações thermide 38 a 39.° (febre ephemera dos recemnascidos). Alguns auctores pensam que essa febre corre por conta de alterações do intercambio nutritivo da criança, estando intimamente ligada á perda d'agua durante a quéda physiologica de peso, na primeira semana depois do parto. Essa opinião não encontra, porém, factos que a justifiquem. Sabendo-se que os casos de «febre ephemera» vêm, frequentemente, acompanhados de ictericia, diarrhéa, emmagrecimento rapido, ulcera umbilical e suas consequencias, é muito mais provavel que invasões septicemicas passageiras sejam a causa do phenomeno.

***

Tratamento da septicemia

Para evitar repetições, reproduziremos, em conjuncto, os processos de tratamento de todas as manifestações da septicemia dos recemnascidos.

Meios de evital-a :

Para demonstrar o valor da prophylaxia das septicemias, basta lembrar que, desde a introducção dos processos de asepsia em obstetricia, o numero de infecções septicemicas diminuiu enormemente. Por conseguinte deve ser exigido que cuidados e assistencia, proporcionados ao recemnascido, desde o momento do parto, sejam dispensados com o maximo esmero. A ferida umbilical deve ser tratada de acordo com os preceitos da moderna cirurgia. Para afastar, depois do parto, restos de liquido amnico da bocca da criança, deve ser feita a limpeza da mesma sem ferir a mucosa. Em vez de empregar para isso um pedaço de panno envolvido em torno do dedo, como quasi sempre se faz, use-se uma pinça em cuja extremidade se envolve um pouco de algodão. Não se deve lavar a bocca dos recemnascidos; isso só póde ser nocivo.

Si a parturiente apresentar qualquer manifestação de molestia, o recemnascido deve ser della immediatamente separado, salvo no momento de mammar. A pessôa que cuida da parturiente deverá, antes de pegar na criança, lavar muito bem as mãos. Quando possivel, occupar-se-á a enfermeira, exclusivamente, da criança ou da parturiente. Qualquer pessôa da familia que apresente focos de suppuração (panaricio, etc.), ou infecções (defluxo, pharyngite, etc.) deverá, com cuidado, ser afastada do recemnascido.

Grande importancia para o prognostico das septicemias tem a alimentação que recebe o doentinho.

O prognostico depende estreitamente da possibilidade de se poder ou não administrar á criança leite humano. Esse facto constitue mais um motivo para se alimentar a criança, pelo menos durante as primeiras semanas de vida, ao seio materno.

Acredita-se hoje que as infecções septicemicas, em regra, têm nos intestinos seu ponto de partida. Por isso foi aconselhado ministrar ao recemnascido leite humano logo após o parto, com o fim de facilitar o desenvolvimento da flóra intestinal physiologica. Segundo esse modo de ver, os microbios da flóra normal destruiriam ou impediriam o crescimento de germes pathogenicos. Essa supposição é, no entanto, despida de verdade, porque, de um lado, são necessarios, pelo menos, quatro a cinco dias para que a flóra intestinal physiologica se estabeleça; de outro, a administração de alimento facilita aos germes pathologicos rapido desenvolvimento. Sabe-se hoje que os germes pathologicos proliferam sobretudo no liquido resultante das secreções intestinaes, cuja producção se dá logo após a ingestão de alimento.

A observação clinica demonstrou que, protelando,

por 24 horas, a administração de alimento, tem-se maior garantia para evitar as manifestações pathologicas do tubo gastro-intestinal.

Quando não é possivel alimentar ao seio materno a criança com symptomas de septicemia, o medico deve ponderar si convém continuar o tratamento, ou internar o doentinho em uma Maternidade. A decisão deve ser rapida, porque, nos casos desesperadores, não adeanta enviar a criança para o hospital.

Sempre que a septicemia apparece em um lactente alimentado artificialmente, deve esse ser enviado a uma Maternidade, si não for possivel obter para elle leite de ama.

Tratamento

Confirmado o diagnostico de septicemia, o caso deve ser considerado grave e de prognostico incerto.

O prognostico é infausto, mormente nas crianças que, logo nos primeiros dias de molestia, manifestam forte ictericia, vomitos e diarrhéa.

Sómente os doentinhos apresentando ictero muito leve não exigem tratamento especial.

Quando a somnolencia das crianças perturba a administração do alimento, e fricções ou flagellações são insufficientes para mantel-as alertas, convém dar-lhes, antes da mammadura, 3 vezes ao dia, banhos quentes (35 a 38° cent.) e curtos (3 minutos), com subsequentes abluções rapidas de agua fria. Depois do banho applicam se-lhes energicas fricções com toalha felpuda. São aconselhaveis, tambem, uma a duas vezes ao dia, envoltorios de mostarda, seguidos logo após, de rapido banho quente. Nos casos de profunda somnolencia, introduz-se, por meio de uma sonda, 3 vezes ao dia, no estomago da criança, 100 grs. de leite. Com auxilio de clysteres administra-se ao lactente chá da India, solução a 7 ‰ de chloreto de sodio, ou aguas mineraes, p. ex. agua de *Karlsbad — Mühlbrunnen* ou *Hersfeld — Lullusbrunnen.* Insista-se nesse tratamento emquanto se mantiver o estado soporoso.

Si a criança se manifesta irrequieta, empregam-se, como calmante, compressas humidas e quentes, preparadas do seguinte modo: envolvam-se, em uma toalha molhada em agua quente, ao mesmo tempo, thorax e abdome da criança, enleiando-se depois por cima uma flanella grossa. Esse envoltorio será renovado de 15 em 15 minutos, de hora em hora, ou mesmo de duas em duas horas. Feito o envoltorio, as crianças dormem, ás vezes, horas inteiras. Si for necessario, administra-se ao doentinho, logo após a mammadura, 1 a 2 colheres das de chá da seguinte formula:

Solução de hydrato de chloral	3,0:100,0
Saccharina	1 comprimido

Dar uma a duas colheres das de chá, de 4 em 4 horas.

Para combater o meteorismo, introduz-se no recto da criança uma sonda, deixando-a ahi durante algumas horas. Collocam-se sobre o ventre compressas bem quentes. Outrosim, podem ser praticadas enteroclyses com chá da India ou agua mineral aquecidas (37° cent.)

Si a febre se eleva a 39° ou ultrapassa esse limite, lança-se mão de envoltorios frios (15°) que serão renovados de meia em meia hora. Si de novo a temperatura se eleva, os envoltorios serão repetidos.

Logo que se notem perturbações gastro-intestinaes, suspenda-se a alimentação, substituindo-a, durante 24 horas, por chá da India com saccharina.

Nesse periodo o seio da nutriz deverá ser esvasiado, de 4 em 4 horas, por meio de compressão manual, ou por outro processo, evitando-se assim a estagnação do leite.

No dia seguinte, administra-se, de novo, cautelosamente, o alimento: primeiramente, 5 vezes ao dia, 20 grs. de leite de ama; no segundo dia, 30 grs. de leite, e assim por deante. A administração do leite será praticada mediante colherzinha ou mammadeira. Independentemente disso, poderá a criança receber a quantidade de chá que appetecer. Só quando o leite de ama ingerido attinge, no nychthemero, a 5 vezes 100 grs. deve a criança, novamente, ser levada ao seio materno.

Si, apesar dessa dieta, os vomitos continuarem, tornar-se-á indispensavel praticar lavagens gastricas, a principio com a agua morna, depois com agua fria. Sendo necessario, as lavagens podem ser repetidas algumas vezes ao dia. Sobretudo nos casos de peritonite acompanhados de vomitos fecaloides, devem ser frequentes as lavagens.

Si continuar a diarrhéa, não obstante a dieta, praticar-se-ão enteroclyses. Quando as evacuações intestinaes são muito frequentes, convém prolongar a dieta hydrica (chá) por 48 horas. Nesse caso proporciona-se á criança maior quantidade de liquido, administrando-se-lhe injecções subcutaneas de 150 a 200 $cc.^3$ de solução physiologica. No terceiro dia de molestia, será então iniciada a administração de leite humano. Doses baixas não devem ser ultrapassadas (5 vezes ao dia, 50 grs.) até que a criança apresente melhoras. Ao mesmo tempo receberá o doentinho, diariamente, ou um dia sim outro não, injecções de solução physiologica.

Si a criança estava anteriormente habituada ao regime de alimentação artificial, começa-se administrando-lhe, da mesma maneira, no primeiro dia, chá com saccharina (dieta hydrica); 24 a 48 horas depois, dê-se-lhe, de 4 em 4 horas, durante um a dois dias, mucilagem de aveia, adoçada com saccharina.

Só depois começa-se a dar uma mistura de 1/3 de leite de vacca com 2/3 d'agua e saccharina. Dois dias mais tarde, substitua-se a saccharina peló assucar de de *Soxhlet.*

Quando esse tratamento não traz melhoras, não se perca mais tempo com tentativas: procure-se, de qualquer modo, uma nutriz para a criança (ama, ou hospital).

O emprego de purgativos ou de obstipantes é, nesses casos, absolutamente inutil.

Havendo tendencia a hypothermia, procure-se fazer subir a temperatura da criança com botijas aquecidas, thermophoros ou banhos quentes.

Si diminue a energia cardiaca, prescreva-se, nos casos ligeiros:

Licôr ammoniacal anisado. .	ā ā
Licôr de Hoffmann . . .	10,0

Cinco gottas, de duas em duas horas.

Ou então:

Solução de citrato de cafeina . 0,10:50,0

Uma colher das de chá de duas em duas horas.

Nos casos graves, para obter reacção prompta:

Oleo canforado . . . 10,0

De hora em hora, ou de duas em duas horas, 1/2 a 1 $cc.^3$, por via subcutanea.

Ou então:

Salicylato de sodio e cafeina 1,0:50,0

De 4 em 4 horas, 1/2 cc.^{3}, por via subcutanea.

Si a asthenia cardiaca se torna mais intensa, prescreva-se:

Digitalisato de *Golasz*, 1 cc.^{3} (em ampolla)

Injectar, diariamente, 1/4 a 1/2 ampolla, por via intramuscular.

Ao lado disso empregam-se envoltorios sinapisados e pannos quentes com subsequente ducha fria.

Nos casos de convulsão e estados tetanoides, presta bons serviços a seguinte formula:

Solução de hydrato de chloral 5,0:100,0

Dar á criança, no acto do ataque convulsivo, em clysma, duas colheres das de chá dessa solução, morna. Feito o clyster, são comprimidas, uma contra a outra, as nadegas da criança, até que appareça a acção calmante do medicamento. Logo que a criança despertar, receberá, si necessario, em agua ou em cada dose de alimento, uma colher das de chá da mesma solução. Dessa maneira mantém-se o doentinho sob a acção narcotica ds chloral, até que, durante dois dias, tenham desapparecido os signaes de convulsão. A criança ficará em absoluto repouso. E' necessario mantel-a aquecida e alimental-a com regularidade. Si o doentinho não quer mammar, pode-se administrar o alimento por meio de sonda gastrica, introduzindo-a pelo nariz.

A sorotherapia anti-tetanica, mesmo nos casos em que se verifica a presença do bacillo de *Nicolaier*, é absolutamente infructifera.

Bons resultados têm sido ultimamente obtidos com o emprego de uma solução a 25 % de sulfato de magnesio (2 a 4 vezes ao dia, 10 cc.^{3} da solução, por via subcutanea). Essa medicação pode ser prolongada durante varios dias.

Havendo signaes de hemorrhagia do tubo gastro-intestinal, suspenda-se a alimentação por um a dois dias. Desse modo obtem-se, com o esvasiamento dos intestinos, seu completo repouso. Depois, administra-se, por via subcutanea, soro equino normal (3 a 5 cc.^{3} de soro anti - diphtherico, ou anti - estreptococcico podem servir). Quando necessario, a injecção pode ser repetida. O orificio da agulha, para evitar perigo de hemorrhagia, será obturado por collodio e, além disso, inspeccionado varias vezes, durante algumas horas. Injecções de gelatina (10 a 20 cc.^{3} de gelatina esterilizada de *Merk*, injecção no dorso) podem ser tentadas. Note-se, porém, que as propriedades hemostaticas da gelatina são muito contestaveis.

Podem ser empregadas ainda injecções de sangue humano. Para isso retira-se, com seringa *Luer*, um pouco de sangue de uma veia do braço do pae ou da mãe da criança e injecta-se-o, em seguida, na região glutea do doentinho (3-5-10 cc.^{3}; si for necessario, mais de uma vez).

Si com o tratamento empregado não se conseguir estancar a hemorrhagia, inicia-se,mesmo assim, no fim do segundo dia, a administração de leite de ama resfriado. E' indispensavel manter aquecido o doentinho e administrarlhe liquidos em quantidade sufficiente (chá, por via buccal, clysteres e injecções subcutaneas de solução physiologica).

No tratamento das hemorrhagias umbilicaes e de ulcerações cutaneas usa-se o thermocauterio de *Paquelin*. Emprega-se ainda o soro normal de cavallo, interna e localmente. A adrenalina em solução a 1 ‰ (ou um comprimido de hemisina dissolvido em 5 cc.^{3} d'agua) nada adeanta.

O mesmo se pode dizer do emprego local do chloreto de calcio em pó ou da solução de perchloreto de ferro.

Em casos de hemorrhagia nasal, ou vaginal, introduz-se na cavidade sangrante um tampão de gaze molhado em soro normal de cavallo.

Medicação interna : — A gelatina ás colheres de chá; a suspensão de argilla branca *Merk*; a solução a 10 % de. perchloreto de ferro (de hora em hora uma gotta, em mucilagem de aveia); o extracto fluido de hydraste canadense (3 vezes ao dia, 4 gottas), não prestam, as mais das vezes, serviço algum. E' inutil costurar a ferida sangrante, visto como, por sua vez, os orificios da agulha dão causa a hemorrhagia.

Nas manifestações pyemicas da septicemia, abrem-se largamente os focos purulentos, *inclusivè* as proprias articulações. A experiencia ensina que, mesmo assim, quasi nunca permanece lesão funccional definitiva da articulação. A incisão deve ser mantida aberta, introduzindo-se na ferida gaze iodoformada, ou dermatolada. Em envoltorios humidos emprega-se a solução de acetato de aluminio ou a mistura, em partes eguaes, de alcool e glycerina. Si o ponto de suppuração exhala máu cheiro, usa-se agua oxygenada. Quando ha infecção pelo bacillo pyocyanico, introduzem-se na ferida tampões pulverizados com airol (*bismuthum sub-gallicum oxyiodatum*). Os doentinhos emmagrecem rapidamente quando as metastases se multiplicam; mas, refazem-se desde que desappareça a febre e recebam dose sufficiente de leite humano.

*

O tratamento das manifestações pulmonares da septicemia dos recemnascidos constitue trabalho ingrato. O objectivo da therapeutica deve ser — dominar a infecção, quando ainda limitada ao nariz e á pharynge. Mantém-se livre a respiração e faz-se diminuir a secreção nasal usando lavagens com agua oxygenada (2 a 3 %), solução de sulfato de zinco (1/3 %), tampões de gaze molhados em solução a 1 % de nitrato de prata. Pode-se introduzir nas narinas da criança uma pasta molle constante de

Licôr aluminio-acetico	1,0 (1)
Lanolina	ā ā
Paraffina liquida ad.	10,0

ou então

Unguento de calomelano e vaselina (1:10).

Com tampões de adrenalina consegue-se, transitoriamente, fazer desengurgitar a mucosa nasal (dissolva-se um comprimido de hemisina em 5 cc.³ d'agua, embeba-se nessa solução um tampão de gaze, introduzindo-se o mesmo na narina da criança).

Si a infecção se propaga aos bronchios, ou mesmo ao tecido pulmonar, torna-se o prognostico muito serio.

O *tratamento* é o mesmo indicado adeante para a grippe.

***

Escleredema

Apparece em crianças prematuras e em recemnasci-

(1) Nota do traductor :

Sulfato de aluminio	30,0
Acido acetico dil.	36,0
Carbonato de calcio	13,0
Agua destill.	100,0

dos debeis, como consequencia de exposição prolongada ao frio.

Symptomalogia : — Intumescimento do tecido conjunctivo subcutaneo, que se apresenta edemaciado, e espessamento da pelle que se torna luzidia e, ás vezes, muito dura. O edema se inicia nas panturrilhas, propagando-se ao resto do corpo, com excepção das regiões maleolares, do *penis* e das palpebras. Ao mesmo tempo manifestam as crianças tendencia a hypothermia.

O *prognostico* não é máu; está, porém, na dependencia estreita do estado geral do doente.

Tratamento : — Consiste em manter a criança aquecida. Tratamento local é desnecessario.

* * *

Esclerema

O esclerema apparece em lactentes depauperados por diarrhéas septicemicas, sobretudo nos atacados de perturbações de intercambio nutritivo (intoxicação alimentar). O esclerema resultaria, na opinião de alguns auctores, da coagulação de certos corpos albuminoides, em periodos de hyperpyrexia da criança.

Symptomatologia : — Ao contrario do escleredema, inicia-se o esclerema na face posterior da panturrilha, nas nadegas e nas costas. Morphologicamente não differe do escleredema.

Prognostico : — E' pessimo, visto como representa satellite constante de molestias graves do recemnascido. O esclerema é sempre um máu signal prognostico.

Tratamento : — Consiste em debellar a molestia da qual o esclerema é simples complicação.

* * *

Conjunctivite gonococcica dos recemnascidos

Apesar do tratamento prophylactico de *Crédé*, a conjunctivite blennorrhagica dos recemnascidos não constitue, de todo, apparição rara.

Symptomatologia: — Dois a tres dias depois do parto, manifesta-se edema das palpebras de um ou de ambos os lados; depois apparece secreção purulenta e a criança não pode mais abrir os olhos. O pús revela, nos preparados microscopicos, corados pelo azul de methylenio, ou pelo processo do verde de methylio-pyronina, innumeros globulos de pús contendo diplococcos intracellulares typicos (gonococcos). A causa da molestia é o contagio da infecção gonorrhéica da parturiente á conjunctiva da criança, pela secreção vaginal, durante o parto.

Diagnostico: — Excluam-se traumatismos da palpebra que podem produzir secreção purulenta da conjunctiva. Os proprios recemnascidos lesam, commummente, com as unhas afiadas, o rosto e os olhos. Quando esses ferimentos se infeccionam, pode manifestar-se suppuração

A irritação da conjunctiva pela solução de nitrato de prata é capaz de produzir ligeira secreção purulenta. Em caso de conjunctivite é sempre necessario fazer-se a pesquisa de gonococcos e de outros germes pyogenicos (pneumococco, bacterios de *Koch-Week*, estreptococcos, etc.). Essas pesquisas devem tambem visar chlamydozoarios, isto é, inclusões cellulares de origem trachomatosa.

Prophylaxia: — Consiste em gottejar na conjunctiva uma solução recente de nitrato de prata de 1/4 a 1/2 %, ou sol. de sophol a 5 %.

Prognostico: — Si o tratamento é precoce e bem conduzido, é sempre bom.

Tratamento: — Sempre que for possivel, deve-se entregar a criança a um oculista.

Si, apenas, um olho foi atacado, proteja-se o illeso, collocando sobre o lado não affectado uma compressa energicamente fixada com esparadrapo.

* *
*

Pemphigo dos recemnascidos

Essa affecção apparece nas primeiras semanas de vida. Em crianças de mais idade só se manifesta em lactentes gravemente depauperados.

O pemphigo é affecção provavelmente contagiosa. A propagação se dá, frequentemente, por intermedio da ama. Em muitos casos ignora-se a fonte de infecção.

Symptomatologia: — Como o nome o indica, a molestia se caracteriza por bolhas que apparecem sobre todo o corpo, *inclusivè* sobre a face e o couro cabelludo. A principio muito pequenas, podem attingir, no correr de um dia, ao tamanho de um nickel de cem ou mesmo de duzentos réis. No ultimo caso assemelham-se a bolhas d'agua, rodeadas por fina pellicula cutanea.

A pressão das vestes é sufficiente para rompel-as, deixando escapar um liquido incolor ou ligeiramente turvo; fica, então, descoberta uma superficie humida e rubra, que logo se cobre de uma crosta secca, ou se torna ponto de partida para um eczema impetigiforme. A criança apresenta, ás vezes, duzias dessas bolhas. Em regra, não se encontram manifestações morbidas geraes.

O *diagnostico* deve levar em conta a varicella, e, sobretudo, o *pemphigo syphilitico*.

O *prognostico* é, as mais das vezes, bom.

Tratamento : — Consiste em abrir precocemente as bolhas e pincelar os logares lesados com :

Nitrato de prata		1,0
Licor de Hoffmann . .	ad.	100,0

Dessa maneira impede-se que as bolhas recentes tomem proporções avultadas. E' vantajoso pulverizar o corpo da criança com abundante quantidade de talco ou com a mistura de

Oxydo de zinco	5,0
Amido.	10,0

* * *

Crianças gemias

Na alimentação de crianças gemias devem ser conservadas de pé as regras já mencionadas para qualquer outro lactente. O desenvolvimento dessas crianças manifesta, não raro, desvios da marcha commum.

Gemios desenvolvem-se apresentando, ás vezes, entre si grandes differenças ponderaes. Quando se trata de um menino e uma menina, em geral, a criança do sexo masculino pesa um pouco mais do que a do sexo feminino.

Alimentar ambas as crianças exclusivamente com leite materno é raramente possivel. Com frequencia torna-se necessario iniciar, muito precocemente, alimentação mixta, com a qual os resultados alcançados são, as mais das vezes, bons. Si após o nascimento ha, entre as crianças, differença ponderal ella se mantem, em geral, inalterada.

E' interessante notar como se comportam os gemios no tocante ás molestias constitucionaes. Apesar do estreito parentesco das crianças, podem ellas apresentar disposições morbidas muito diversas. Acontece frequentemente só uma dellas tornar-se anhemica, ou rhachitica, ou ser mais sujeita a infecções das vias respiratorias superiores ou soffrer eczemas intensos, etc. As perturbações de intercambio nutritivo podem lesar as duas crianças de maneira muito diversa. Emquanto uma se desenvolve de modo inteiramente normal, a outra permanece estacionaria.

A's vezes, o desenvolvimento dos gemios é tão differente que, ao terminar seu primeiro anno de vida, parecem crianças completamente diversas.

Prematuros

As crianças prematuras podem ser divididas em :

1.º) verdadeiros prematuros, isto é, individuos sadios que, em consequencia de accidentes (deformidade da bacia, traumatismos da mulher gravida, etc.) nascem antes de concluida a gestação ;

2.º) crianças que, nascendo antes de terminada a gestação, em consequencia de molestia dos progenitores (lues, tuberculose, alcoolismo), não podem ser encaradas como perfeitamente sadias ;

3.º) crianças nascidas a termo, mas não attingindo o peso normal : — gemios, trigemios, filhos de progenitores em idade muito avançada e de mães cuja prenhez foi desfavoravelmente influenciada por alimentação deficiente, ou trabalhos excessivos.

Em todas essas crianças encontra-se peso anormalmente baixo (menos de 2 500 grs.) O limite maximo que os prematuros apresentam é mais ou menos fixo ; o minimo oscilla, podendo descer até 1.000 grs. E' possivel manter com vida e criar prematuros nascidos com 800 e mesmo 700 grs. de peso.

Os prematuros possuem, sem duvida, grande «capacidade vital».

Por esse motivo foi abandonada a denominação de «nascido prematuro com fraqueza vital», adoptando para todo esse grupo de recemnascidos a denominação de «crianças debeis» proposta por *Czerny* e *Keller*.

Ha algumas differenças na alimentação e nos cuidados que se devem dispensar ao prematuro e á criança nascida a termo; naquelles existe grande desproporção entre as exigencias que a vida extra-uterina lhes impõe e a capacidade de trabalho de seu organismo. Difficil problema para o prematuro é manter constante e normal a temperatura do corpo. Essa propriedade é muito instavel nas crianças nascidas antes de completa a gestação. Os prematuros não possuem desenvolvida a faculdade de manter sua temperatura á altura média de 37º cent. A columna thermometrica movimenta-se nelles entre limites muito afastados, accusando notavel tendencia á baixa (hypothermia). A causa disso repousa, em parte, em defeitos da regularização thermica, isto é, em máu funccionamento do centro nervoso do calor ;

em parte, no facto de terem os prematuros superficie cutanea relativamente maior do que a de crianças normaes, perdendo, por isso, mais calor do que ellas ([1]).

Esse facto é, para a alimentação, circumstancia de valor, visto como, quanto maior é a perda de calor, maior será a necessidade de energia.

A tendencia dos prematuros a accessos asphyxicos e á difficuldade de sucção indica relativa imperfeição de seus centros nervosos.

Os prematuros apresentam, além disso, notavel diminuição de resistencia ás infecções. Esse facto deve merecer de quem lhes assiste e dirige a alimentação cuidado especial.

*
* *

I. Cuidados a dispensar aos prematuros

Quando os recursos pecuniarios da familia são insufficientes para cobrir as exigencias e gastos de assistencia á criança, é mais acertado envial-a, immediatamente depois do parto, bem envolta em pannos quentes e em coberturas de flanella, a uma Maternidade.

Si a criança permanece na casa paterna, será mettida, logo após a amputação do umbigo, em um banho quente (38° C) onde permanecerá, até que a roupa e o berço tenham sido preparados e convenientemente aquecidos. Desse modo evita-se o resfriamento precoce da criança. Si a temperatura do recemnascido chegar a cair a 34°, ou mesmo a 32° gráus centigrados, muitos dias decorrerão até que elle consiga alcançar novamente o calor normal.

A criança não deve ser deitada em leito, mas em cestinho preparado como verdadeiro «ninho». Botijas cheias d'agua, ou melhor, de areia quente são envolvidas em pannos e collocadas nas proximidades da criança: uma de

---

(1) A relação na criança entre a superficie cutanea e o peso do corpo é visivel na seguinte tabella *(Gundobin)*.

Idade	Peso	Superficie cutanea, em cent. quadrados	Superficie cutanea, em relação ao kilo de peso
Prematuro	1505 grs.	1266,4 cent. q.	841,4 cent. q.
15 dias	2980 «	2129 «	711 «
1 anno	9095 «	4800 «	527 «
2 annos	11550 «	5306 «	459 «

cada lado e uma atravessada junto aos pés. Sua substituição é feita de hora em hora. Ao lado da criança colloca-se um thermometro para verificar, continuamente, o calor do ambiente.

Essa temperatura deve ser, nas primeiras tres a quatro semanas, de 30 a 35° cent.; mais tarde 26 a 30° centigrados são bastantes.

Quando sufficientemente aquecida, consegue a criança manter sua temperatura proxima a 37° cent. Em vez de botijas, empregam-se modernamente thermophoros, que, embora mais commodos, tendem facilmente ao superaquecimento. Tal occurrencia deve ser evitada, mas, em regra, não é perigosa.

Elevações excessivas de temperatura (acima mesmo de 41° cent.) não produzem perturbações morbidas permanentes da criança.

As vestes aconselhaveis para os prematuros são as commummente empregadas para qualquer criança. Evitem-se banhos, desde que não haja motivos que justifiquem o seu emprego (respiração deficiente e manifestações de asphyxia.)

Todas as manobras que obriguem a desnudar a criança (troca de fraldas, verificação da temperatura, etc.) devem ser executadas o mais rapidamente possivel.

Si a conservação cuidadosa da temperatura normal não é possivel na casa paterna, é melhor enviar a criança a uma Maternidade.

Essa pratica é preferivel á espera de que a criança peore para então remettel-a ao hospital. Nunca se proceda desse modo. Logo depois do parto, quando a familia é pobre, deverá a criança ser immediatamente enviada ao hospital. A maioria das Maternidades dispõe de caixas aquecedoras (á maneira das *couveuses de Tarnier*), de banheiras apropriadas (paredes duplas, sendo o espaço entre ellas cheio de agua quente), ou mesmo de um aposento especialmente aquecido para esse fim. Além disso, as Maternidades têm á disposição enfermeiras habilitadas, o que, para a assistencia, é indispensavel. Exija-se, peremptoriamente, a entrada da criança para a Maternidade, quando apparecerem accessos de asphyxia.

II. Alimentação do prematuro

I.) Alimentação com leite humano: Si o prematuro pesa mais de 1.500 grs. é conveniente verificar primeiramente si elle é capaz de sugar o seio materno.

Si a criança mamma bem, a alimentação não occasiona

difficuldades. Durante o tempo que mammam, devem os prematuros ser bem agasalhados para se não resfriarem. A mãe da criança, terminada a mammadura, retira, com as manobras indicadas, o resto de leite, que, por ventura, tenha permanecido no peito. Desse modo, evita-se estagnação lactea. O decurso da alimentação se molda perfeitamente ao já indicado para as crianças nascidas a termo.

Quando o prematuro é incapaz de sugar, existem dois caminhos a seguir:

a) Toma-se uma nutriz acompanhada do filho, e faz-se o prematuro sugar o «peito molle» da ama, sendo o filho desta alimentado ao seio ainda «duro» da parturiente. Assim se continúa, até que a secreção lactea se tenha perfeitamente estabelecido na parturiente. Quando o esvasiamento da glandula mammal se fizer com facilidade, poderá então o prematuro ser nutrido ao seio materno. Dahi em deante continúa a mãe a alimentar o filho.

b) Si o prematuro é incapaz de sugar, deve-se alimental-o com leite materno ordenhado pelos processos conhecidos. Colloca-se o leite em mammadeira ou dá-se o mesmo á criança por meio de uma colherzinha. A ordenha reiterada da glandula mammaria consegue manter abundante a secreção lactea até que o prematuro, tornando-se forte, possa directamente sugar o leite.

Não é aconselhavel iniciar a alimentação da criança logo no primeiro dia depois do nascimento. Começa-se, como na criança normal, a dar o alimento no segundo dia depois do parto, mantendo intervallos de 4 ou de 3 horas.

As maiores difficuldades a vencer apresentam-se nas primeiras semanas após o nascimento. Por um lado é preciso evitar alimentação exaggerada; por outro, não se deve permittir que a criança receba insufficiente ração alimentar. E' de bom aviso começar a alimentação do prematuro como si fosse uma criança nascida a termo. Na maioria dos casos o crescimento do prematuro é rapido, desde que receba 5 a 6 refeições por dia e, sobretudo quando, internado numa Maternidade, é assistido por pessoal competente. Só quando a criança apresenta qualquer manifestação anormal é que se procura variar o modo de alimentação.

Si o lactente não consegue mammar directamente, é necessario administrar-lhe leite materno em uma colherzinha, pipeta, navicula ou mammadeira de pequenas proporções. Nos primeiros dias recebe a criança, approximadamente, 5 grs. de leite em cada ração, depois augmenta-se, aos poucos, a quantidade de alimento. Si apparecerem vomitos, espera-se algum tempo para, de novo, augmentar a quantidade de leite. Nos casos de marcha normal, a alimentação póde, sem interrupção, ser gradativamente augmentada. Si o volume de leite administrado fornece 100 a 110 calorias por kilo de peso, isto é, si corresponde, approximadamente, a 1/6 do peso da criança, é, as mais das vezes, sufficiente, não só para impedir quéda de peso, como para provocar mesmo augmento gradativo — *comtanto que, nesse periodo, seja o prematuro mantido convenientemente aquecido.*

Esse reparo merece especial attenção. Como já foi mencionado, necessitam os prematuros, devido a seu grande desperdicio thermico, maior fornecimento de calorias. Essa exigencia, theoricamente justificavel, não deve ser interpretada erradamente, e fazer concluir que, em qualquer circumstancia, tenha o prematuro necessidade de grandes rações alimentares, attingindo de 130 a 150 calorias por kilo de peso. Quando o prematuro é bem resguardado, de modo que sua temperatura se conserve, approximadamente, a 37°, isto é, de modo que seu desperdicio de calor seja reduzido ao minimo, vê-se que para elle, é sufficiente a mesma quota de calorias necessarias ás crianças nascidas a termo. Além disso, nelles as despezas de calorias por movimento muscular são diminutas.

Emquanto o alimento recebido é sufficiente para provocar accrescimo de peso, não ha necessidade de augmental-o; espere-se antes a parada desse augmento para, então, de novo, elevar a quantidade de leite materno a ser administrada. Essa maneira de agir é, de todas, a menos perigosa. Na verdade assim se retarda, até certo ponto, o augmento de peso, mas esse processo constitue a melhor defesa contra perturbações agudas da nutrição.

2° *Alimentação artificial*—Quando circumstancias especiaes nos forçam a nutrir o prematuro artificialmente, procede-se, no que se refere ás rações, como já foi descripto para a alimentação com leite humano.

Quanto á qualidade do alimento, o medico é, muitas vezes, obrigado a se adaptar ás condições pecuniarias da familia. Havendo falta de recursos, é permittido agir como no caso de uma criança nascida a termo (1/3 de leite de vacca com 2/3 de agua e assucar de canna); administramse 5 a 6 refeições diarias. Os resultados obtidos com esse processo alimentar são, de regra, pouco satisfactorios. Quando a criança o supporta bem por algum tempo, augmentase a ração alimentar. até que seu peso comece a crescer.

Com administração de leitelho (*Buttermilch*), alcançam-se melhores resultados. Como se sabe, não é indifferente dar-se ao prematuro sua quota de calorias sob fórma de manteiga, ou de hydratos de carbone, visto como esses são muito mais facilmente aproveitados. Por conseguinte, constitue o leitelho a alimentação por meio da qual, depois do leite humano, se alcançam os melhores resultados.

Em regra, emprega-se o leitelho addicionado de 1 % de farinaceos e 4 % de assucar. Sua administração será feita da mesma maneira e em quantidades equivalentes ás mencionadas para o leite de mulher. Mantém-se a alimentação pelo leitelho até que a criança attinja o peso de 2.500 a 3.000 grs.; nessa occasião passará, então, a receber, uma vez por dia, a mammadeira com 1/3 de leite de vacca e 2/3 de mucilagem de aveia. Quando o leite de vacca é bem tolerado, poderá substituir, aos poucos, o leitelho, conservando-se, por prudencia, a administração desse, uma a duas vezes por dia.

Submettido, ou não, á alimentação natural, observa-se que o prematuro, quando começa a augmentar de peso, requer grande quantidade de alimento. E' dever do medico regrar sua dosagem e evitar o mais possivel superalimentação.

3º) *Difficuldades na alimentação dos prematuros :* — Infelizmente a alimentação dos prematuros não marcha tão regular como vimos descrevendo. Muitas vezes a criança, em somno profundo, não exige alimento, nem reage a cousa alguma. Muitas não têm força para sugar; outras não manifestam, bem desenvolvido, o reflexo da deglutição; outras, emfim, vomitam pertinazmente qualquer alimento ingerido. Os accidentes mais perigosos são accessos asphyxicos, que, de preferencia, apparecem durante, ou logo após a administração de alimento.

Quando a faculdade de sucção enfraquece rapidamente, procura-se, em refeições, de duas em duas horas, administrar á criança a necessaria quantidade de alimento. Por outro lado, experimentam-se clysteres de leite humano ou, melhor, administra-se o alimento por meio de sonda introduzida no estomago. A criança receberá, tres vezes ao dia, 30 grs. de leite. Em caso de profunda somnolencia, procura-se despertar o doentinho com fricções e flagellações, durante o tempo em que recebe alimento. Si apparecem vomitos pertinazes, suspende-se a alimentação por via buccal, durante algum tempo, e administram-se clysteres de leite humano ou de agua mineral aquecida.

A therapeutica do estado asphyxico deve ser conduzida de acordo com os conselhos ministrados em paginas passadas. Si a criança se torna cyanotica, procure-se, por meio de fricções, flagellações, provocar choro e inspirações forçadas. O melhor meio de combater a asphyxia é collocar o doentinho em banho quente e fazer, durante esse tempo, compressões rhythmicas do thorax.

E' de grande utilidade ter á mão, junto ao leito da criança, uma bomba de oxygenio comprimido, para della fazer uso em momento opportuno.

As infecções que mais commummente ameaçam o prematuro são, ao lado da septicemia, as infecções grippaes. Prophylacticamente, é preciso arredar da circumvizinhança do doente toda pessôa que apresentar signal de defluxo.

Complicações — Além das já mencionadas, encontra-se, como manifestação commum do prematuro, o escleredema. Tal accidente é evitavel, desde que se mantenha normal a temperatura da criança.

As hernias são frequentes nos prematuros; mas desapparecem, ás mais das vezes, logo que seu panniculo adiposo se torne mais espesso, obturando o orificio da saída. Emquanto isso não se dá, comprime-se o annel herniario com uma simples faixadura. Os prematuros são mais sujeitos a anhemia e rhachitismo do que outras crianças. Em ambos os casos essas perturbações dependem, evidentemente, de uma disposição fetal. E', principalmente, nas ultimas semanas da vida intra-uterina, que substancias mineraes se accumulam no corpo da criança. Si esse phenomeno é interrompido por nascimento prematuro, manifestam-se fatalmente defeitos. Devido ao deposito insufficiente de ferro e de calcio, explica-se a frequencia da anhemia e a do rhachitismo em taes crianças.

Por isso, precocemente (entre o 5º e 6º mez de idade) administram-se ao prematuro, uma vez por dia, legumes, de preferencia reduzidos a pó. Em casos de rhachitismo dá-se, no sexto mez, puréia de semola ou de aveia, ás quaes se addicionam legumes. E' conveniente administrar-se ainda :

Oleo de figado de bacalhau . . .	100,0
Phosphoro	0,01

Duas vezes ao dia, uma colher das de chá.

A molleza dos ossos do cranio, observada nos recemnascidos, nas primeiras semanas de vida, nada tem a ver com rhachitismo; sua localização é diversa da da cranio-tabes. Ella apparece junto á margem superior des ossos parietaes e não nos que formam a sutura lambdoidea como a cranio-tabes do rhachitismo. Esse phenomeno desapparece em pouco tempo.

Prognostico :—O prognostico dos partos prematuros é variavel; depende das crianças nascerem de progenitores sadios, ou doentes. No primeiro caso é, naturalmente, melhor do que no segundo. A prognose está estreitamente ligada ao peso com que nasce a criança. A seguinte tabella mostra que, quanto menor é o peso, maior a proporção na letalidade:

1000 a 1500 grs. :	mortalidade, approximadamente,	80°/₀
1500 a 2000 « :	« , «	36°/₀
2000 a 2500 « :	« , «	11°/₀

O melhor ponto de afferencia para o prognestico é o estado em que o medico encontra a criança.

Si ella se move energicamente, chora e suga o seio, inspira mais confiança do que quando se apresenta somnolenta, com deglutição perturbada e propensão cyanose.

O *prognostico* para a vida futura é, em geral, bom. Sem duvida acontece, ás vezes, que prematuros apresentem hydrocephalia e mais do que crianças a termo manifestem tendencia a perturbações nervosas e psychicas, enurese, terror nocturno, choréa, etc., mas, por outro lado, encontram-se, frequentemente, individuos intelligentes e activos. Quanto ao que se refere ao peso e á estatura, nos primeiros annos de vida, não alcançam as medidas attingidas pelas crianças normaes. Mas na idade escolar já conseguem, em geral, nivelar todas as differenças.

CAPITULO III

Perturbações de intercambio nutritivo

Classificação

A antiga divisão das perturbações de intercambio nutritivo, tendo como fundamento pesquisas anatomo-pathologicas (gastrite, enterite, gastro-enterite, colite, etc.) está completamente, abandonada. Seu lugar foi, com vantagem, preenchido pela classificação de *Czerny* e *Keller*, na qual a etiologia dos diversos quadros morbidos representa ponto principal de apoio.

Vejamos essa classificação:

I) **Perturbações de intercambio nutritivo, ex alimentatione (damnos alimentares)**, isto é, transtornos nutritivos do lactente, causados por alimentação insufficiente, excessiva, ou de composição inadequada, mas sem falsificações, ou alterações:

a) transtornos nutritivos occasionados pelo leite (*Milchnährschaden*) [1]

b) « « occasionados pelas farinhas (*Mehlnährschaden*) [2]

c) doença de *Barlow*

II) **Perturbações de intercambio nutritivo, ex infectione,** isto é, transtornos nutritivos em cuja producção infecções microbianas occupam o primeiro plano:

a) transtornos nutritivos de caracter agudo, *sens. strict.* — Toxicoses;

b) infecções entericas (septicemia dos recem-nascidos);

c) infecções parentericas.

III) **Perturbações de intercambio nutritivo, ex constitutione**, isto é, transtornos nutritivos ao lado dos quaes se encontra desvio de constituição do

---

(1) dystrophia lactea, seria talvez cabivel (Nota do traductor)

(2) « farinacea (F. Schweizer) (« « «)

organismo da criança (funccionamento anormal e innato do chimismo de certos orgãos, ou cellulas — *Czerny*):

a) diathese exsudativa;
b) rhachitismo;
c) anhemia;
d) psycho e neuropathia (neuropathia, espasmophilia, espasmo pylorico, vomito habitual).

IV.) Perturbações de intercambio nutritivo em consequencia de anomalias anatomicas do lactente:

Doença de *Hirschsprung*, deformidades, etc.

*
* *

A classificação de *Finkelstein*, á qual nesse capitulo faremos frequentes referencias, reparte as perturbações de intercambio nutritivo em:

I.) Perturbações de intercambio nutritivo por exceder-se ou ultrapassar-se o limiar de tolerancia (infracção da tolerancia):

a) fórmas ligeiras, sem processos de destruição:
1º) transtornos do equilibrio nutritivo (*Bilanzstörung*) — (1).
2º) dyspepsia;
b) fórmas graves, com processos de destruição:
3º) decomposição;
4º) intoxicação.

II.) Perturbações de intercambio, ligadas á insufficiencia de substancias nutritivas, inanição:

a) quantitativa;
b) qualitativa (principalmente, transtornos devidos á alimentação por farinaceos).

III.) Perturbações secundarias de intercambio nutritivo, em consequencia da diminuição primaria da tolerancia (por acção de infecções, calor, etc.)

*
* *

Perturbações de intercambio nutritivo, ex alimentatione

I. Transtornos nutritivos occasionados pelo leite

A) Transtornos produzidos pelo leite de mulher

Perturbações nutritivas occasionadas pelo leite são muito communs. Quer a insufficiencia, quer a superabundancia de leite humano, póde dar motivo a perturbações de intercambio nutritivo.

1) — Nota do traductor: Perturbação do balanço (Leonel Gonzaga).

A causa dellas não repousa em composição defeituosa do alimento materno («leite ruim ou aguado»), embóra represente esse factor papel importante na crença popular. Todos os damnos e perturbações apresentados pela criança e attribuidos ao leite materno estão ligados a outras causas. — Entre ellas occupa o primeiro lugar a constituição anormal da propria criança (neuropathia e diathese exsudativa).

***

Alimentação deficiente por leite humano

(Sub-alimentação)

Quando a mãe suppõe que produz leite em quantidade insufficiente, o medico verifica, em 2/3 dos casos pelo menos, que esse receio é infundado. Quando a criança se manifesta desassocegada, ou quando chupa os dedos, conclue o leigo que sua alimentação é deficiente. Isso não prova, porém, a veracidade da supposição. A alimentação insufficiente pelo leite materno é muito mais rara do que se pensa.

Etiologia: — As principaes causas de insufficiencia alimentar ao seio materno são:

1°) *Incapacidade* de produzir a nutriz volume sufficiente de leite. Já dissemos que não existe agalactia absoluta; mas, sem duvida, ha mães que não conseguem alimentar sufficientemente os filhos.

Verifiquei, em minhas observações, que mais ou menos 13 % das primiparas são incapazes de produzir leite em quantidade bastante para suprir as necessidades alimentares da criança. Nas multiparas essa proporção é menor.

Observa-se, muitas vezes, que, estabelecida a secreção lactea, a producção diminue precoce e rapidamente.

*

2°) *Seio «duro»* — Como mencionámos, existem seios de facil sucção, nos quaes o esphincter obturador se abre com pressão diminuta da mandibula da criança, jorrando leite em abundancia, mas ha tambem seios de sucção difficil, nos quaes o esphincter aureolar se fecha em contracção anormalmente forte. Comprimindo-se o musculo obturador, localizado no limite de transição da mamilla á aureola, o leite sae, apenas, ás gottas. A força que a criança emprega para vencer a resistencia opposta pelo esphincter deverá ser, naturalmente, muito maior do que no caso precedente.

Em consequencia disso a criança rapidamente se cansa e dorme.

Isso acontece sobretudo nos lactentes fracos. As mães, nesses casos, tiram sempre conclusão falsa: si a criança dorme ao seio é porque mammou sufficientemente. Mas a verdade é que o lactente adormece por cansaço, apesar de não estar satisfeito. Quando a mãe nota que a criança não se desenvolve, começa logo a multiplicar o numero de mammaduras (não mais de 4 em 4, mas de 2 em 2 horas). Tal precaução não conduz ao fim esperado; provoca antes perturbações digestivas e perda de appetite, de sorte que a criança acaba sugando menos ainda.

*

3.º) *Apojamento retardado* — Como causa de alimentação deficiente têm esse phenomeno importancia limitada, visto como é manifestação passageira. Convém, no entanto, conhecer essa perturbação por ser motivo frequente de desmamme extemporaneo do lactente. Quando, no quarto ou quinto dia depois do parto, o leite não é ainda segregado abundantemente, apparecem logo «bôas» conselheiras e, infelizmente, ás vezes, até medicos, que estabelecem o diagnostico de «absoluta incapacidade para amamentar» (agalactia). Como consequencia disso, abandona-se a amamentação natural e recorre-se á mammadeira. Não é raro acontecer que o seio apoje mais tarde, até mesmo no oitavo dia depois do parto. Mas, tentando-se alimentar a criança ao seio, depois de, por muitos dias, recorrer á mammadeira, todos os esforços serão então baldados. Nos casos de apojamento tardio a alimentação artificial deve ser o ultimo recurso.

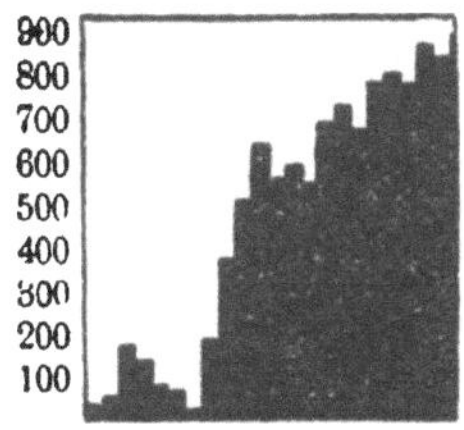

Figura n. 3

Apojamento tardio; nono dia depois do parto

Symptomatologia: — Quando o lactente recebe alimento deficiente, não augmenta de peso, mas a principio não se manifesta emmagrecimento. Dentro de algumas semanas torna-se, porém, a criança, muito magra; a parede anterior do abdome se mostra tensa e deprimida — *ventre de fome*; as dejecções, escuras e pouco volumosas, são retardadas por falta de massa que constitua fézes — *falsa obstipação*. O volume urinario diminue e, finalmente, a temperatura da criança não attinge mais o nivel normal.

Quando a alimentação deficiente é mantida durante muito tempo, a criança perde a vivacidade, toma aspecto de fatigada e somnolenta; a pelle se torna murcha e apparecem ulceras por decubito (escharas). Furunculose é frequente. E' extraordinario que a criança, submettida á alimentação deficiente prolongada, não apresente desassocego; o doentinho está sempre quieto e parece satisfeito. Pela anamnese descobre-se, as mais das vezes, que o doentinho suga o seio materno durante muito tempo (meia e até uma hora inteira).

Em casos raros encontram-se nessas crianças evacuações mucosas e frequentes; algumas apresentam vomitos, apesar da alimentação deficiente (vomito *ex-vacuo*). A causa provavel dos vomitos é a grande quantidade de gordura contida no leite segregado em pequeno volume pela nutriz; elles desapparecem quando se administra maior ração alimentar ou quando se dá, antes de cada mammadura, 3 a 4 colheres das de chá com agua de *Karlsbad (Mühlbrunnen)*.

O medico deve procurar sempre a causa da alimentação deficiente.

O *diagnostico* se apoia na verificação objectiva da deficiencia alimentar. Para isso toma-se o peso exacto da criança, antes e depois da mammadura.

Na pratica procede-se do seguinte modo: pesa-se a criança vestida, momentos antes de receber o alimento; dá-se-lhe o seio para que ella mamme quanto desejar; depois deve-se pesal-a novamente. A differença ponderal indica a quantidade de leite que recebeu.

Assim se calcula, approximadamente, a quantidade de leite ingerida em 24 horas. Si a alimentação é deficiente esse volume fica abaixo da taxa normal.

O exame do seio da lactante pode, ás vezes, esclarecer a causa da alimentação deficiente. Si a ordenha cuidadosa não fornece mais de 5 a 10 grs. de leite, depois de um repouso de 4 horas, trata-se de hypogalactia. Mas si, com as manipulações conhecidas, consegue-se obter maior quantidade de leite, a causa provavel da alimentação da criança é, então, hypertonia do musculo aureolar. E' conveniente, quando possivel, observar, durante oito dias seguidos, a nutriz e a criança. Assim se evitam erros de diagnostico e fixa-se, com certeza, a quantidade de leite produzido.

Durante o prazo de observação, prescrever-se-á medicação palliativa; uma a duas vezes lavar-se-á o estomago da criança; á nutriz administrar-se-á um dos conhecidos lactagogos cuja acção é, como se sabe, exclusivamente suggestiva (maltetroponio, ou hyglama). Para a criança pode-se prescrever:

Pepsina	ā ā
Acido chlorhydrico .	1,0
Agua destillada .	100,0

Dar uma colher das de chá, antes de cada mammadura.

Tratamento: — De acordo com a causa da deficiencia alimentar deve ser orientada a therapeutica. Nos casos de hypogalactia, receberá a a criança, como additamento alimentar, depois de cada refeição (nunca antes), uma ração de leite correspondente á sua idade e peso; ou, por ser mais commodo e recommendavel, administra-se-lhe pela manhã, ao meio dia e á noite, leite materno (um dos seios ou ambos em cada mammadura); ás dez da manhã e ás seis da tarde receberá a mammadeira.

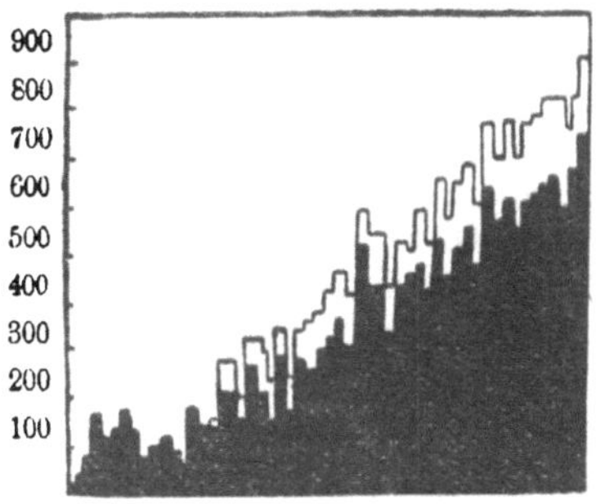

Figura n. 4

Sub-alimentação em consequencia de «Seio duro»

A nutriz apresenta, a principio, secreção lactea normal; essa diminue rapidamente porque a criança fraca não consegue esvasiar sufficientemente o seio. Antes que a producção lactea desapparecesse completamente, tentou-se, depois de uma espera de 14 dias, por intermedio de esvasiamento total e periodico do seio, evitar a estagnação lactea, permittindo assim a amamentação normal da criança. A parte negra da figura indica a quantidade de leite sugado pela criança; a parte branca, o leite ordenhado e depois a ella administrado.

Com esse processo mantém-se, durante mezes, alimentação mixta, obtendo-se desenvolvimento normal da criança.

Nos casos de hypertonia do musculo aureolar, existindo secreção lactea sufficientemente abundante, é contraindicado prescrever-se alimentação binaria.

Nessa hypothese, o lactente deverá sugar o seio materno, durante 20 minutos, de 4 em 4 horas. Si, antes de terminado esse prazo, a criança abandonar o seio, não se insista para que ella continue a sugar por mais tempo; cumpre afastal-a do peito e, com as mãos ou com bomba aspiradora, retire-se todo o leite que restar na glandula. O liquido ordenhado será, então, administrado á criança com uma colherzinha.

Esse recurso permitte, de um lado, proporcionar ao lactente a necessaria quantidade de calorias; de outro, evitar a estagnação de leite no seio materno. E' grave erro conservar, nessas circumstancias, attitude espectativa, sem intervenção energica. Si não se põe em pratica a providencia indicada, diminue cada vez mais a pequena quantidade de leite produzida pela nutriz.

Quando se effectua o processo indicado, durante dias e mesmo semanas, vê-se que a criança começa a augmentar de peso e a sugar com mais energia. Assim vão, aos poucos, desapparecendo todos os inconvenientes da alimentação deficiente.

Nos casos de atraso de apojamento do seio, não se perca a esperança senão no fim de oito dias de tentativas infructiferas. Embora se inicie a alimentação artificial, obrigar-se-á a criança, antes de receber a mammadeira, a sugar sufficientemente o seio materno. Esse modo de agir é justificavel porque, si a secreção apparecer tardiamente, a criança não terá perdido o habito da sucção.

* * *

Superalimentação ao seio materno

Muito mais frequentemente é o lactente prejudicado por ingestão de leite materno em excesso do que por insufficiencia.

As mães possuem tendencia natural a interpretar o choro da criança como signal de fome e, para saciar o filho, dão-lhe o seio mais a miudo do que é recommendado. Dahi resulta superalimentação, na qual as rações ingeridas ultrapassam, em muito, o nivel physiologico.

A's vezes, na etiologia da superalimentação não se póde culpar a nutriz, cuja producção lactea é tão abundante que, mesmo nas cinco refeições normaes, a criança mamma quantidade excessiva de leite.

Symptomatologia: — Por certo espaço de tempo todo lactente supporta superalimentação. Aos poucos, porém, revelam-se perturbações alimentares : a criança se torna irrequieta, dorme mal, vomita com frequencia; o peso não augmenta, ou começa mesmo a diminuir; apparecem meteorismo, grande producção de gazes intestinaes e, logo após, sobrevêm dejecções frequentes e fézes verdes. A diarrhéa é o phenomeno que, mais commummente, obriga a procurar auxilios medicos. As fézes são, ás mais das vezes, verdes no acto da dejecção ou tomam essa côr algum tempo depois de entrarem em contacto com o ar. Raramente de aspecto homogeneo, são frequentemente encaroçadas, mucosas e entremeadas de fragmentos brancos, constituidos por sabões. A mudança de côr nas fézes é quasi sempre acompanhada de dejecções muito frequentes.

Em alguns doentinhos occupam os vomitos lugar proeminente no quadro symptomatologico; mas, esses só constituem motivo de consulta, quando se tornam pertinazes e repetidos. O vomito pouco frequente («golfada»), é considerado pelo povo como natural, por assim dizer, signal de que a criança se desenvolve normalmente. Dahi provém o dictado alemão: *Speikinder—Gedeihkinder* (a golfada é signal de que a criança se desenvolve bem.) Na verdade o lactente que alija pelas «golfadas» o excesso de alimento que ingeriu, não raro, prospera perfeitamente; póde mesmo apresentar evacuações normaes e apparentar optimo estado de saúde. Entretanto, o vomito deve sempre ser considerado phenomeno pathologico.

O vomito accidental e a golfada podem tornar-se frequentes e abundantes, de maneira que a maior parte do alimento ingerido é, de novo, rejeitada. O resultado disso é a deficiencia alimentar da criança sujeita, desse modo, a regime quasi de constante jejum.

Entre a simples golfada e o vomito incoercivel existe, apenas, differença de intensidade.

Pathogenese: — Até certo ponto o vomito e a diarrhéa podem ser considerados movimento de defeza do organismo, que, por esse meio, procura evitar excesso de alimento. Além disso, o vomito é consequencia de decurso anormal da digestão. A superalimentação occasiona demora do esvasiamento estomacal, diminuição da secreção chlorhydrica, augmento da decomposição bacteriana do conteúdo gastrico e formação, em excesso, de acidos gordurosos.

A grande quantidade de acidos apressa os movimentos peristalticos intestinaes e, subsequentemente, provoca evacuções amiudadas.

Superproducção de gazes conduz a meteorismo ; a estagnação do chymo no estomago favorece o vomito.

O *prognostico* dessa variedade de perturbação nutritiva é bom.

O *diagnostico* deve levar em conta a hypothese de espasmo pylorico.

Quando ha diarrhéa, deve-se verificar si são encontrados symptomas concomitantes de inanição. Presença de dejecções verdes não auctoriza, sem mais analyse, a estabelecer diagnostico de perturbação de intercambio nutritivo. Acima de tudo é preciso averiguar, com certeza, existencia de erro alimentar.

Tratamento — Casos brandos se curam logo que são limitadas a numero normal as refeições, em cada 24 horas ; ou, nos casos de supersecreção lactea, logo que se reduza a 20 minutos exactos o tempo de succção, ou, finalmente, quando se permitte, em cada mammadura, apenas, a succção de um dos seios.

Nos casos graves torna-se necessario agir energicamente. Pode prestar bons serviços a administração de purgativos. Com dose sufficiente de oleo de ricino (2 colheres das de chá, ou uma das de sobremesa) livra-se o intestino de seu conteúdo ; ao mesmo tempo suspende-se a alimentação, até que os intestinos estejam completamente vasios.

No dia seguinte, de 4 em 4 horas, leva-se a criança novamente ao seio materno.

Naturalmente, durante o jejum, devem ser attendidas as necessidades alimentares da criança, dando-se-lhe chá com a mammadeira, ou, si ella recusar sugar o bico, com uma colherzinha. O chá será adoçado com saccharina. Durante o prazo em que a criança não mamma, o seio da nutriz será completamente esvasiado, de 4 em 4 horas, por um dos processos indicados.

Si a criança se tornar demasiado irrequieta, será enleada em envoltorios humidos e quentes (processo de *Priessnitz*). Applicado o envoltorio, geralmente, dorme o doentinho. Quando isso não acontece, dá-se-lhe, de 3 em 3, ou de 4 em 4 horas, 5 a 10 cc.[3] da seguinte solução :

Hydrato de chloral .	3,0
Agua destillada.	100,0
Saccharina	1 comprimido.

O effeito calmante é prompto. As manifestações morbidas (irrequietude, vomitos, meteorismo, etc.) desapparecem, e a curva ponderal começa, de novo, a subir; as dejecções se reduzem ao numero normal ; porém, sua côr e consistencia se conservam, por muito tempo, inalteradas.

Em geral, esse tratamento faz desapparecer o vomito. Quando isso não se dá, verifica-se, com pesagens successivas, si, apesar dos vomitos, o peso da criança augmenta. Em caso affirmativo, espera-se calmamente até que, dentro de algumas semanas, o vomito, por si só, desappareça. Mas, quando o peso diminue, é preciso agir energicamente, pela maneira que mais tarde será indicada.

***

Perturbações nutritivas occasionadas pelo leite, em crianças com diathese exsudativa

Nos casos até aqui mencionados frisámos intencionalmente que, além da diarrhéa, outras manifestações de transtorno nutritivo eram notadas. Ha, evidentemente, grande numero de casos em que as crianças se sentem perfeitamente bem; o peso augmenta gradativamente e ellas se tornam obesas. Apesar disso, apresentam dejecções verdes e dyspepticas. Ha crianças que, não obstante serem alimentadas ao seio, apresentam, com absoluta constancia, fézes de mau aspecto.

Em algumas, esse phenomeno apparece transitoriamente; noutras, depois da diarrhéa, sobrevém obstipação. Medicamentos não melhoram a situação; é preferivel por isso abster delles.

Na interpretação dessas diarrhéas adoptou-se hoje ponto de vista muito especial. Antigamente considerava-se o leite da nutriz a causa da diarrhéa; actualmente julga-se, a propria criança culpada do phenomeno. Em tempos passados acreditava-se que desvios dieteticos da nutriz, perturbações ou choques moraes, volta da menstruação, etc., fossem capazes de occasionar diarrhéa no lactente. Nunca, porém, foram apresentadas provas seguras que justificassem tal maneira de vêr.

Sómente a impressão clinica recebida pelo medico autorizava-o a eliminar esse ou aquelle alimento da lista dos permittidos á nutriz. Sobretudo os azedos eram energicamente prohibidos. Era mesmo permittido suspender a amamentação materna, quando se observava que a reapparição do fluxo menstrual da nutriz coincidia com dejecções dyspepticas da criança.

Hoje, tudo isso é interpretado de maneira diversa. Nas Maternidades e em estabelecimentos congeneres, ninguem pensa em prescrever ás amas essa ou aquella dieta especial. As nutrizes recebem a alimentação que lhes apraz, *inclusivè* a salada de harenques e o pepino com vinagre. Isso não exerce a menor influencia sobre o desenvolvimento da criança e, muito menos, altera suas evacuações.

Que a diarrhéa corre por conta da propria criança provam factos como o seguinte: uma nutriz alimenta, ao mesmo tempo, duas crianças (a sua e uma outra); ambas se desenvolvem normalmente, mas, emquanto uma evacúa fézes amarellas, pastosas e em numero normal, a outra apresenta 5, 6 e 7 dejecções verdes, encaroçadas, dyspepticas e mal digeridas. Conclue-se, pois, que não é a nutriz ou seu leite o motivo do mau aspecto das fézes, mas, sem duvida, o proprio lactente.

Nesses casos trata-se, quasi sempre, de crianças com *diathese exsudativa*. Lactentes que apresentam essa disposição morbida especial foram postos em fóco pelos notaveis estudos de *Czerny* que, examinando cuidadosamente crianças com diathese exsudativa, notou que ellas, mau grado a alimentação exclusiva pelo leite materno, não apresentavam aspecto inteiramente normal. Havia nellas tendencia especial ao apparecimento de efflorescencias cutaneas, assaduras nas dobras naturaes do corpo (virilhas, orgãos genitaes, orelhas), crosta lactea da face, seborrhéa do couro cabelludo (1) estrophulo, etc. Da mesma maneira que a pelle, tambem as mucosas apresentam exsudações: coryza, catarrho das vias respiratorias, amygdalites e inflammações secundarias das glandulas lymphaticas da nuca, do angulo mandibular, otite média, etc.

De maneira notavel, encontra-se nessas crianças tendencia a dejecções de aspecto dyspeptico, apesar da alimentação exclusiva por leite materno.

Nalgumas crianças é possivel descobrir, muito cedo, manifestações da diathese exsudativa. Já observámos phenomenos exsudativos no 4º dia de vida do lactente: nas bochechas, proximo ás narinas, notam-se pequenos pontos vermelhos que desbotam em poucos dias para, de novo, mais tarde apparecerem e constituirem a crosta lactea.

Um outro symptoma da diathese — a prurigem — pode manifestar-se da terceira semana de vida em deante: grupos de dez a doze pustulas salientes, que, em poucos dias, desbotam, mas permanecem, por algum tempo, palpaveis, sob a fórma de nodulos. Nessa época desenvolvem-se, ás vezes, a «trança de *Freund*» e o deposito gorduroso do couro cabelludo, con-

(1) Nota do traductor: *Gneis*, dos auctores alemães.

stituido por fina e brilhante camada de uma substancia segregada pelas glandulas sebaceas.

No fim do segundo mez, póde notar-se apparição da lingua geographica. Essa manifestação é, porém, rara.

*

O conhecimento perfeito do complexo symptomatico constituido pela diathese exsudativa é de grande valor para a interpretação e therapeutica das diarrhéas que o acompanham. Si uma criança apresenta symptomas de diathese exsudativa, não é extranhavel que, de um momento para outro, possa manifestar diarrhéa. Não conhecendo essa diathese, fica-se, frequentemente, em duvida si existe ou não perturbação nutritiva como causa directa do transtorno intestinal. No diagnostico differencial dos symptomas apresentados, é preciso lembrar que as perturbações alimentares, ao lado da diarrhéa, acompanham-se de outras manifestações morbidas; em casos de diathese exsudativa a diarrhéa póde apparecer independentemente de perturbação nutritiva.

Essas considerações determinam a direcção que deve tomar nossa maneira de agir em face de uma criança com fézes dyspepticas. Na diathese exsudativa a causa da diarrhéa é a constituição morbida da criança. Infelizmente essa constituição diathesica não póde ser alterada de um dia para outro. Por isso é baldado iniciar tratamento da diarrhéa com laxantes, jejum, etc. E' inutil qualquer therapeutica medicamentosa (constipantes, etc.).

Quando se trata de uma criança dessa ordem, deve-se veririficar o mau aspecto das fézes por uma rigorosa inspecção; depois indaga-se si o doentinho mamma, exclusivamente, leite materno. Em caso affirmativo, verificar-se-á a existencia ou ausencia de signaes de perturbação de intercambio nutritivo. Faltando esses symptomas e encontrando-se signaes evidentes de diathese exsudativa, é inutil tentar tratamento medicamentoso. O clinico pode permanecer em calma espectativa, acompanhando, em todo caso, regularmente, o peso da criança. Si o lactente, apesar de fézes molles, augmenta de peso, os paes concordam, facilmente, com o procedimento do medico, observando o crescimento normal do lactente.

Administrando-se á criança um preparado albuminoso, diminue, em alguns casos, a frequencia das dejecções e melhora o aspecto das fézes. Por isso pode-se dar, antes de cada refeição, 5 a 10 grs. de plasmonio, desmanchados em um pouco de chá ou d'agua mineral de *Ems*, adoçando a mistura com saccharina. A administração de plasmonio é, sobretudo, aconselhavel quando a criança apresenta a região anal ferida por frequentes evacuações de fézes anormaes (assaduras).

Nas crianças com diathese exsudativa a dystrophia lactea apparece, frequentemente, acompanhada de prisão de ventre muito pertinaz.

*

A obstipação das crianças de peito é um phenomeno que, reiteradas vezes, se observa. Só excepcionalmente, a prisão de ventre é occasionada por perturbações morphologicas do intestino (doença de *Hirschsprung*, pseudo-obstipação em casos de espasmo pylorico); não raro, o phenomeno é de natureza alimentar. Segundo *Czerny* a prisão de ventre é consequencia directa da digestão imperfeita da gordura do leite.

A constipação intestinal exterioriza-se de dois modos:

a) Algumas crianças evacuam fézes amarellas, pastosas, de volume normal, mas as dejecções são pouco frequentes (com 2 ou mesmo 3 dias de intervallo). Antigamente suppunha-se que, nesses casos, se dava excesso de aproveitamento do leite materno ingerido. Em adultos existe, na opinião de alguns auctores, essa especie de prisão de ventre. Nessa hypothese dar-se-ia absorpção quasi completa dos alimentos ingeridos, permanecendo no intestino quantidade insufficiente de massa alimentar para constituir o bolo fecal, cuja evacuação, por esse motivo, seria retardada.

b) A maioria das crianças emittem fézes duras, seccas, amarello-claras. As camaras, sob a fórma de cybalas, só com grande esforço, pódem ser eliminadas. Apesar da prisão de ventre, o desenvolvimento da criança, ás mais das vezes, não é perturbado. Por esse facto dispensa-se administração de medicamentos. Só em casos extremos a isso somos obrigados.

A crença da necessidade absoluta de evacuação intestinal diaria está tão profundamente arraigada no espirito das mães que o medico, muitas vezes, é obrigado a satisfazer-lhes as exigencias. Póde-se, sem receio, preencher esse desejo, empregando meios innocentes. Além disso, a obstipação é transitoria e desapparece quando a criança é submettida á alimentação mixta. Em todo o caso, evite-se a amamentação binaria antes do *sexto* mez de idade. Até essa época lança-se mão de laxantes brandos.

E' dispensavel provocar, obrigatoriamente, uma dejecção diaria ; póde-se esperar mais tempo, sem receio. Si até á noite do segundo dia não se dá evacuação espontanea, administram-se á criançà 10 grammas de xarope de figos da California (*Califigo*), ou a mesma dóse de uma mistura, em partes iguaes, de oleo de ricino e xarope de manná. Ainda recommendavel é dar ao doentinho duas a quatro colheres das de chá de extractro de malte.

Para corrigir a prisão de ventre do lactente, alguns auctores aconselham massagens abdominaes. Nunca obtive bons resultados com esse processo. Enteroclyses devem ser evitadas. Clysteres de chá de camomilla não provocam, ás mais das vezes, evacuações sufficientemente abundantes. Introduzindo no anus o bico da seringa, a criança contrae energicamente os musculos abdominaes e, em consequencia disso, sobrevém, não raro, evacuação. Para obter contracções peristalticas intestinaes mais energicas é necessario empregar agua fria simples, ou addicionada de um pouco de sabão. Naturalmente esse processo não é recommendavel. Clysteres oleosos dão resultado mediocre; glycerina (uma colher das de sopa, dissolvida em agua) provoca, no entanto, abundantes evacuações intestinaes.

O emprego de clysteres occasiona, commummente, ferimentos (fissuras anaes, etc.) que tornam dolorosa a evacuação das fézes; mas, ainda que se evite tal inconveniente, a therapeutica da obstipação pelos clysteres não constitue solução racional do problema. As crianças fortes defendem-se energicamente, e o clyster, applicado por mãe inexperiente e nervosa, transforma cada dejecção do doentinho em uma impressionante scena de familia. Um laxante adequado age muito mais agradavel e suavemente.

Depois que a criança ultrapassa o sexto mez de idade e póde supportar legumes, mingáu de aveia, biscoitos, etc., regularizam-se, em geral, as evacuações; nessa época a administração de laxantes vae, aos poucos, sendo abandonada.

A prisão de ventre, como aliás as diarrhéas de lactentes com diathese exsudativa, nada de grave póde occasionar, emquanto fôr a criança submettida á alimentação exclusiva por leite materno. A prisão de ventre não deve constituir, portanto, motivo para desmammar a criança.

Ainda mais: a obstipação não é causa sufficiente para que se mude de nutriz.

***

Dystrophia lactea em crianças submettidas á alimentação artificial

A dystrophia lactea é uma perturbação nutritiva de decurso chronico. Apparece em crianças alimentadas segundo as regras indicadas, com leite puro e não fermentado.

Etiologia: Essa perturbação de intercambio póde ser observada:

1.º) na superalimentação com leite de vacca. Apparecimento de dystrophia lactea é commum quando o numero e o volume das refeições ultrapassam limite normal, ou quando se inicia demasiado cedo a ministração de leite de vacca não diluido.

2.º) logo após certas perturbações alimentares (toxicoses, transtornos nutritivos de origem parenterica, dystrophia farinacea). Quando se experimenta dar á criança dóses de leite a que já anteriormente se havia habituado, observa-se que, commummente, ella apresenta obstipação e o peso permanece estacionario.

3.º) nalguns casos desenvolve-se essa dystrophia em crianças que manifestam intolerancia innata pelo leite de vacca. Ultrapassados os limites de tolerancia, apparecem logo symptomas da dystrophia.

Symptomatologia e decurso: — Como signal precoce da dystrophia lactea, nota-se transformação de consistencia e aspecto das fézes que se tornam seccas, duras e não adherem ás fraldas, das quaes se deixam facilmente afastar. As camaras, a principio amarelladas, tornam-se cada vez mais claras, até que finalmente apresentam matiz acinzentado e aspecto calcareo. As dejecções se tornam difficeis; a criança passa dias sem evacuar. As fézes seccas, cinzentas, alcalinas, com cheiro de materia organica putrefacta (*fézes saponaceas*) constituem o mais frisante symptoma da dystrophia lactea.

No entanto, fézes saponaceas não representam signal obrigatorio dessa especie de perturbação do intercambio nutritivo, como muitas vezes, erroneamente, se tem affirmado. Outros symptomas acompanham ainda a dystrophia lactea: parada no augmento de peso, ou, pelo menos, desenvolvimento muito vagaroso da criança; a curva ponderal não progride; oscilla constantemente; um accrescimo observado hoje é logo annullado por quéda ponderal de amanhã (perturbação do balanço ou do equilibrio nutritivo, na classificação de *Finkelstein*, fig. n. 6). Si, num desses casos, attribue-se, erradamente, a diminuição de peso a insufficiencia alimentar e augmentam-se as rações de leite, não se observam melhoras. A quéda de peso continúa, conduzindo o lactente, em poucas semanas, a atrophia.

Ao clinico observador não escapa que, precocemente,

ao lado das perturbações nas fézes, outros signaes morbidos se tornam patentes: somno leve, humor variavel, intensa pallidez, diminuição da turgescencia da pelle e da tonicidade muscular.

Em casos de superalimentação pelo leite de vacca, nota-se, a principio, bôa apparencia da musculatura e da turgescencia da pelle; póde haver mesmo *hypertonia*.

A urina, de cheiro ammoniacal, é, commummente, segregada em grande abundancia. Explica-se a polyuria levando em conta a pobreza d'agua das fézes e a grande quantidade de liquido ingerido pelo doente. Muitas vezes, para auxiliar os rins na eliminação da grande quantidade de liquido ingerido pela criança, entram em funcção as glandulas sudoriparas; as crianças suam abundantemente (sobretudo na nuca).

Complicações: — As complicações mais communs da dystrophia lactea—o rhachitismo e a espasmophilia—estão, sem duvida, em estreita dependencia das perturbações nutritivas occasionadas pelo leite. Uma outra complicação dessa dystrophia, com justiça temida, é a furunculose. Nas crianças com diathese exsudativa, apparecem ainda, como complicação, a crosta lactea, a assadura ou intertrigem, etc.

Pathogenese: — Observações clinicas demonstram que a gordura do leite representa a causa da dystrophia. Substituindo-se a manteiga do leite por hydratos de carbone, melhora, ou desapparece mesmo, a perturbação nutritiva.

Pesquisas sobre phenomenos intimos da nutrição provaram, além disso, que o papel desfavoravel exercido pela gordura não corre por conta de sua absorpção imperfeita e subsequente eliminação pelas fézes. Não existe na dystrophia lactea diminuição palpavel na quantidade de gordura absorvida pelas paredes intestinaes. Os phenomenos anormaes originam-se de outra fonte. Quando se estuda a eliminação da gordura pelas fézes, na dystrophia lactea e nos casos normaes, vê-se que, na segunda hypothese, sómente pequena parcella (18 %) da manteiga é eliminada, sob a fórma de sabões de calcio e de magnesio; mas, na dystrophia lactea, constituem esses sabões, quasi a metade da gordura encontrada nas fézes (approximadamente 48 %), Dahi resulta o aspecto branquicento caracteristico (*fézes saponaceas*) e, ao mesmo tempo, o grande desvio que, subsequentemente, soffre o intercambio nutritivo das substancias mineraes: ha maior eliminação de saes de calcio e magnesio do que a quantidade assimilada. Esse facto não póde, naturalmente, no fim de certo tempo, deixar de ser nocivo ao organismo. Por isso não é de admirar que justamente crianças com dystrophia lactea apresentem tendencia ao rhachitismo e a convulsões (pobreza de saes de calcio), etc.

Diagnostico: — Quando uma criança, alimentada com leite de vacca diluido pelos processos indicados em capitulo anterior, apresenta obstipação, independente de defeitos anatomicos do tubo gastro-intestinal (doença de *Hirschsprung*, espasmo pylorico) trata-se, na maioria dos casos, de perturbação do intercambio nutritivo. A presença de fézes saponaceas justifica o diagnostico de dystrophia lactea, sobretudo quando se descobre que as rações alimentares recebidas pela criança fornecem-lhe sufficiente quantidade de calorias.

Mais difficil é o diagnostico quando a admnistração de misturas hydrocarbonadas, ao lado do leite, torna pouco preciso o quadro morbido. Nessa duvida submette-se a criança a alimentação exclusiva por leite diluido n'agua e observa-se attentamente si ella apresenta symptomas claros de dystrophia lactea.

Prognostico: — O prognostico é máu, desde que não se inicie, precocemente, therapeutica adequada. A criança definha aos poucos e é, finalmente, victima de infecções intercurrentes.

Therapeutica bem conduzida, melhora consideravelmente o prognostico dessa especie de desordem nutritiva.

Tratamento: Antes de recorrer á consulta médica para uma criança com dystrophia lactea, os paes experimentam, em geral, um tratamento do qual, por observação falsa, tiram sempre uma serie de conclusões erradas: attribuem a irrequietude da criança á prisão de ventre e procuram corrigil-a por meio de clysteres e purgativos; interpretam o pequeno augmento de peso como produzido por insufficiencia alimentar, e, consequentemente, administram ao doentinho maiores rações de leite.

O uso de purgativos e clysteres é, absolutamente, condemnavel na dystrophia lactea. Esse tratamento corrige um symptoma (a prisão de ventre), deixando de pé a perturbação de intercambio nutritivo. A therapeutica racional consiste em diminuir as rações alimentares, cobrindo com hydratos de carbone o *deficit* de calorias disso resultante. Não é indifferente escolher para esse fim qualquer hydrato de carbone.

a) — Quando se trata de um caso de superalimentação

por leite de vacca, corrigem-se, ás mais das vezes, as manifestações dystrophicas baixando as rações alimentares á taxa physiologica. Esse conselho é, porém, difficilmente executado. A criança irrequieta protesta, com choro energico e constante, contra a diminuição das rações ás quaes estava affeita.

Para alcançar o objectivo desejado, prolongam-se as pausas de repouso alimentar e limitam-se as mammaduras a 5, em 24 horas. Até que a criança se habitue a tal regime, dá-se-lhe, 2 a 3 vezes ao dia, misturado ao alimento, uma colher das de chá da seguinte fórmula:

Hydrato de chloral . .		3,0
Agua destillada	ad	100,0
Sacharina.		1 comprimido.

Com o hypnotico dorme, em geral, o doentinho 2 a 3 horas depois de cada mammadura. Melhorada, em curto prazo, a perturbação de intercambio nutritivo, abandona-se o chloral. Si uma colher das de chá da solução indicada for insufficiente para fazer dormir a criança, admintstra-se-lhe uma segunda dóse 10 minutos após a mammadura.

Corrija-se o mau habito de alimentar a criança durante a noite, e dê-se-lhe, antes da ultima mammadura, um longo banho morno.

Quando, apesar disso, a criança não dorme bem, á noite, receberá, apenas, um pouco de chá de funcho, adoçado com saccharina. A's vezes, os paes não permittem administrar calmantes. Nesse caso, dar-se-á á criança a mammadeira, de 2 em 2 horas, mas alternadamente — uma vez leite, outra vez chá de funcho. Com esse processo reduz-se, do mesmo modo, á metade a ração alimentar.

A influencia benefica da dieta não se faz esperar. Diminuindo a irrequietude, a criança dorme mais tempo e somnos mais profundos. Dessa maneira não exige alimento tão frequentemente e torna-se, por conseguinte, desnecessaria a administração de chá.

Muito diversa será a therapeutica nos casos em que, apesar de alimentação bem regrada, apparecem symptomas de dystrophia Aqui é indispensavel diminuir o volume do leite administrado, corrigir a alimentação e, segundo o grau de perturbação nutritiva, addicionar-lhe um, ou mesmo dois, hydratos de carbone. Na maioria dos casos é preferivel recorrer, directamente, ao leite de ama.

b) Tratamento pelo leite de ama

Esse alimento é quasi imprescindivel para as crianças

até dois mezes de idade, para lactentes profundamente emmagrecidos e para aquelles que apresentem outras manifestações morbidas além da dystrophia — estados espasmophilicos, furunculose generalizada, etc.

Dystrophia lactea — Periodo de reparação

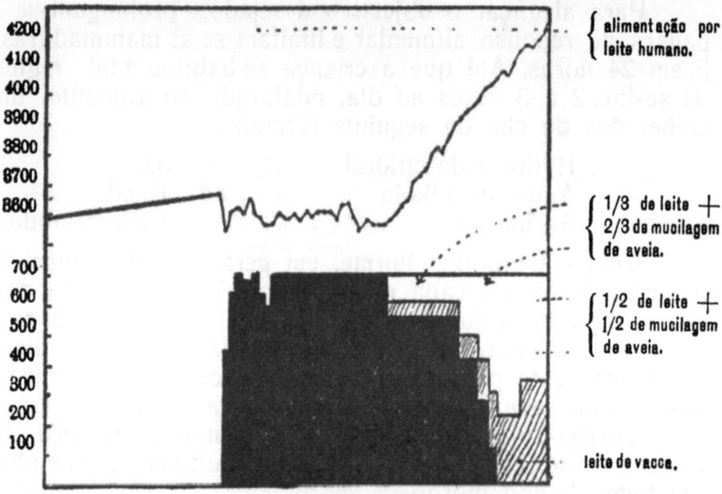

Figura 5

Criança de 4 mezes. Com dez semanas de idade, foi pesada e examinada na Policlinica. Nessa época mammava, exclusivamente, leite materno. Seis semanas mais tarde, foi trazida ao ambulatorio com furunculose e prisão de ventre. Depois do primeiro exame na Policlinica, o doentinho foi desmammado, recebendo, dahi em deante, em cada mammadeira, uma mistura de 2/3 de leite de vacca com 1/3 de agua e uma colher das de chá de lactose. Nesse intervallo ganhou, apenas, 50 grs. no peso, apresentando, continuamente, obstipação e furunculose. Iniciada a alimentação com leite de ama, começa o periodo de reparação. Depois, administrando leite de vacca ao lado do de ama, manifesta-se franco desenvolvimento.

A therapeutica dietetica pelo leite de ama é, sem duvida, a que melhor garante a vida da criança; mas, nem sempre conduz a immediato augmento de peso. As melhoras da criança annunciam-se logo, apesar de não se notar accrescimo no peso. Durante esse intervallo (*periodo de reparação*) o doentinho se restabelece gradativamente; torna-se alegre e vivo; de novo, apparece o riso; a furunculose e as demais complicações vão, aos poucos, retrocedendo. No entanto, não se manifesta augmento de peso. Sobre essa demora é preciso orientar os paes da criança desde o inicio do tratamento. Uma vez melhorado o estado geral (4 a 6 semanas depois de iniciada a alimentação pelo leite de ama) procura-se, então, alterando a dieta, provocar augmento de peso. Para isso administra-se ao lactente, uma a duas vezes por dia, uma mistura contendo hydratos de carbone: 1/3 de leite de vacca com 2/3 de mucilagem de aveia, assucar, mingau de malte ou leitelho. Com essa variação da dieta manifesta-se a esperada ascenção da curva ponderal. Algumas semanas depois, abandona-se, aos poucos, o leite de ama, alimentando, dahi em deante, a criança com uma mistura de leite e hydratos de carbone, em dóses correspondentes a seu peso e idade.

c) Tratamento pela alimentação artificial

Quando somos obrigados a recorrer, na therapeutica da dystrophia lactea, á alimentação artificial, procuramos, em primeiro lugar, seguir as regras para isso anteriormente estabelecidas. No começo dá-se ao doentinho leite dissolvido com 50 % d'agua e addicionado de um pouco de assucar.

Quando o estado da criança não melhora, substitue-se, nessa alimentação, a agua por um decocto de hydratos de carbone (mucilagem de aveia ou, em crianças de mais de tres mezes, mingau de farinha de aveia).

Si, ainda assim, não se manifestam melhoras, reduzem-se as rações de leite á terça parte do volume primitivo, dando á criança: 1/3 de leite de vacca com 2/3 de mucilagem de aveia e um pouco de assucar.

Infelizmente esse recurso, ás vezes, falha. Nessas condições substitue-se a saccharose por maltose (extracto de malte) ou, melhor ainda, dá-se á criança o mingau maltado de *Keller*, para o qual a dystrophia lactea constitue indicação formal. O mingau maltado consta de 1/3 de leite de vacca com 2/3 de mingau de uma farinha qualquer (a de trigo, p. ex.) e extracto de malte.

Preparação do mingau maltado de Keller: (1) — Desmancham-se, em 330 grs. de leite frio, 50 grs. de farinha de trigo (quando se tem á disposição farinha de optima qualidade, bastam 30 grs.); passa-se essa mistura em tamiz para arredar grumos de farinha. Dissolvem-se, em outro recipiente, 100 grs. de extracto maltado de *Löflund* em 670 grs. de agua morna, depois addiciona-se essa mistura á

---

(1) Nota do traductor: Prefiro traduzir, nesse caso, *Suppe* por *mingau*.

anteriormente preparada; leva-se a fogo brando e agita-se, constantemente, até ferver; em seguida distribue-se o mingau em mammadeiras.

Os resultados therapeuticos alcançados com o mingau de malte são rapidos. No segundo dia de sua administração, apparece augmento de peso que não mais se interrompe. Com essa dieta o aspecto das fézes torna-se caracteristico (pardo-escuras); a criança emitte tres a cinco dejecções por dia, sem que essa frequencia inspire cuidados. As camaras se tornam homogeneas e apresentam consistencia de pirão molle; raramente, são moldadas.

Durante cinco a seis semanas dar-se-á á criança mingau de malte; depois augmenta-se, aos poucos, a quantidade de leite.

O alimento é mais commodamente preparado do seguinte modo: collocam-se na mammadeira partes eguaes de leite e de mingau de farinha de trigo; depois, antes da criança mammar, addiciona-se á mistura uma a duas colheres de extracto de malte. Depois, á medida que a criança se desenvolve, poderá receber, ao lado disso, outro alimento.

O emprego de mingáu de malte em lactentes de tenra idade exige muito cuidado da parte do medico. Si a criança tem menos de 3 mezes, prepara-se o mingáu com 330 grs. de leite e 670 d'agua, addicionando-lhe 30 grs. de farinha. e 60 de extracto de malte (fórmula do «mingáu de malte diluido»).

Commummente, dá-se, a crianças de tenra idade, a mistura de 1/3 de leite de vacca, com 2/3 de mucilagem de aveia e um pouco de assucar; mas, si com essa alimentação o peso não augmenta, e si se apresenta obstipação, em lugar de assucar, addiciona-se a cada mammadeira uma colher das de chá de extracto de malte. Mesmo que essa alimentação não traga melhoras evidentes, espera-se, com paciencia, até que o doentinho alcance o 4.° mez de idade para então administrar-lhe o mingau maltado de *Keller.*

Em casos muito graves de dystrophia lactea diminue de tal modo a tolerancia do lactente para a manteiga do leite de vacca que, mesmo o mingau de malte, não consegue corrigir o estado morbido. Nessa hypothese é preciso empregar, então, uma dieta quasi completamente desengordurada. Só o leitelho (1) preenche taes condições.

---

(1) Nota do traductor: *leitelho* traduz *Buttermilch.*

O uso do leitelho é, de muito, conhecido na Hollanda. Em sua preparação emprega-se hoje crême de leite, fermentado por culturas puras do bacillo productor de acido lactico, sendo depois a manteiga retirada por centrifugação. A preparação do leitelho deve ser conduzida com o maximo cuidado.

O leitelho commum, encontrado nas leiterias, não deve ser empregado para lactentes. Quando não é possivel adquiril-o em leiteria modelo, onde se dispensa muito capricho a sua confecção, é preferivel lançar mão de preparados como o «leitelho hollandez» (segundo *Köppe-Giessen*), fornecido pela leiteria *Böhlen*, em *Rötha i. S.*, ou em *Vilbel i. H.*

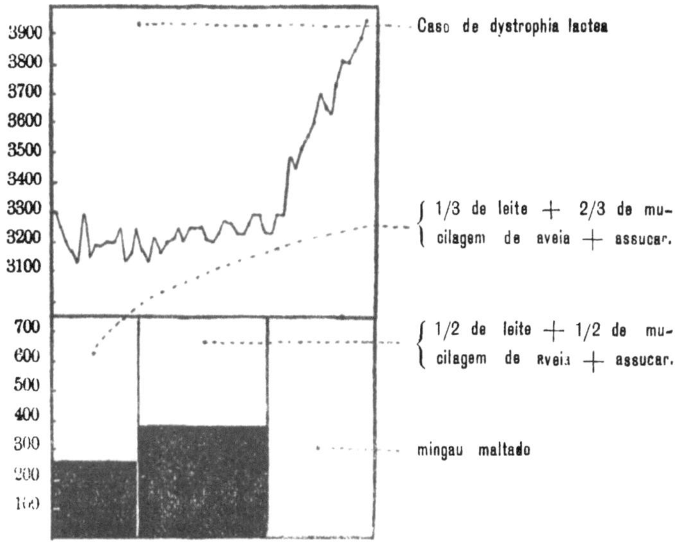

Fig. 6

Criança de tres mezes de idade, trazida ao ambulatorio, apresentando nystagmo e otite média. Depois de internada, continuou, a principio, a receber o alimento ao qual estava habituada: 1/3 de leite de vacca com 2/3 de mucilagem de aveia e assucar. Como não se notasse augmento de peso, começou-se a dar á criança — uma mistura de leite, e mucilagem de aveia em partes iguaes e um pouco de assucar. Mesmo assim permaneceu o peso estacionario, apparecendo, além disso, fézes saponaceas. Iniciada a administração do mingau de malte, a criança melhorou rapidamente.

O leitelho contém, approximadamente, 0, 5 % de gordura. E', portanto, substancia de pouco poder alimentar. Torna-se, por isso, indispensavel augmentar seu valor nutritivo com a addição de hydratos de carbone, sob a fórma de farinha e assucar.

Preparação do alimento : — Para isso usa-se leitelho fresco (de 24 horas no maximo). Tomam-se 250 grs. de leitelho, ao qual se ajuntam 10 grs. de farinha de trigo ; a essa mistura addicionam-se mais 750 grs. de leitelho fresco. Em seguida aquece-se tudo isso até 60 a 70° cent. e, agitando sempre, conserva-se a mistura, durante meia hora, nessa temperatura. Depois ferve-se. Logo que a mistura entre em ebullição, retira-se a mesma do fogo, agitando-a fortemente até resfriar.

O leitelho, assim preparado, deve ser submettido, successivamente, a duas ou tres ebulições rapidas. Antes da ultima fervura, addicionam-se-lhe 40 grs. de assucar e reparte-se-o em frascos esterilizados.

Não é aconselhavel augmentar a taxa de hydratos de carbone (15 grs. de farinha com 60 a 70 grs. de assucar), visto como facilmente sobreviriam manifestações dyspepticas.

Preparado desse modo, constitue o leitelho um alimento que encerra pouca gordura, mas dóse consideravel de hydratos de carbone. Como tal representa indicação formal — para a alimentação de prematuros, para a alimentação mixta com leite humano e para os casos graves da dystrophia lactea.

Nessa dystrophia administra-se o leitelho ao doentinho durante 5 a 6 semanas ; depois, 4 a 5 semanas, o mingau maltado ; dahi em deante abandona-se, gradativamente, esse mingau.

*
* *

II. Dystrophia farinacea

Perturbações de intercambio nutritivo, occasionadas pelas farinhas, constituem estado dystrophico chronico, observado em lactentes que, durante muito tempo, exclusiva ou predominantemente, foram alimentados com hydratos de carbone. A dystrophia póde apparecer ainda em crianças alimentadas artificialmente, desde tenra idade, com mingaus farinaceos.

São varios os motivos do apparecimento da dystrophia. Não raro, entre elles figuram conselhos medicos mal executados : si, numa criança com diarrhéa, o medico abandona o leite, substituindo-o por mucilagem de aveia, as mães entendem, ás vezes, que, dahi em diante, só devam alimentar o lactente com mingaus farinaceos. Outras vezes, a mãe cautelosa, sabendo que no verão o leite é, frequentemente, nocivo á criança, abandona-o, desde o começo da estação calmosa, e, por precaução mal entendida, dá ao lactente exclusivamente mingau, ou mucilagem de aveia. Esse modo de agir, evitando a diarrhéa, produz a dystrophia farinacea, capaz de matar a criança. Na etiologia dessa dystrophia, os costumes desse ou daquelle povo representam papel muito importante.

Em regiões onde a população se alimenta, quasi inteiramente, de farinaceos recebem as crianças, desde muito cedo e, ás vezes, exclusivamente, pirão de farinha, ou alimentos analogos.

Annuncios encomiasticos das fabricas de «farinhas para crianças» contribuem, enormemente, para que se abuse desse modo de alimentação. De maneira condemnavel apregoam os fabricantes que, mesmo o leite materno, póde ser substituido pelas farinhas.

Commummente são empregados a decocção de aveia (mucilagem), os mingaus feitos com variadas farinhas (aveia, trigo, mondamina) e as denominadas farinhas para crianças (*Nestlé, Kufeke, Theinhardt*, etc.) (1). Nalguns paizes é habito addicionar ao mingau — sal, manteiga, ou gemma d'ovo. Com isso não se evita, porém, a dystrophia farinacea.

Quadro quasi identico ao dessa dystrophia póde ser observado em crianças alimentadas, durante muito tempo, com o denominado «leite suisso».

Symptomatologia e decurso : — A phase inicial da dystrophia farinacea só vem ao conhecimento do medico, quando por acaso a criança é trazida ao consultorio por outros motivos (hydrocele, hernia. etc.) e a anamnese revela ter sido alimentada, até áquella data, exclusivamente, com mingaus de farinha.

No inicio da dystrophia, as crianças não parecem doentes; são, pelo contrario, vivas, musculosas, com bôa côr e turgescencia normal.

Em consequencia da alimentação hydrocarbonada, a criança augmenta consideravelmente de peso, circumstancia que revigora a opinião dos paes de terem encontrado alimento adequado ao doentinho. Infelizmente esse estado de cousas muito cêdo se transforma : o lactente não engorda mais, perde o appetite e os paes, não raro, demasiado tarde, notam alterada a saúde da criança.

Quando finalmente decidem chamar medico, encontra esse, em grande numero de casos, um quadro completo de

Nota do traductor: Entre nós — Glaxo, cerealina, caldo de arroz, etc.

atrophia: grande emmagrecimento, bochechas murchas, face escavada, olhos fundos, encontrando-se no rosto, abaixo da pelle, apenas, o cochim gorduroso de sucção, sob a fórma de saliencia circular. O tegumento cutaneo parece demasiado grande para a criança No triangulo de *Scarpa* e nas axillas notam-se fartas dobras cutaneas. O doentinho parece ter murchado. A pelle secca descama continuamente. Observa-se, com frequencia, essa fórma de dystrophia em crianças alimentadas, exclusivamente, com mucilagem ou com mingau de aveia, sem addição de sal.

Em outro grupo de lactentes, nota-se hypertonia muscular. Os musculos, duros á apalpação, oppõem aos movimentos passivos surprehendente resistencia; apesar do emmagrecimento geral, conservam os musculos a hypertonia e desenham-se, com todos os seus contornos e saliencias, abaixo da pelle delgada (*musculatura de athleta*).

O *typo hypertonico* da dystrophia farinacea encontra-se em crianças, muito precocemente, alimentadas com grande quantidade de farinha e pouco leite.

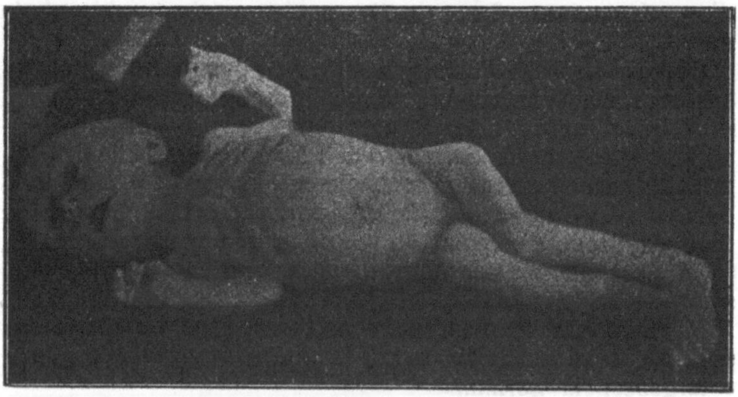

Fig. 7. **Lactente atrophico**

Profundo, emmagrecimento que póde ser observado — no *typo atrophico* da dystrophia farinacea, nos casos graves da dystrophia lactea, nas perturbações agudas de intercambio nutritivo, nas molestias infecciosas de marcha longa, etc.

Hypertonia muscular não é manifestação exclusiva da dystrophia farinacea; encontra-se, embóra raramente, em outras perturbações de intercambio nutritivo e, ás vezes, mesmo em recemnascidos normaes.

Mais commum do que o typo atrophico é a *fórma*

hydropica ou *hydrhemica* da dystrophia farinacea, encontrada, com frequencia, em doentinhos alimentados com farinhas preconizadas como alimento infantil e naquelles que recebem, predominantemente, mucilagem ou mingau de aveia com sal, manteiga ou gemma d'ovo.

A alimentação assim constituida produz consideravel retenção d'agua, o que empresta á criança, no começo, bôa apparencia physica (fórmas arredondadas, obesidade mesmo.) Exame cuidadoso do lactente revela, porém, symptomas suspeitos: pallidez, tumefacção e edema da face.

O doentinho tem aspecto «balofo». A's vezes, apparecem edemas localizados principalmente sobre as palpebras, no dorso das mãos e dos pés. Depois, durante algum tempo, a criança não mais augmenta de peso: a agua retida é, aos poucos, eliminada e o caso termina sempre por eedratrophia. O emmagrecimento do lactente não é geral: ımquanto o tronco e os membros definham, conserva-se o osto, em frisante contraste, com aspecto hydropico. Quem vê a criança vestida póde até consideral-a, pelo volume das

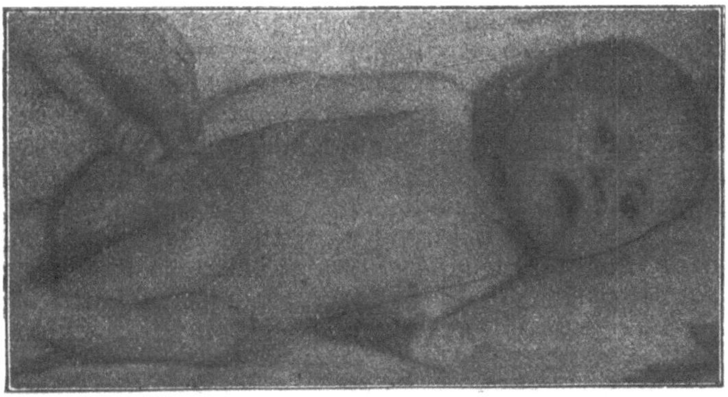

Fig. 8. **Typo hydropico da dystrophia farinacea**

Comparando-se essa gravura com a precedente, observa-se, no thorax da criança, evidente emmagrecimento; o rosto, no entanto, é cheio e redondo. Esse doentinho foi, durante mezes, alimentado, exclusivamente, com farinha *Kufeke* (sem leite) e morreu dois dias depois de feita a presente photographia

bochechas, em excellente estado de saúde. No entanto, tratase de lactentes gravemente enfermos.

As crianças conservam a apparencia hydropica durante semanas e até mezes depois de iniciado o tratamento. Quando sobrevêm molestias agudas intercurrentes, o aspecto hydropico do lactente pode desapparecer em 24 horas.

*

Na dystrophia farinacea o exame somatico da criança revela, apenas, ligeiras desordens dos orgãos internos. Não ha febre; manifesta-se, antes, tendencia a hypothermia. Symptomas de rhachitismo são raros: os ossos do cranio mostram-se até notavelmente duros. O ventre se apresenta um pouco abahulado; o figado palpavel. As fézes nada têm de caracteristicas. Quando a criança é alimentada exclusivamente com farinha, as dejecções se tornam homogenias e pardas; quando a alimentação consta de mucilagem de aveia, apresentam-se verdes, ás vezes, encaroçadas e mucosas. Em todo o caso, falta ás camaras na dystrophia farinacea aspecto determinado, como acontece ás fézes saponaceas da dystrophia lactea.

Nos casos de dystrophia farinacea sem complicações a urina é normal.

As manifestações psychicas das crianças dystrophicas deixam facilmente reconhecer graves perturbações nervosas: mau humor, physiognomia contrafeita, olhos muito abertos e sem brilho, fechamento vagaroso das palpebras, molleza e lentidão dos movimentos dos membros.

As funcções glandulares, tanto quanto se póde ajuizar, estão sempre compromettidas. A pelle se apresenta secca, a mucosa buccal e a lingua pegajosas, e a secreção salivar diminuida.

A's mucosas laryngea e esophagiana falta a humidade normal. Quando se introduz no esophago uma sonda gastrica, ella não deslisa com facilidade.

A voz se torna velada e aphonica. Existe evidente anorexia.

Complicações: — E' grande o perigo de complicações. Não existe, talvez, outra molestia do lactente que, como a dystrophia farinacea, tão intensamente comprometta as funcções de defesa organica.

Ligeiras infecções das vias respiratorias (simples coryza, pharyngites banaes, etc.) tomam, inesperadamente, decurso grave.

A pelle, secca e descamante, é muito vulneravel, apresentando grande tendencia á furunculose. Em numerosos casos, encontra-se pús na urina, como consequencia de pyelonephrite.

Apparecem, immediatamente, perturbações gastrointestinaes agudas sempre que se tenta administrar leite á criança. Esses transtornos nutritivos acompanham-se de rapidas quédas de peso que, de perto, ameaçam a vida do doente.

Além disso, nos casos acompanhados de hypertonia, encontram-se, com frequencia, manifestações espasmophilicas.

Apparece, ás vezes, xerose da conjunctiva, complicação que muito sombrio faz o prognostico quanto á integridade futura da visão.

Pathogenese: — A alimentação pela mucilagem e pelo mingau de aveia encerra grande quantidade de hydratos de carbone ao lado de notavel falta de gordura, albumina e saes.

Consequentemente, no regime farinaceo, ha grande deficiencia de calorias. Não é possivel cobrir exclusivamente com farinhas as necessidades alimentares da criança. O augmento de peso que se nota no começo da desordem nutritiva é enganador: representa, apenas, retenção d'agua.

A deficiencia de albumina e de saes torna impossivel o legitimo desenvolvimento do organismo. Além disso, a relativa superalimentação com hydratos de carbone é nociva á saúde da criança. Suas consequencias são conhecidas. O excesso de hydratos de carbone produz, como provaram pesquisas de *Weigert*, sob a direcção de *Czerny*, retenção d'agua nos tecidos e, ao mesmo tempo, notavel depressão dos processos de immunidade da criança. Dessa maneira se explica porque, facilmente, ellas adoecem e qual o motivo da marcha grave que nellas toma a mais banal infecção.

A addição de chloreto de sodio ao alimento faz crescer a tendencia á rentenção d'agua, occasionando edemas, mesmo sem nephrite. A agua assim retida é muito labilmente fixada pelo organismo — qualquer perturbação morbida da criança provoca seu escoamento abrupto. Dessa maneira comprehende-se a violencia das quédas de peso que soffrem esses doentinhos por causas relativamente insignificantes.

Si a alimentação não contém sal de cozinha, dentro de algum tempo, a falta de chloro se faz sentir energicamente. As farinhas encerram chloreto de sodio em quantidade diminuta. Em consequencia da carencia de chloro as funcções glandulares são gravemente perturbadas, sobretudo a secreção chlorhydrica, clinicamente revelada por intensa anorexia.

Diagnostico: — Em casos typicos o aspecto hydropico do doente torna facil o diagnostico. Nalguns lactentes a hypertonia muscular basta para levantar a suspeita de dystrophia farinacea. Certeza nos fornecem dados anamnesticos.

O *prognostico* é grave. Baseia-se, sobretudo, na idade da criança, na duração da dieta farinacea, e, além disso, na presença ou ausencia de complicações.

Quanto mais nova fôr a criança, quanto mais tempo deixou de mammar leite, tanto mais sombrio será o prognostico. Apparecendo complicações, sobretudo lesões das vias respiratorias, a situação se torna ameaçadora.

Tratamento : — Visa cobrir, o mais cêdo possivel, o *deficit* organico de saes e de gordura. Além disso, a quantidade de hydratos de carbone na alimentação será reduzida a limites normaes, isto é, proporcionada aos restantes componentes da alimentação.

Não é vantajoso supprimir da alimentação os hydratos de carbone, porque, administrados em doses médias, são bem digeridos, mesmo por lactentes de tenra idade.

Na etiologia da dystrophia farinacea, não occupa a supernutrição com hydratos de carbone o primeiro lugar ; sua causa principal é a falta de nitrogenio e de saes nas farinhas.

E' perigoso abandonar abruptamente os hydratos de carbone, mesmo que antes disso se prescreva dieta hydrica (chá). Essa tentativa póde vir seguida de collapso e mesmo de morte da criança.

O tratamento deve ainda levar em conta o seguinte facto: quanto mais longo foi o prazo da alimentação farinacea, *menor* se torna a tolerancia do lactente para a gordura do leite. E' indispensavel, portanto, iniciar a administração do leite por doses muito pequenas.

*

I) *Tratamento com leite de vacca diluido*: — Propicios a esse tratamento são os doentes que já tenham ultrapassado o 4º mez de idade e que não apresentem emmagrecimento demasiado intenso, edemas ou outros graves symptomas morbidos.

Nesses casos procede-se da seguinte maneira: não se arreda abruptamente a alimentação farinacea; mas, aos poucos, a ella se vae addicionando leite.

No primeiro e segundo dias, receberá a criança 20 grs. de leite em cada dóse habitual do mingau; no terceiro dia 40 grs. e assim por deante. Desse modo se caminha, aos poucos, até addicionar ao mingau 1/3 de leite de vacca. Nessa concentração convem permanecer alguns dias, visto como certos doentinhos com ella já começam a augmentar de peso, ou, pelo menos, não continuam a emmagrecer. Passados 8 a 10 dias, pode-se augmentar, de novo, a concentração do leite, mas na terça parte das crianças apparece obstipação. Esse phenomeno é de bom prognostico, porque basta substituir no alimento o assucar commum pela maltose, ou pelo mingau maltado de *Keller*, para vêr-se encaminhada a *reparação* da criança.

No mingau maltado dá-se ao lactente, na verdade, grande porção de hydratos de carbone; mas, ao lado disso, um pouco de albumina, de gordura e saes. No decurso de cinco a seis semanas, aos poucos, se consegue augmentar o nivel de tolerancia para o leite, cuja administração poderá ser feita da maneira indicada no tratamento da dystrophia lactea.

Quando, addicionando-se leite ao mingau, a criança reage com vomitos e diarrhéa, basta desengordural-o para o tornar supportavel.

Para obter leite magro — deixa-se o leite de vacca durante uma a duas horas em repouso num recipiente de bocca larga; depois, com uma concha, retira-se a camada superior (approximadamente 1/3 do total) que é muito gordurosa. Assim se obtem leite contendo, apenas, 1 a 1 e 1/2 % de manteiga. Si com essa modificação alimentar a criança não apresenta melhoras, é preferivel abandonar qualquer outra tentativa e lançar mão do leite caseinado.

*

II.) Tratamento pelo leite caseinado ou albuminoso: — Nos casos graves de dystrophia farinacea, em crianças de tenra idade, com symptomas dyspepticos e emmagrecimento accentuado, emprega-se, vantajosamente, o *leite caseinado*. Para evitar, porém, continuação da quéda ponderal, addiciona-se-lhe, logo no inicio, 3%, depois 5 e até mesmo 7% de assucar de *Soxhlet*.

Havendo tendencia a vomitos e diarrhéa, começa-se administrando esse leite em pequenas porções: na primeira refeição 50 grs., na segunda 60, depois 70, 80, etc., até que, no terceiro ou quarto dia, receba a criança ração proporcional a seu peso. A quantidade de leite caseinado que se administra deve corresponder de 1/5 a 1/6 do peso da criança.

Nos casos que não apresentam intensas manifestações pathologicas gastro-intestinaes, póde-se começar dando leite em rações correspondentes ao peso da criança. Não é necessario fazer preceder o regime do leite caseinado pela dieta hydrica (chá).

O tratamento pelo leite albuminoso deve durar cinco a seis semanas. Seu modo de emprego vem descripto mais adeante.

Em muitos casos obtêm-se com esse leite excellentes resultados; o peso da criança começa a augmentar, desapparecem os edemas e a apathia do doentinho. Mas, quando esse effeito não se revela ao findar a primeira semana de tratamento, é baldado continuar a experiencia, visto como, com isso se perde tempo precioso. Si, nesse intervallo, a criança adquire uma infecção qualquer, morrerá seguramente. Quando o doentinho apresenta anorexia, mesmo administrando-lhe, á força, leite caseinado, não melhora o appetite. Em muitos casos de dystrophia farinacea, observa-se grande repugnancia pelo leite caseinado.

*

III.) Tratamento com leite de ama: — Si a criança rejeita o leite caseinado, administra-se-lhe leite humano, a melhor therapeutica para a maioria dos casos de dystrophia farinacea. O leite de mulher consegue, sem demora, restabelecer as funcções de defesa da criança (*immunidade*) e evitar o perigo das infecções. O leite humano representa indicação formal — quando a criança repelle a alimentação artificial, quando se trata duma dystrophia de longa duração, e, finalmente, quando o doentinho apresenta infecções ou symptomas de espasmophilia.

O leite de ama será administrado em pequenas dóses, visto como, no começo, representa mais um medicamento do que verdadeiro alimento. Levando-se a criança, directamente, ao seio da ama, e permittindo que mamme a seu talente, verifica-se que o doentinho continúa a diminuir de peso, caminhando, rapidamente, para a morte. Para evitar esse desastre deverá a ama ordenhar o leite, dando-o á criança, em mammadeira e em dóses determinadas. Esse processo é trabalhoso e, si não fôr bem conduzido, produz estagnação do leite e subsequente impossibilidade de lactação. Para afastar esse inconveniente recommenda-se, sendo possivel, enviar a criança a uma Maternidade, onde receberá leite humano ordenhado pelos processos conhecidos.

No começo a criança mammará a metade do leite que, de accordo com seu peso, deveria ingerir; ex.: um lactente com 3.600 grs. receberá, em 5 refeições, um total de 300 grs. em vez de 600. De 8 em 8 dias a ração alimentar será accrescida de 100 grs.

A alimentação pelo leite humano não traz, ás mais das vezes, melhoras immediatas. Em doentes do typo atrophico, o primeiro symptoma de melhora é a parada da quéda de peso; nos do typo hydropico o peso póde continuar a cair, apesar do regime pelo leite de ama.

A agua, retida no corpo á custa dos hydratos de carbone, é eliminada, occasionando, muitas vezes, quédas de peso rapidas e perigosas (200 a 300 grs. por dia).

Dentro de pouco tempo, torna-se menor a diminuição de peso, até que a criança não mais emmagrece. Não obstante o peso permanecer estacionario, nota-se melhora inconfundivel no estado geral do doente.

Inicia-se o *periodo de reparação* da dystrophia, acompanhado dos signaes clinicos já anteriormente descriptos.

O leite de ama será administrado durante 5 a 6 semanas; depois, uma vez por dia, dá-se ao doentinho um alimento hydro-carbonado: leitelho ou mingau maltado. Feito isso, de novo, começa a criança a engordar. Passadas mais tres a quatro semanas, poderá o lactente receber a mistura de leite de vacca correspondente ao seu peso e idade.

A phase critica do tratamento é representada pelos primeiros dias de transição do regime farinaceo para o do leite de ama. A diminuição de peso que apparece é, ás vezes, tão violenta que se faz necessario disfarçal-a administrando ao doentinho, por via rectal ou buccal, solução do *Heim-John*, agua mineral (*Karlsbad-Mühlbrunnen*, etc.), ou, em injecções sub-cutaneas, solução physiologica. Apesar dessas precauções, continúa, nalguns casos, a diminuir o peso, e nota-se mesmo peora de estado geral da criança.

Nessa emergencia não se trata, exclusivamente, de eliminação d'agua retida pelos tecidos (perda d'agua de concentração, *Tobler*), mas de lesão das cellulas do organismo (perda d'agua por destruição).

E' possivel ainda pôr paradeiro a essa quéda de peso tão abrupta, dando á criança uma, no maximo, duas refeições de leitelho por dia. Esse recurso póde modificar, immediatamente, a curva ponderal, impedindo que a criança continue a emmagrecer.

Si falha a manobra, o doente está provavelmente perdido; a morte sobrevem, em geral, quando a criança chega a perder 1/3 de seu peso maximo attingido (*indice de Quest*).

*

Ao lado da therapeutica dietetica, não devem ser abandonados outros processos de tratamento. A's complicações, mesmo insignificantes, será dispensado o maximo cuidado, porque na dystrophia farinacea podem conduzir facilmente á morte. Furunculos, por menores que sejam, serão incizados e cobertos com faixadura aseptica. Para evitar infecções das vias respiratorias, afasta-se da criança toda pessôa que apresente tosse ou bronchite. Os olhos do doentinho serão, diariamente, lavados com agua boricada; sobre a conjunctiva applica-se pomada de *byrolina*, ou unguento de oxydo amarello de mercurio. Quando, apesar desses cuidados, manifesta-se xerose, qualquer tratamento, mesmo em mãos de especialista, é quasi sempre desnecessario, pois, o processo morbido se desenvolve tão grave e rapidamente que perfura a cornea e a inutiliza em poucos dias. Nos casos menos graves formam-se leucomas que perturbam a visão de maneira permanente.

A anorexia constitue, nalguns casos, complicação muito desagradavel. E' baldado tentar tratamento medicamentoso; melhora expontanea é muito rara. Quando a criança, por inappetencia, ingere porções alimentares insufficientes, nada mais nos resta do que introduzir-lhe no estomago, por meio de sonda, uma a duas vezes por dia, 100 a 200 grs. de leite.

***

III. Doença de Barlow

A doença de *Möller-Barlow* póde apparecer desde o segundo semestre, até o segundo anno de idade da criança. O escorbuto constitue, no adulto, manifestação morbida correspondente.

Etiologia: — Em primeiro lugar figura na etiologia alimentação defeituosa e uniforme, administrada á criança por muito tempo (leite conservado, pasteurizado, esterilizado e homogenizado). Ao lado disso, disposição individual do lactente representa, sem duvida, papel importante.

Symptomatologia: — Symptomas hemorrhagicos constituem manifestação capital da doença de *Barlow*. Encontram-se derrames sanguineos abaixo do periosteo dos ossos longos (sobretudo de femur), na mandibula, nos ossos do cranio (orbita), nas costellas e nas gengivas, quando a criança já possue dentes, ou estão esses em vesperas de romper. Nalguns casos os derrames sanguineos são tambem encontrados na mucosa nasal, na conjunctiva, nos intestinos, assim como na pelle, sob a fórma de petechias e suffusões. Hematuria é um dos symptomas precoces da molestia.

Além disso, a criança apresenta febre sem typo regular, mal estar, suores profusos, pallidez, anorexia, repugnancia pelo leite e dores nos pontos lesados. A hyperesthesia dos membros atacados é tão intensa que o doentinho quasi não póde fazer uso delles (*pseudoparese*). As hemorrhagias sub-periostaes dão origem a saliencias em fórma de tumores.

E' ainda obscura a *pathogenese* da doença de *Barlow*. A molestia é hoje considerada uma «avitaminose», grupo de manifestações morbidas do qual fazem parte o beri-beri, o escorbuto, a pellagra e a dystrophia farinacea. A ausencia na alimentação de certas substancias indispensaveis á bôa marcha do intercambio nutritivo (*vitaminas*, aliás de constituição chimica absolutamente desconhecida) seria a causa da apparição dessas diversas manifestações morbidas (*Funk*).

O exame *anatomo-pathologico* de casos da doença de *Barlow* revela, desde o começo alterações da medulla ossea: tranformação da medulla lymphoide em reticulada, muito menos rica de cellulas e vasos. Ao mesmo tempo perturba-se o desenvolvimento dos ossos que se tornam friaveis, apresentando, com frequencia, torsões e fracturas. Além disso, perturba-se o crescimento periostal. Finalmente notam-se hemorrhagias sub-periostaes.

Diagnostico: — Dôres osseas constituem, em geral, a causa das mães trazerem a criança ao medico. O exame clinico confirma esse facto, descobrindo, nos ossos longos, pontos salientes que parecem exostoses.

O diagnostico diffenrencial deve lembrar a possibilidades de: a) osteomyelite, affecção que se inicia, porém, com febre muito alta; b) fracturas ou infracções osseas no decurso de rhachitismo. Para isso faltam, entretanto, outros symptomas desse quadro clinico; c) doença de *Barlow*.

Estabelecido esse diagnostico, é preciso confirmal-o, procurando a existencia de hemorrhagias gengivaes e renaes.

Quando possivel pratica-se exame röntgenologico do ponto lesado. O resultado dessa pesquisa na doença de *Barlow* é muito caracteristico: encontra-se uma sombra, em fórma de faixa, situada no limite que separa o osso de sua cartilagem epiphysaria. Essa lesão é muito visivel na epiphyse distal do femur. Os hematomas sub-periostaes são tambem diagnosticaveis pelo exame röntgenologico.

Nos casos frustros da doença de *Barlow*, o diagnostico póde ser confirmado *ex-juvantibus*, isto é, pelo exito da therapeutica dietetica empregada.

Os casos graves acompanhados de numerosas hemorrhagias sub-periostaes, que, secundariamente, se infeccionam, com difficuldade podem ser distinguidos de uma septicemia, associada á diathese hemorrhagica.

O *prognostico* será bom, si a therapeutica, desde cedo, fôr bem orientada.

Tratamento: — Para alliviar as dôres osseas proporciona-se á criança o maximo repouso possivel: evita-se o banho e immobiliza-se o membro lesado, envolvendo-o em algodão ou em faixaduras hydropathicas. Si as dôres provocam choro continuo, dá-se á criança, em cada refeição, uma colher das de chá de hydrato de chloral (solução a 3°/₀). Dessa maneira mantém-se calmo o doentinho. Cinco a seis dias depois de iniciado o tratamento, as dôres diminuem podendo o chloral ser dispensado.

E' inutil e perigoso incisar os hematomas na esperança de melhorar as dôres, diminuindo a tensão local.

O *tratamento dietetico* constitue a parte mais importante da therapeutica. Tendo-se bom leite de vacca á disposição, poderá ser administrado crú, em pequenas dóses, puro, ou diluido segundo os principios conhecidos. A's mais das vezes, é prudente fervel-o rapidamente, antes de o dar á criança. Parece sêr de proveito ao doentinho administrar leite de procedencia diversa da do que occasionou a molestia.

Além do leite, dão-se á criança legumes frescos e caldo de fructas: espinafre, cenouras, puréia de maçãs, banana ralada. A crianças de tenra idade, que não devem receber alimentação solida, administra-se, com uma colherzinha, fresco e assucarado, caldo de cerejas, ou de framboesas. Póde-se empregar tambem caldo de laranjas, succo de cenouras e de nabos, sopa de fructas (de cerejas, maçãs, etc). As sopas têm a vantangem de poder sêr administradas com mammadeira. Quando ha intensa anhemia, misturam-se, diariamente, aos legumes uma a duas colheres das de chá de carne moida. Essa dieta será mantida durante algumas semanas, mesmo quando a criança pareça perfeitamente curada.

Perturbações de intercambio nutritivo, ex-infectione

I) Transtornos de intercambio de caracter agudo (toxicoses)

Perturbações agudas de intercambio nutritivo são, entre todas as molestias do primeiro anno de vida, as mais importantes e constituem, frequentemente, causa de morte em crianças dessa idade. Sua frequencia se intensifica enormemente nas epocas calmosas de verão. Os dias de grande calor vêm, ás mais das vezes, seguidos de correspondente ascenção na mortalidade de lactentes. A morbilidade e a letalidade são principalmente intensas em crianças alimentadas pelos processos artificiaes.

Etiologia: — Perturbações agudas de intercambio apparecem quando a criança é alimentada com leite modificado por processos bacterianos, ou quando essa decomposição se dá depois que o leite foi ingerido.

A gordura e os hydratos de carbone facilmente se decompõem.

O resultado desse phenomeno é formação de acidos gordurosos que, como experimentalmente se verificou, occasionam diarrhéa e os demais symptomas de perturbações agudas de intercambio.

Varios outros factores facilitam o apparecimento de desordens nutritivas.

1°) O *calor estival*, favorecendo o desenvolvimento bacteriano, apressa a decomposição do leite. A influencia nociva das bacterias não é, porém, directa; as perturbações morbidas são antes produzidas por suas toxinas, ou endotoxinas. Além disso, a intoxicação alimentar não resulta de infecção especifica do tubo gastro-intestinal, semelhante á typhica é á cholerica. Os agentes nocivos, sobretudo acidos gordurosos, provêm da decomposição alimentar, por acção directa de bacterios.

2°) Perturbações anteriores de intercambio nutritivo favorecem o apparecimento de recidivas. Todo transtorno alimentar diminue no lactente o poder de tolerancia para a alimentação artificial.

E' facil verificar que as crianças victimas de toxicoses alimentares, já tinham soffrido anteriormente perturbações nutritivas. Essa circumstancia torna sensivel suas funcções intestinaes ás menores intoxicações.

3º) Prematuros e lactentes precocemente submettidos á alimentação artificial são muito sujeitos a intoxicações alimentares.

4) Constituem causa frequente de intoxicação alimentos de composição pouco adequada e administrados á criança em quantidade excessivamente grande. Fazem parte desse grupo substancias muito assucaradas. Além disso, superalimentação é causa frequente de perturbações alimentares.

Modernamente, pensa-se que o calor estival exerça influencia directa sobre a criança, limitando, de maneira notavel, sua tolerancia para a alimentação artificial. Essa maneira de ver não está ainda bem comprovada.

***

Manifestações clinicas

Os symptomas das perturbações agudas de intercambio apresentam grandes differenças de intensidade. Nos casos benignos o estado geral da criança revela ligeiras alterações, podendo as manifestações morbidas limitar-se a phenomenos pathologicos do tracto gastro-intestinal.

Nos casos de decurso violento é gravemente lesado o organismo inteiro. Symptomas geraes dominam a situação, impellindo os phenomenos gastro-intestinaes para segundo plano. Assim se constitue o quadro morbido da *intoxicação alimentar*. Esses casos graves são, em geral, descriptos separadamente das outras desordens de intercambio nutritivo sob a denominação de toxicose alimentar.

Symptomatologia: — Os symptomas de perturbação aguda de intercambio podem manifestar-se lentamente; outras vezes surgem, de modo abrupto, de um dia para outro.

Quem observa crianças com cuidado (sobretudo nas Maternidades) vê que, a principio, o numero de dejecções se multiplica e as fézes se tornam molles. Ao mesmo tempo percebe-se que o peso da criança não mais augmenta. O lactente vomita de vez em quando e começa a perder o appetite; a temperatura não se mantém constante e á tarde nota-se febre. Depois que os prodromos da molestia assim se desenham mais ou menos uma semana, sobrevêm então, tempestuosamente, com intensidade variavel, crises agudas da perturbação de intercambio: o peso cae abruptamente, as fézes se tornam diarrheicas, etc.

Na clinica domiciliar passam despercebidas as manifestações prodromaes da molestia. A criança só é trazida ao consultorio medico quando apresenta, repentinamente, diarrhéa e vomitos. Muitas vezes falta esse ultimo symptoma. Na maioria dos casos encontra-se febre pouco elevada. Pesando o doentinho repetidas vezes, verifica-se diminuição constante de peso. O quadro clinico da molestia póde limitar-se a essas manifestações. Ha mesmo casos nos quaes o estado geral do doente não soffre alteração alguma.

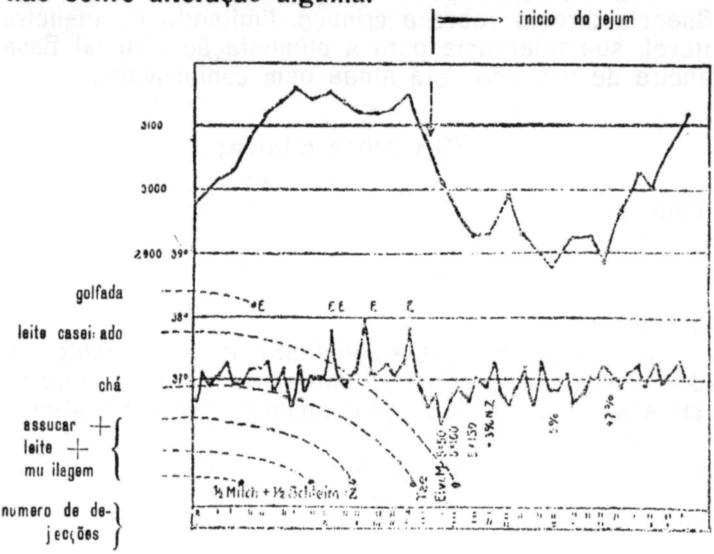

Fig. 9

Marcha de um caso de perturbação nutritiva de média intensidade

A figura mostra como, primeiramente, a temperatura começa a oscillar; notam-se depois elevações febris sem explicação plausivel. Permanece estacionaria a curva ponderal e a criança deita, de vez em quando, pequenas golfadas de leite. Mais tarde a diarrhéa se manifesta, acompanhada de quéda de peso. Com o abandono da alimentação (↓) desapparece a febre. A cura se faz com leite caseinado.

Crianças que, pela segunda ou terceira vez, apresentam diarrhéa, aquellas que, apesar de evidentes signaes de molestia, continuam a receber alimento, remedios caseiros, substancias constipantes, etc., apresentam manifestações gastro-intestinaes muito intensas e, regularmente, alterações do estado geral.

As manifestações diarrheicas occupam, quasi sempre,

o primeiro plano; a criança emitte dez ou mesmo mais dejecções em 24 horas. As fézes se tornam fluidas e mucosas, apresentando cheiro acido e putrido. Variam de um caso para outro seu aspecto e consistencia: ora são homogenias, amarello-claras, semelhantes a mingau de ervilhas; ora de côr lurida, pouco definida e encaroçadas. Entram em sua composição—muco intestinal esverdinhado, sabões em flocculos brancos (*Fettseifenflöckchen*), e, ás vezes, um pouco de sangue.

Vomitos não são constantes. Pódem faltar até em casos graves. A criança vomita, sobretudo, logo após a ingestão de alimentos, e, não raro, antes de exgottar o leite da mammadeira.

Mesmo nos casos ligeiros o peso da criança experimenta alterações; ora permanece estacionaria a curva ponderal, ora dá-se emmagrecimento de intensidade variavel. Em poucos dias a differença de peso póde ser de 300 a 400 grs. A criança manifesta anorexia intensa; a mucosa buccal se torna rubra, a lingua vermelha, secca e pegajosa; a parte interna das bochechas cobre-se de sapinho e o ventre se abahula em consequencia de meteorismo; a pelle se descora; as nadegas revelam assaduras.

O volume da urina diminue. Em crianças de tenra idade e em casos graves apparece lactosuria.

Além dos symptomas mencionados, ainda outros podem surgir: desassocego, irritabilidade, somno leve, choro frequente, etc.

Czerny e *Keller* interpretam o vomito e a diarrhéa como reacções de defesa do organismo da criança. No intuito de diluir as substancias nocivas contidas nos intestinos para ahi faz o organismo convergir grande quantidade d'agua e evacuações fluidas são disso consequencia directa. Os vomitos eliminam do estomago restos alimentares que por ventura ahi tenham permanecido.

O peristaltismo intestinal augmentado se exterioriza clinicamente por diarrhéa; desse modo alija o organismo, tanto quanto possivel, substancias que lhe são nocivas.

A intensidade dessas manifestações depende da virulencia das substancias toxicas absorvidas. Quanto mais violenta é a irritação intestinal, tanto maior será a reacção que depende igualmente da constituição do systema nervoso da criança lesada. Por isso, nos casos graves, provocados por erros grosseiros de alimentação, e nas crianças «sensiveis», os intestinos não entram em repouso. Mesmo depois de eliminadas as substancias deterioradas, continuam as dejecções fluidas, compostas de muco intestinal, secreção de glandulas entericas e bacterios. Os vomitos proseguem, apesar do esvasiamento completo do estomago. Finalmente, continuando a secreção de defesa da parede intestinal, novas dejecções mucosas são eliminadas.

Decurso: — A marcha das perturbações agudas da nutrição, nos casos favoraveis, processa-se do seguinte modo: o jejum faz desapparecer os vomitos; a febre cae, mas a diarrhéa se mantém, até que os intestinos eliminem os ultimos restos de alimento nelles contidos. Em geral, a eliminação completa das fézes se dá dentro de 24 horas. O apparecimento de fézes hydricas indica que o intestino se esvasiou inteiramente. Sob a denominação de fézes hydricas comprehendem-se dejecções quasi privadas de substancias organicas e constituidas, predominantemente, por chá, administrado no periodo de jejum (*Teestuhl*). Nesse caso deixam as fézes nas fraldas, apenas manchas verde-escuras.

Uma vez constituidas fézes hydricas, entram os intestinos, geralmente, em repouso e, quando, de novo, se administra á criança alimentos adequados, não se dão mais de 2 a 3 dejecções em cada 24 horas. A principio apresentam as fézes aspecto dyspeptico; logo depois se vão tornando mais consistentes. Não raro, apparece mesmo, durante alguns dias, obstipação.

Algumas vêzes o jejum não exerce, apparentemente, influencia sob o numero de evacuações; só, aos poucos, se torna menor o numero de dejecções. O peso da criança, nos tres a quatro primeiros dias de tratamento, continúa a diminuir; depois não cae mais, ou as quédas se tornam insignificantes. Em seguida a curva ponderal, aos poucos, começa a subir.

Nalguns casos a perturbação nutritiva, depois do apparecimento dos symptomas toxicos, conduz rapidamente á morte; noutros, toma decurso sub-agudo, terminando pela cura.

Ha casos em que, emquanto a criança recebe chá e mucilagem de aveia, manifestam-se melhoras; mas quando, novamente, se procura administrar leite para cobrir as necessidades alimentares da criança, surgem manifestações dyspepticas, com perda de peso e todo o cortejo symptomatico da intoxicação. Esse facto obriga mais uma vez a supprimir a alimentação. E assim qualquer tentativa de alimentar a criança conduz a resultado identico. Emquanto isso, peora cada vez mais o estado do doentinho; o peso diminue, ás vezes, em quédas constantes de 50 a 100 grs. por dia.

Embora seja bom o appetite, torna-se impossivel alimentar a criança. A esse periodo das perturbações nutritivas denominou *Finkelstein : decomposição.*

Nessa situação precaria a criança continúa a emmagrecer rapidamente; o pulso se torna lento, apparece temperatura sub-normal. Com a marcha da *decomposição* sobrevem asthenia cardiaca (as bulhas se tornam indecisas). Finalmente a criança succumbe.

***

Decurso da intoxicação alimentar

A intoxicação alimentar representa um elevado grau de perturbação aguda do intercambio nutritivo. Na intoxicação tornam-se de tal maneira intensos os symptomas geraes que acompanham a diarrhéa, que os phenomenos morbidos do tracto digestivo passam a occupar segundo plano no quadro clinico.

Nos casos de intoxicação alimentar bem constituida encontram-se, segundo *Finkelstein,* os nove symptomas seguintes: *diarrhéa, perturbações da intelligencia, alteração do typo respiratorio normal, cylindruria, albuminuria, lactosuria, febre, diminuição de peso, collapso e leucocytose.*

Esses symptomas não se encontram em todos os casos; mas bastam alguns para justificar o diagnostico de intoxicação alimentar.

1º) *Febre*: — E' o primeiro elemento que se percebe nesse complexo symptomatico. A pyrexia depende, directamente, da intoxicação alimentar; não é, como se poderia pensar, de origem infecciosa. A febre é *alimentar*, quer dizer, depende da especie de alimento empregado e desapparece, consequentemente, com o jejum. Na intoxicação não ha typo febril caracteristico. A curva thermica pode elevar-se rapidamente até á hyperpyrexia. Iniciado o jejum, a temperatura cae, constituindo, ás vezes, verdadeira crise. Nos casos sem complicação a pyrexia é substituida, 24 horas depois, por temperaturas sub-normaes.

2º) *Glycosuria*: — E' igualmente de natureza alimentar. A's mais das vêzes, o assucar encontrado na urina corresponde ao administrado com o alimento (lactose, no caso de alimentação pelo leite). Algumas vêzes encontram-se outras especies de assucar na urina.

3.º) *Albuminuria e cylindruria*: — Além de assucar, a urina póde conter albumina, cylindros, leucocytos e, ás vezes, hematias. Oliguria é frequente; muitas vezes manifesta-se anuria. A urina emittida é, commummente, turva,

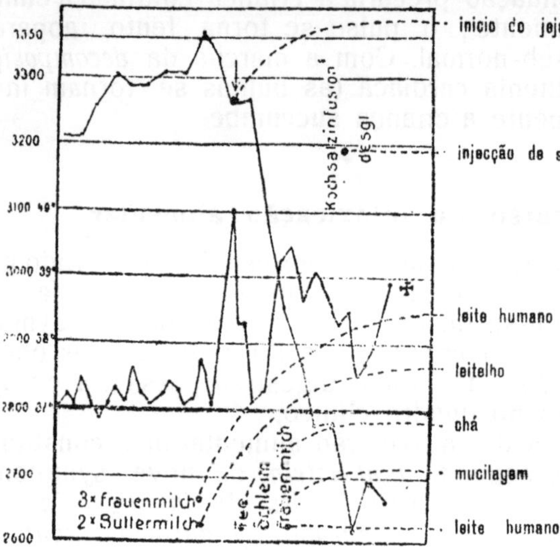

Fig. n. 10

Intoxicação alimentar

Manifestou-se intoxicação alimentar em um lactente que já anteriormente apresentara graves perturbações nutritivas; sua cura fôra alcançada com leite de mulher. Iniciada depois a alimentação binaria (3 vêzes leite humano e 2 vêzes leitelho), surge novamente a intoxicação alimentar. Apesar de ser immediatamente suspensa a alimentação e administrar-se depois leite humano, não foi possivel evitar a morte.

apresentando grande deposito, constituido por saes. Quando se encontram crystaes de acido urico na urina, existe, provavelmente, infarcto renal da mesma natureza.

Nesses casos a albuminuria e a cylindruria não constituem symptomas de nephrite; são, apenas, reflexo da destruição tissular da criança e da enorme perda d'agua do organismo. A albuminuria, nos casos de intoxicação alimentar, nunca é seguida de nephrite; termina sempre bem, quando a criança consegue vencer a perturbação nutritiva.

A lactosuria está presa a lesões funccionaes das paredes do intestino. Como consequencia disso a lactose atravessa, sem alteração, a barreira intestinal, sendo eliminada depois pela urina, visto como o organismo directamente não a póde utilizar.

4.º) *A diarrhéa* da intoxicação alimentar nada apresenta de caracteristico. No começo as fézes são expellidas com violencia e muito frequentemente; depois, quando as manifestações toxicas dominam o quadro morbido, apparece atonia intestinal.

5.º) *Quéda abrupta do peso.* — As perdas de peso são occasionadas, principalmente, por enorme eliminação

Phase de excitação

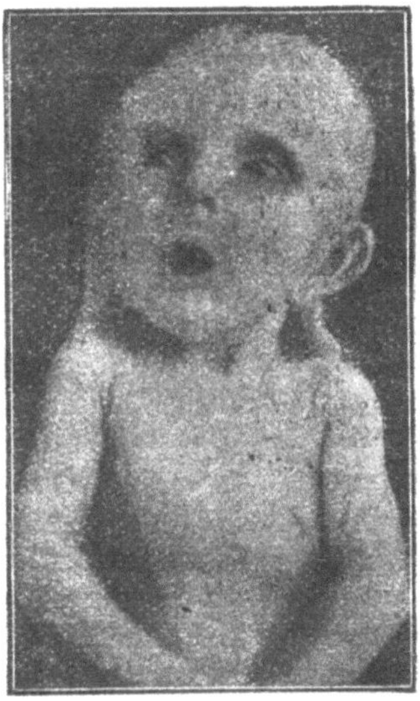

Fig. 11

Phase de depressão

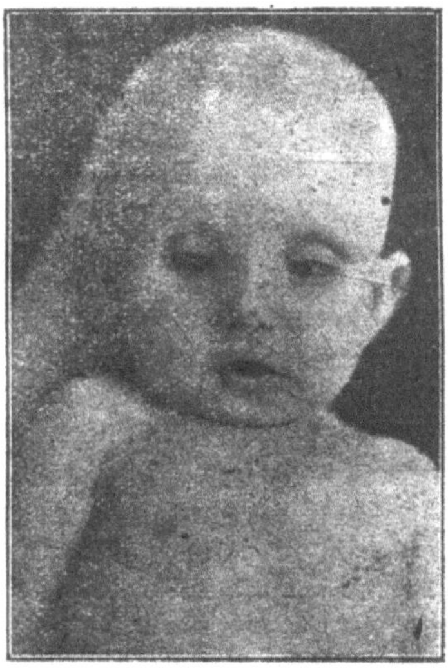

Fig. 12

d'agua que se dá por intermedio dos pulmões, dos intestinos e, quando ha vomitos frequentes, do estomago. E' verdade que, como phenomeno compensador, encontra-se diminuição no volume urinario. Apesar disso, fazem-se logo notadas as consequencias da grande exsiccação do organismo: o rosto da criança murcha, a molleira se deprime; a pelle apresenta consistencia dura e coriacea. Tomando uma prega cutanea entre o indicador e o pollegar e depois deixando, só lentamente ella se desfaz. Esse phenomeno é verificado, com frequencia, em crianças que apresentavam bom estado de nutrição antes da molestia.

6.º) *Perturbações da intelligencia*: — Logo no começo da intoxicação, manifestam as crianças signaes de molestia: tornam-se irrequietas, mal humoradas, choram frequentemente e movem-se, sem parar, de um lado para o outro. Depois apparecem — molleza, somnolencia e, ás vezes, obnubilação completa da intelligencia. Com a marcha progressiva da molestia, torna-se mais evidente ainda a irrequietude; os membros se movimentam automaticamente, tomam posturas patheticas, lembrando a catalepsia; os braços são, não raro, mantidos retesados durante muito tempo (posição de esgrimista); nalguns casos as crianças apalpam medrosamente em redor de si e parecem procurar alguma cousa nas coberturas (*carphologia*). A physiognomia toma expressão de medo. No periodo final manifesta-se choro continuo, tristonho, e, ao mesmo tempo, estriduloso — *choro de convulsão*, como diz o povo. Esse conjuncto symptomatico constitue o *phase de excitação* (Fig. 11).

Esse periodo é, aos poucos, substituido pelo da *depressão*: a criança não chora mais, apresenta calma ominosa, de mau presagio. O rosto se torna immovel como mascara; os braços em posição espasmodica, as mãos fortemente fechadas e collocadas sobre o peito, os olhos estrabicos (fig. 12), as pupillas em myose accentuada—constituem os symptomas que precedem á morte. A criança «vira os olhos» em contracções espasmodicas. Não raro, apparecem convulsões clonicas (*estado hydrocephaloide.*)

7º.) *Alteração do typo respiratorio.* — Sem cessar agita-se, nesse meio tempo, o thorax da criança. A's vezes, apparece *respiração de acidose*, manifestação que caracteriza mudança muito particular do typo respiratorio normal, encontrada no coma diabetico: grande respiração de *Kussmaul.* Aqui, como no diabete, constitue essa fórma respiratoria expressão legitima de «acidose».

A etiologia da acidose do lactente differe, no entanto, da do diabetico. Nesse ultimo caso existe augmento de producção acida (acido beta-oxybutyrico, acido diacetico e acetona) productos resultantes de combustão imperfeita e que, circulando no sangue, dão origem á acidose. No lactente chega-se ao mesmo effeito, por caminho diverso: para neutralizar productos acidos existentes nos intestinos e resultantes de fermentações do leite, dispende o organismo alcales em quantidade muito maior do que normalmente. Esse desperdicio acarreta alcalepenia e, subsequentememfe, acidose relativa.

8.º) *Collapso*: — Nos casos graves manifesta-se collapso da criança. Esfriam o nariz e as extremidades; desapparecem os reflexos tendinosos, ou se tornam muito diminuidos; o reflexo corneano é vagaroso e tardio, o pulso difficilmente palpavel, as bulhas cardiacas obscuras, percebendo-se, em muitos casos, apenas, uma dellas; o tegumento cutaneo perde a côr normal, apresentando-se pardacento ou cinzento azulado.

9.°) A *leucocytose*, que regularmente se encontra, não tem importancia clinica.

*
*

Complicações: — 1.°) O *sapinho* é a mais commum de todas as complicações da intoxicação alimentar; encontra-se-o, precocemente, no periodo prodromico da molestia, como signal de que não marcha bem a nutrição do lactente.

2.°) *Convulsões*. — Em crianças espasmophilicas, ligeiras perturbações nutritivas são bastantes para occasionar apparecimento de convulsões. Na espasmophilia convulsões vêm acompanhadas de outros symptomas daquella diathese. Só depois de estabelecido seguro diagnostico póde ser bem orientado o tratamento.

Em casos violentos de intoxicação alimentar apparece ainda outra especie de convulsões (*convulsões terminaes*), provavelmente, occasionadas por perturbações circulatorias cerebraes. Essa variedade de convulsões nada tem a vêr com as da espasmophilia. O interesse capital das *convulsões terminaes* é constituirem ellas signal de prognostico absolutamente infausto.

3.°) O apparecimento do *esclerema* é tambem de máu prenuncio.

4.°) Outro phenomeno ligado a perturbações circulatorias é a *pneumonia para-vertebral*. Sua etiologia foi bem esclarecida pelas pesquisas de *Bartenstein* e *Tada*, no serviço hospitalar de *Czerny*. O apparecimento dessa complicação é favorecido pelo decubito dorsal prolongado do doentinho. Nas partes declives dos pulmões, ao longo da columna verbral (*localização para-vertebral*) dá-se extravasamento de sangue para o interior do parenchyma pulmonar. Secundariamente, infecciona-se o derrame pelos mais variados micro-organismos, constituindo-se, desse modo, a *pneumonia em faixa* ou *para-vertebral* Essas pneumonias são mais facilmente conhecidas pela inspecção do doente do que pela auscultação e percussão: na pneumonia para-vertebral, apresentam as crianças «thorax elevado», isto é, nota-se abahulamento anormal da caixa thoracica em sua parte superior.

Diagnostico: — O diagnostico das perturbações agudas de intercambio nutritivo é, na maioria dos casos, facilmente estabelecido · vomitos e diarrhéa representam manifestações que não podem passar despercebidas. Duvidas surgem, porém, quando o doente é examinado no periodo prodromico da intoxicação. A's vezes, torna-se difficil resolver si existem realmente symptomas da molestia, ou si se trata de receio infundado dos paes da criança.

Quando ha incerteza, é preferivel falsa affirmativa a um diagnostico tardio.

Examinando-se a criança no periodo maximo de intoxicação alimentar, póde ser difficil arredar a hypothese de meningite. A anamnese, o estado das fontanellas (deprimidas na intoxicação e abahuladas na meningite), a presença de albumina e assucar na urina conduzem, ás mais das vezes, ao legitimo diagnostico.

Nas perturbações agudas de intercambio deve-se levar ainda em conta a possibilidade de infecção parenterica.

O *prognostico* se baseia no estado geral da criança, na especie de alimentação usada até o momento de apparecimento da molestia, na existencia, ou ausencia de perturbações alimentares anteriores e, sobretudo, na fórma de tratamento e cuidados que, durante a perturbação, podem ser dispensados ao doente.

O prognostico é bom nos casos de doentes em idade não muito tenra (depois do 6º mez), que, até á data da perturbação, se haviam normalmente desenvolvido, e que, logo no inicio dos symptomas morbidos, são confiados a tratamento bem orientado.

Esses casos representam objecto de facil tratamento e curam-se, frequentemente, sem intervenção de medicamentos. Nelles, para corrigir a diarrhéa, basta abandonar o leite suspeito, administrar á criança, durante 24 horas, mucilagem de aveia e, no dia seguinte, iniciar a alimentação com leite de bôa qualidade.

Infelizmente os casos benignos constituem minoria. Trata-se, ás mais das vezes, de crianças muito novas, commummente nas primeiras semanas de vida, ou mesmo prematuros alimentados artificialmente.

Muitos são, no começo, submettidos a tratamento mal dirigido, outros não recebem medicação alguma. Dessa maneira a perturbação nutritiva toma curso grave, tornando duvidoso o prognostico.

Quando se apresentam evidentes symptomas de intoxicação alimentar, o prognostico é incerto, embora não absolutamente infausto.

Alguns desses doentinhos são brilhantemente «desintoxicados» no curto prazo de 12 a 24 horas de diéta hydrica (chá com saccharina). Si, dentro desse periodo, não se manifestam francas melhoras, a morte é frequente, sobretudo quando apparece respiração typo *Kussmaul*, ou esclerema. Entretanto, mesmo nesses casos, encontram-se doentinhos que, apesar da acidose e do esclerema, se restabelecem.

Pathogenese

A pathogenese das perturbações agudas de intercambio nutritivo constitue o dominio da Pediatria sobre o qual, nestes ultimos tempos, mais energicamente se tem trabalhado. Até hoje, porém, não se alcançou harmonia completa de vistas no que se refere ás concepções sobre sua etiologia, e á interpretação de seus differentes symptomas.

Czerny attribue essas manifestações morbidas «a uma alteração bacteriana dos alimentos, dentro ou fóra do tubo intestinal, e acha que não seriam os bacterios, directamente, mas productos de decomposição alimentar resultantes de seu metabolismo que constituiriam o principio nocivo».

As partes componentes da alimentação mais facilmente atacadas pelos bacterios são — os hydratos de carbone, sobretudo a lactose e a manteiga.

Normalmente os hydratos de carbone são, até certo ponto, decompostos pelos bacterios do tubo gastro-enterico. As fermentações intestinaes transformam-nos em acidos gordurosos; esses impulsionam os movimentos peristalticos pela excitação que physiologicamente exercem sobre a musculatura intestinal.

Si a alimentação contém grande quantidade de hydratos de carbone, como acontece quando se administra á criança mingau maltado ou leitelho, póde dar-se augmento pathologico da fermentação normal e, subsequentemente, formação excessiva de acidos.

A manteiga do leite é, normalmente, transformada em acidos gordurosos, a principio, de decomposição «elevada»; esses acidos podem, porém, ser modificados pela acção bacteriana e reduzidos a compostos «mais baixos» que, por sua vez, reforçam a acidez do meio intestinal, já sufficientemente adulterado pelos productos resultantes da fermentação dos hydratos de carbone.

Quando o alimento é transformado pelos bacterios, antes de sua administração á criança, mais facilmente se desenvolvem nos intestinos acidos gordurosos.

Portanto — tratando-se de superalimentação com leite normal, de administração de alimentos adulterados, ou de leite já decomposto antes da ingestão — chega-se ao mesmo resultado final: augmento da producção de acidos gorduroses nos intestinos (acido butyrico, lactico, succinico, valerianico, etc.)

Deve-se levar em conta, na etiologia das perturbações de intercambio, não só a quantidade absoluta de acidos produzidos, como sobretudo o estado de nutrição da criança, do qual directamente depende sua capacidade de reacção. Quanto mais susceptivel é a criança, tanto mais baixo seu limiar de excitação, e menor a quantidade de acido sufficiente para dar inicio ás manifestações morbidas.

Como ensinam experiencias em animaes, e demonstra a observação clinica, os acidos gordurosos são capazes de produzir diarrhéa e os demais symptomas das perturbações agudas de intercambio nutritivo.

Finkelstein acha que, na etiologia das perturbações de intercambio, as alterações bacterianas do leite de vacca representam papel de muito pouca importancia; interpreta sua acção nociva como exclusivamente alimentar, ligada á composição particular do sôro.

Sôro é o liquido que, depois da coagulação do leite, separa-se do coagulo constituido pela caseina. Além de agua, o sôro encerra lactose, pequena quantidade de sôro-albumina e a maior parte das substancias mineraes contidas no leite; elle é, por assim dizer, o vehiculo no qual estão suspensas a manteiga e a caseina; representa, além disso, o elemento por meio do qual os saes contidos no leite exercem sua influencia sobre o organismo da criança.

O sôro do leite humano e o do leite de vacca apresentam grandes differenças de composição chimica.

Segundo *Finkelstein*, o sôro *heterogenio* do leite de vacca cria, no tubo digestivo da criança, condições menos favoraveis á marcha das funcções intestinaes do que o do leite humano. No entanto, póde o intestino, submettido mesmo a essas condições anormaes, trabalhar regularmente, visto como o organismo dispõe de recursos para manter normal seu funccionamento. Mas, quando apparecem condições pathologicas, sob o peso dellas baqueiam as energias de defesa organica, perturba-se o intercambio nutritivo, apparece uma flóra bacteriana anormal e subsequente adulteração dos alimentos ingeridos.

Os hydratos de carbone e as gorduras são os elementos mais sujeitos á decomposição. Seus productos de fermentação (acidos) constituem motivo de manifestações pathologicas, não só intestinaes, como de todo o organismo.

A pathogenese de cada um dos symptomas das perturbações de intercambio (febre alimentar, etc.) constitue ainda materia de controversia. Por isso não discutiremos aqui essa questão.

Os diversos pontos de vista chegam, porém, á conclusão que — o excesso de acidos no tubo gastro-intestinal representa a causa etiologica principal das manifestações morbidas nas perturbações de intercambio.

Esse facto mostra a directriz a seguir no tratamento das perturbações agudas de intercambio nutritivo.

Resultado das pesquisas anatomo-pathologicas: — São insignificantes as lesões anatomo-pathologicas que se encontram nas crianças victimadas pelas perturbações agudas de intercambio: intumescimento dos folliculos lymphaticos intestinaes, degeneração gordurosa do figado, hypostase pulmonar, etc.

***

Prophylaxia das perturbações de intercambio nutritivo

Para evitar perturbações agudas de intercambio nutritivo, dois factores não devem ser perdidos de vista:

1º) Suas victimas são constituidas, quasi exclusivamente, por crianças nutridas por processos artificiaes. Portanto, a alimentação natural representa seu melhor instrumento prophylactico.

2º.) Das crianças alimentadas artificialmente são mais sensiveis aquellas que, damnificadas por perturbações nutritivas anteriores, adoecem nos dias quentes de verão. E' preciso, portanto, tratal-as convenientemente, para que o calor as encontre sadias e com a resistencia organica restabelecida.

Seria possivel diminuir sensivelmente a letalidade infantil, si as classes proletarias, que, sem duvida, fornecem ás perturbações nutritivar o maior contingente de mortalidade, se habituassem a fazer uso do leite dos «Centros de distribuição», onde as mães, ao lado de conselhos medicos e explicações sobre a maneira razoavel de alimentar a criança, recebem ainda leite puro, por baixo preço. Em falta desses centros, ou instituições analogas, é indispensavel obter para a criança o melhor leite possivel, ou então, fazer uso do leite de cabra. Além disso, ensina-se a preparar o leite: ebullição durante alguns minutos, seguida de resfriamento rapido e immediato; conservação em baixa temperatura.

Muitas vêzes as mães julgam que o leite deteriorado se torna innocente depois da cocção. A verdade é que a ebullição destróe os germes do leite, mas não restaura as modificações chimicas nelle occasionadas pelas fermentações bacterianas.

Não é facil manter o leite em baixa temperatura em casa de gente pobre. Nas familias abastadas utiliza-se para isso a geladeira, ou um apparelho *thermos* (Demo-esterilizador de *Bickel-Röder*). Nas familias pobres lança-se mão de agua corrente. Esse processo de resfriamento é sufficiente, visto como, mesmo em dias quentes, a agua se conserva em temperatura de 12 a 16.º C.

Mantendo-se o leite em agua corrente ou em recipiente vasto, e, renovando-se a agua de hora em hora, consegue-se manter a temperatura em nivel, no qual os esporios, embora não destruidos pelo calor, não se desenvolvem.

Para obter baixas temperaturas, póde-se lançar mão de um resfriador improvisado (*Peiser*): toma-se um caixote com 40 cent. de comprimento, 31 de largura e 27 de altura; collocam-se nelle 3 kilos de serragem de madeira, deixando-se no centro uma depressão onde se mette um caldeirão esmaltado contendo um pouco d'agua. As mammadeiras com o alimento serão resfriadas em agua corrente, depois cuidadosamente fechadas dentro do caldeirão. Collocando-se, no caldeirão, gelo misturado a um pouco de sal de cozinha, obtem-se, durante 24 horas, temperatura abaixo de 10 graus.

E' preciso dispensar o maximo cuidado na obtenção de leite puro e fresco, assim como em sua manipulação e conservação.

Não merecem credito affirmações apparecidas estes ultimos tempos que negam valor a esse objectivo, abandonando, baseadas em experimentação falsa, todas as idéas que dezenas de annos já consolidaram.

***

Tratamento

I. Therapeutica dietetica: — Pesquisas sobre a pathogenia das perturbações de intercambio nutritivo ensinaram o caminho a seguir em seu tratamento.

Si as diarrhéas e os symptomas de que vêm seguidas são occasionados por fermentações anormaes no tubo gastro-intestinal, o objectivo therapeutico consiste, naturalmente, em corrigir esse inconveniente. Ha para isso dois caminhos:

1.º) *arredar da alimentação o assucar e a gordura* (1), por serem della as substancias mais facilmente fermentaveis;

2.º) favorecer nos intestinos, até certo ponto, *phenomenos de putrefacção*, que perturbam e enfreiam a marcha da fermentação.

Esses dois principios constituem a base da moderna therapeutica das perturbações agudas de intercambio no lactente.

Antes de iniciar o tratamento, procura-se colher impressão exacta da gravidade do quadro morbido, fundado em dados anamnesticos, e, sobretudo, na idade da criança.

Além disso, o medico, quando julga indispensavel a alimentação por leite humano, deve ponderar, logo no inicio do tratamento, si toma a criança sob sua responsabilidade, ou si a remette a uma Maternidade. Para o hospital devem ser enviadas, quando possivel, crianças com menos de quatro semanas de idade, as que apresentem symptomas graves de intoxicação e, finalmente, aquellas nas quaes já falharam tentativas de alimentação pelo leite de vacca.

*

I). No tratamento dos casos ligeiros, suspende-se a administração de alimento, fonte anormal de fermentação, e prescreve-se dieta hydrica exclusiva, durante 24 horas (chá de flôres de tilia, de funcho, etc. adoçados com saccharina). Dentro desse prazo, ás vezes antes, esvasiam-se os intestinos (fézes hydricas), terminando assim as fermentações por falta de materia que as mantenham. E' prudente, depois da dieta hydrica, administrar, durante 24 horas, mucilagem de aveia, á qual depois se addiciona leite em dóses proporcionalmente crescentes.

Pelo que ficou exposto, a therapeutica dietetica deve conservar o seguinte plano:

1.º dia: chá + saccharina, em dóses pequenas e repetidas;

2.º dia: mucilagem de aveia + saccharina, de 4 em 4 horas; si a criança continúa irriquieta, dá-se-lhe chá nos intervallos;

3.º dia: }
4.º dia: } 1 3 de leite + 2/3 de mucilagem + saccharina;

5.º dia: 1/3 de leite + 2/3 de mucilagem + assucar.

(1). Nota do traductor: o grypho é meu.

Assim se conserva a dieta durante oito dias; depois começa-se a augmentar, aos poucos, a concentração do leite, até que a alimentação chegue a corresponder á idade e peso da criança.

Em geral, é desnecessaria therapeutica medicamentosa. Póde-se, em todo o caso, iniciar o tratamento por um purgativo: uma a duas colheres das de chá de oleo de ricino ou meia colher das de chá de pó de *Kurella* (1)

Nesses casos não existe verdadeiramente indicação para administrar purgativos.

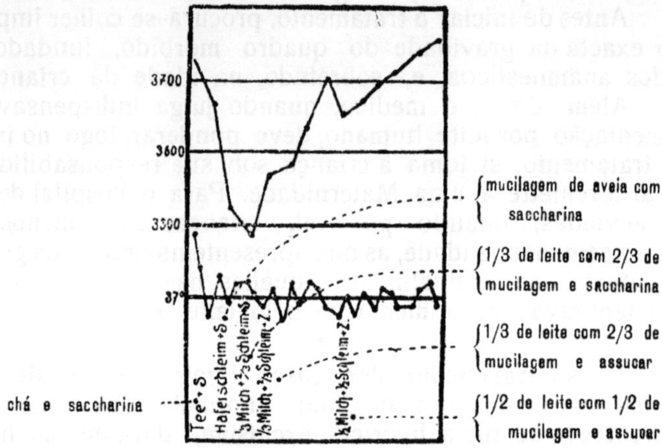

Figura n. 13

Caso benigno de perturbação aguda de intercambio

Tratamento pelo leite de vacca diluido. A criança um dia antes adoecera, abruptamente, com vomitos e diarrhéa.

Quando o doentinho se manifesta irrequieto, applica-se-lhe, de 2 em 2 horas, um envoltorio humido e quente em torno do abdome; á noite, dá-se-lhe um banho tepido que será, aos poucos, ligeiramente resfriado. Dessa maneira as crianças dormem melhor. Com o tratamento acima indicado, os casos ligeiros curam-se rapidamente.

---

(1). Nota do traductor:

Saccharose	6,0
Folliolos de senne (lavados)	a a
Raizes de alcaçuz	2,0
Erva doce	a a
Enxofre puro (lavado)	1,0

II). Os casos graves já não marcham tão facilmente. Nessa categoria incluem-se, como foi mencionado, perturbações de intercambio em crianças abaixo de 4 mezes de idade, lactentes victimas de perturbações nutritivas reincidentes e, finalmente, casos complicados por infecções. Mesmo nelles o leite de vacca póde dar bons resultados ; mas como, de antemão, nada se póde garantir, seria preferivel, deixar de lado, quando possivel, qualquer tentativa therapeutica com leite de vacca diluido e iniciar, sem perda de tempo, administração do leite de ama, ou do caseinado.

Si não surte effeito a administração do leite de vacca, ou si com elle augmentam as manifestações dyspepticas, precipitando-se a quéda de peso, é preciso lançar mão do leite de ama ou do caseinado.

***

A) Tratamento pelo leite de vacca diluido

Esse tratamento se caracteriza pelas precauções que devem ser tomadas na administração do leite: nas primeiras 24 horas, dieta hydrica (chá); depois, durante dois dias, mucilagem de aveia e, só então, começa-se a dar leite, em dóses pequenas e crescentes:

1º dia: chá + saccharina;
2º e 3º dias: mucilagem de aveia + saccharina—de [3 em 3 horas;
4º dia: uma divisão (20 grs.) de leite + mucilagem [+ sacharina;
5º dia: duas divisões (40 grs.) de leite + mucilagem [+ saccharina;
6º dia : 1/3 de leite + 2/3 de mucilagem + saccharina.
7º dia: 1/3 de leite + 2/3 de mucilagem + assucar;

A's crianças de apparencia accentuadamente doentia dá-se, por seguro, nos primeiros dias, leite desnatado em casa pelos processos já indicados, ou administra-se-lhes o leite magro obtido de fonte insuspeita. E' permittido empregar tambem soro de leite fabricado como foi descripto na preparação do leite caseinado, com a differença que nesse caso abandona-se o coalho de caseina, aproveitando-se o sôro.

Até ao 4º ou 5º dia de tratamento, receberá a criança 1/3 de sôro + 2/3 de mucilagem + saccharina; dahi em deante — 1/3 de leite + 2/3 de mucilagem.

Quando, tendo desapparecido os symptomas graves

da dystrophia, substitue-se o soro ou o leite desnatado por leite puro, não raro, estaciona o augmento de peso, ou nota-se mesmo emmagrecimento. Esse facto é de pouca importancia; trata-se de oscillações ligadas á grande quantidade de sal contido na mistura.

Quando a alimentação surte effeito, as quédas de peso são passageiras. As camaras se tornam mais raras, conservando, no entanto, caracter dyspeptico, até que se ajunte assucar á alimentação. A partir dessa mudança, tornam-se solidas. Desse ponto em deante o tratamento será conduzido como nos casos mencionados anteriormente.

***

B) Tratamento pelo leite caseinado

Muitas vezes o jejum é insufficiente para produzir repouso dos intestinos; e, no momento em que, de novo, se tenta administrar leite, recomecam as fermentações, reapparecendo a diarrhéa.

Em casos dessa natureza o leite caseinado constitue recurso salvador.

O leite caseinado representa a mais valiosa das conquistas praticas resultantes das pesquisas de *Finkelstein* e *Meyer* sobre a pathogenese das perturbações agúdas de intercambio. Esses auctores demonstraram que misturas alimentares muito albuminosas podem, em determinadas condições, exercer acção contraria a certos processos pathologicos do tubo gastro-intestinal. Essa affirmativa é de grande interesse, visto como justamente á albumina que hoje usamos com fins therapeuticos accusavam idéas vigentes ha annos em Pediatria de ser a causa da inferioridade do leite de vacca, comparado ao leite humano (*Biedert*).

Preparação do leite caseinado: — Toma-se um litro de leite de vacca, aquece-se até 40°, ajunta-se-lhe uma colher das de sopa de coalho de *Simon*, ou de *pegnina* (fermento de coalho em pó, *von Dungern*); deixa-se em repouso, 30 minutos, em lugar quente, ou em banho-maria (approximadamente a 37°). Nesse meio tempo, dá-se a coagulação do leite e separação em coalho e soro. Depois, deita-se tudo isso num coador de panno fino e deixa-se filtrar lentamente. Uma hora depois, toma-se a caseina (o soro não é utilizado), ajunta-se-lhe meio litro d'agua, mistura-se bem e passa-se em tamiz bem fino. Dessa maneira, reduz-se a caseina a suspensão homogenia; em seguida ajunta-se-lhe meio litro de leitelho, leva-se ao fogo para esterilizar, agitando continuamente a mistura, de preferencia com um «batedor de claras d'ovo», para evitar que o preparado encaroce. Apesar dessa precaução, formam-se, ás vezes, coagulos que obturam o orificio da chupeta. E' vantajoso, para conservar a mistura homogenia, ajuntar-lhe 1 % de mondamina.

O leite assim preparado encerra albumina e calcio de 1 e $^1/_2$ litros de leite, mas lactose de meio litro ; a quantidade de saes (excepção feita do calcio) é menor do que normalmente; além disso, a gordura é reduzida de 3,5 para 2, 5 %.

Essa mudança na composição do leite traz consequencias de alta importancia. Primeiramente, com a diminuição da lactose, rouba-se á fermentação seu principal elemento. O assucar do leite é, dos hydratos de carbone, o que mais rapidamente se fermenta no intestino ; mas, afastamento permanente do assucar não póde ser permittido : a carencia absoluta de hydratos de carbone é, pelo lactente, tão mal supportada quanto pelo adulto. Além disso, para obter augmento de peso do doente, é preciso addicionar hydratos de carbone á sua alimentação. Por isso, não se dispensa, depois de usar, durante alguns dias, leite caseinado, começar novamente a administrar assucar á criança. Mas, em vez de lançar mão da lactose, procuram-se preparados de maltose, que, muito mais difficilmente, fermentam. Entre elles podem ser empregados a maltose alimenticia e o assucar de *Soxhlet.*

A elevada taxa de albumina do leite caseinado permitte addicionar-lhe, em pouco tempo, grandes dóses de maltose (5 a 7 %) sem que se manifestem phenomenos de fermentação intestinal. Com o leite de *Finkelstein-Meyer* os processos de putrefacção no intestino impedem que as fermentações se possam processar. Por isso, os hydratos de carbone addicionados ao leite caseinado são muito mais facilmente supportados. Ainda mais : o leite caseinado torna innocentes e até necessarios os productos resultantes da decomposição da manteiga, visto como, os acidos gordurosos formados combinam-se ao calcio, dando em resultado sabões calcareos. Dessa maneira se constituem fézes saponaceas que, como dissemos, são encontradas em crianças constipadas no correr da dystrophia lactea. Mas, emquanto que naquella dystrophia são as fézes saponaceas manifestação pathologica, constituem, no tratamento das perturbações de intercambio pelo leite caseinado, o fim collimado.

No tratamento das perturbações de intercambio pelo leite caseinado é preciso que se administrem á criança doses do preparado sufficientemente grandes. Emquanto que em qualquer outro processo de therapeutica dietetica se recommenda muito cuidado na administração de pequenas doses alimentares é preciso, no caso do leite caseinado, lançar mão de grandes rações iniciaes.

Principia-se o tratamento administrando á criança, no primeiro dia, chá com saccharina; depois, dá-se-lhe o leite caseinado adoçado com a saccharina: na primeira ração 10 cc.^{3}; na segunda, 20; na terceira, 30, e assim por deante, até que se attinja a dose maxima que a criança é capaz de mammar. No 4º ou 5º dia começa-se a ajuntar assucar ao leite (maltose de *Löfflund*, ou assucar de *Soxhlet*). O assucar deve ser ministrado em doses relativamente grandes: começa-se com proporções de 2 a 3 % e, si mesmo assim o peso não augmentar, eleva-se, aos poucos, essa proporção até 7 % (Fig. 9).

Frequencia e aspecto das dejecções não devem constituir estalão para medir a dose do leite albuminoso. A causa mais frequente do mallogro therapeutico do leite do *Finkelstein* é o augmento vagaroso das rações administradas e o medo de ajuntar-lhe doses sufficientemente grandes de hydratos de carbone. Só quando apparecem diarrhéa e quéda de peso, torna-se indispensavel interromper a administração do leite caseinado, para, alguns dias depois, novamente tentar administral-o como foi acima indicado. O numero de rações será regulado pelo proprio lactente. Em regra, como na criança sadia, não se deve permittir mais de. 5 refeições por dia. Si ha vomitos ou anorexia, em vez de dar cinco, administram-se 10 refeições por dia; naturalmente cada ração conterá a metade da dose normal.

A quantidade de leite necessaria ao desenvolvimento da criança corresponde a $1/5$ de seu peso; é portanto maior do que a das misturas de leite commum, visto como o leite caseinado contém menor a percentagem de calorias (450 cal. por litro).

A duração do tratamento pelo leite caseinado deve ser de 4 a 6 semanas. Quando apparece obstipação acompanhada de fézes seccas, póde-se, sem perigo, abandonar a administração de leite caseinado no fim da quarta semana de tratamento; mas, si permanece elevado o numero de evacuações e as camaras se conservam amollecidas, continúa-se a administração durante 6, 8 e até mesmo 10 semanas. Si nesse espaço de tempo não houver melhoras, será então preferivel tentar outra alimentação.

O abandono do regime pelo leite caseinado, póde ser feito abrupta, ou gradativamente. Nessa ultima hypothese substitue-se, aos poucos, cada ração de leite caseinado, pela correspondente de uma mistura de 1/2 de leite com 1/2 de mucilagem de aveia e um pouco de assucar de *Soxhlet*. Si essa troca occasiona, de novo, fézes molles e frequentes, volta-se a administrar leite caseinado Duas semanas depois renova-se a tentativa que, não raro, é coroada de exito.

No decurso da alimentação pelo leite albuminoso apresentam algumas crianças fézes saponaceas — massa cinzento-clara, quasi branca, com forte cheiro de putrefacção. As fézes saponaceas são seccas e moldadas, ás vêzes, porém, fluidas, frequentes, de côr indecisa ou lurida. Tudo isso não obriga, porém, a alterar a marcha da therapeutica pelo leite caseinado.

Uma complicação frequente é o apparecimento de «golfadas» logo após a refeição. Esse phenomeno não deve despertar receios emquanto não se acompanhar de maiores consequencias. Muitas vêzes, o lactente, tendo supportado, durante duas a tres semanas, o leite caseinado, de um dia para o outro, regeita-o com pertinacia. Si um jejum de algumas horas não o obriga a mammar, restam-nos dois caminhos a escolher: abandonar o leite, ou administral-o com sonda gastrica. Além disso, no começo do regime pelo leite caseinado, manifesta-se, frequentemente, quéda de peso. Evita-se esse inconveniente augmentando ousadamente as rações alimentares, e addicionando-lhes, sem perda de tempo, hydratos de carbone. Quando se retarda a addição de assucar, apparecem logo consequencias da falta de hydratos de carbone na alimentação: os doentinhos perdem o appetite, tornam-se somnolentos e meio entorpecidos.

A preparação do leite caseinado na residencia do doente exige trabalho que é, porém, ás mais das vezes, bem compensado. Quando não fôr possivel fabrical-o em casa, póde-se então compral-o em uma fabrica de confiança, como a de *Böhlen*, em *Rötha*, na Saxonia ou a de *Vilbel*, em *Hessen* (1). O defeito desses preparados é o alto custo, grave tropeço a seu emprego em casas de gente pobre. Por isso, tem-se para elles procurado substitutos.

O *larosan* é o mais barato. Esse preparado contém, em pó, o principio activo do leite caseinado. Elle será

---

(1) Nota do traductor: no Rio de Janeiro (Rua Gonçalves Dias, 73) já se encontra á venda leite caseinado. Sua preparação é dirigida pelos Drs. Raul Leite e Orlando Góes.

addicionado ao leite da maneira indicada na bula. (1) O *kefir* é barato. *Peiser* aconselha preparal-o do seguinte modo: colloca-se $^1/_2$ litro de leite fresco, fervido e frio, numa garrafa com rolha de pressão; depois deita-se dentro um comprimido de fermento *kefir* (*Dr. Trainer, Mühlrad*), arrolha-se e vascoleja-se energicamente, para que o fermento se misture ao leite; em seguida, põe-se a garrafa junto ao fogão, em lugar onde a temperatura não passe de 30 a 35 gráus cent.

No correr do dia vascoleja-se a garrafa varias vêzes. Em 24 horas está prompto o *kefir*.

Para diminuir sua acidez ajunta-se-lhe uma colher das de chá de uma solução a 20 % de bicarbonato de sodio. Antes de usal-o, addicionam-se-lhe meio litro d'agua ou de mucilagem de aveia e 30 grs. de assucar de *Soxhlet*.

*
* *

C) Tratamento pelo leite humano

O leite humano é a melhor alimentação para doentinhos com perturbações de intercambio nutritivo. Infelizmente, não é possivel obtel-o para todos as crianças.

Inicia-se o tratamento, prescrevendo por 12 a 24 horas, dieta hydrica (chá com saccharina); quando necessario, recommenda-se depois disso, por mais 24 horas, mucilagem de aveia. Em seguida começa-se a administrar o leite humano. A principio a criança não deve mammar no seio da ama, visto como doses exaggeradas de leite seriam capazes de produzir collapso immediato. O leite deve ser por isso, administrado em mammadeira. Dão-se, primeiramente, 5 vêzes ao dia, 20 grs. de leite; no dia seguinte, 40; depois 60, etc., até 100 grs. por vez. Ao lado dessa dieta, para satisfazer a sêde da criança, administra-se-lhe chá ou pequenas porções de mucilagem de aveia. Uma vêz mammando o doentinho 100 grs. de leite em cada ração, poderá então ser levado directamente ao seio da ama. Frequentemente a criança não pega no peito. Esse facto perturba grandemente a situação, sobretudo nos casos em que a criança nunca tenha sido alimentada ao seio materno.

---

(1). Nota do traductor: misturam-se 20 grs. de «larosan» Roche, a 150 cc3. de leite crú; depois esse leite é, aos poucos, misturado a 350 cc3. de leite em cocção; deixa-se ferver durante alguns minutos, agitando continuamente; passa-se em seguida num tamiz fino e addicionam-se-lhe 500 grs. de agua, de mucilagem de aveia, ou de mingau de farinha. Assim se obtem um litro de alimento. Reparte-se-o em mammadeiras.

O doentinho relucta energicamente em sugar a mamilla. Com geito e pertinacia consegue-se, ás mais das vezes, que a criança sugue o peito. Um aspirador de borracha póde facilitar grandemente a sucção da mamilla pela criança. Mesmo no caso do doentinho mammar directamente, a quantidade de leite ingerida será verificada por pesagens, antes e depois da mammadura. As rações devem ficar um pouco abaixo do *indice numerico de Budin.*

Não raro, nos primeiros dias, não apparecem melhoras sensiveis do doente. A's vêzes, peora mesmo o estado geral da criança; mas, no fim da primeira semana, os bons resultados da therapeutica são evidentes. Conforme a intensidade da desordem nutritiva, póde logo começar o peso da criança, de novo, a augmentar; depois inicia-se o *periodo de reparação*, acompanhado dos signaes já descriptos no tratamento da dystrophia lactea.

Quando a esses doentinhos, tratados pelo leite de ama, se dá, mais tarde, novamente, leite de vacca, póde manifestar-se, logo á primeira dóse, novo surto da intoxicação: vomitos, diarrhéa, quéda de peso, febre, perturbações da intelligencia e collapso. Esse accidente, por felicidade raro, obriga voltar á diéta primitiva (idiosyncrasia pelo leite de vacca).

*

Menção especial exigem ainda lactentes cujas perturbações nutritivas tomam curso mais lento, conduzindo-os, aos poucos, ao *estado de decomposição.* Nesses casos trata-se, ora de crianças nas quaes não surtiu effeito a alimentação pelas misturas communs de leite, ora de lactentes cujas mães, em vêz de para elles procurar soccorros medicos, começam, antes disso, a experimentar uma serie infinita de processos alimentares.

Os casos de *decomposição* se encontram em crianças que, durante muito tempo, soffreram perturbações nutritivas. E' inutil, e até prejudicial, iniciar nellas a therapeutica por 24 horas de dieta hydrica, visto como o jejum, mesmo de curto prazo, póde provocar collapso e morte do doentinho. Por isso administra-se-lhes, sem perda de tempo, leite humano, ou caseinado.

Com a therapeutica desses casos pelo leite de vacca diluido colhem-se resultados muito pouco animadores. Começa-se dando ao doentinho um alimento constante de 1/3 de soro com 2/3 de mucilagem de aveia e assucar de *Soxhlet.* Alguns dias depois passa-se, então, a administrar leite de vacca com mucilagem de aveia. Nos primeiros dias não se deve empregar grande esforço para obter augmento de peso; quanto mais tempo se espera, tanto mais se eleva o *nivel de tolerancia* para o leite de vacca. Com muito cuidado augmenta-se o volume das rações alimentares; mantem-se, porém, a administração do leite diluido ao terço. Nesse meio tempo, tornando-se a criança mais idosa, supportará, mais facilmente, addição de outras substancias ao leite. Dahi em deante começam ellas a se desenvolver e, ao terminar o primeiro anno de vida, já podem ser normaes estatura e peso.

***

II. Therapeutica physica e medicamentosa

Quando, num caso de perturbação aguda de intercambio, abandona-se a alimentação do lactente, dando-se-lhe, durante 24 horas, exclusivamente chá, nota-se, em regra, que desapparecem os symptomas morbidos gastro-intestinaes. Já dissemos que esse decurso apresenta excepções, havendo doentes que, apesar do jejum, continuam a vomitar reiteradamente. Nessa hypothese experimenta-se administrar á criança chá resfriado e em pequenas porções (ás colherinhas ou mesmo ás gottas, com uma pipeta). Si os vomitos são rebeldes obtêm-se bons resultados praticando uma lavagem do estomago.

Usa-se para isso, como no adulto, um funil de vidro e um tubo de borracha de um metro de comprimento, ao qual se adapta, com auxilio de um bico de vidro, uma sonda *Nélaton* n. 12. Deita-se de costas o doentinho, molha-se a sonda em oleo, introduzindo-a depois no esophago da criança. Com a mão esquerda fixa o operador a cabeça do paciente e serve-se da mão direita para introduzir rapidamente a sonda. Essa operação effectua-se nas crianças muito mais facilmente do que nos adultos. Um pequeno ruido de gazes que escapam pela sonda indica que o instrumento penetrou no estomago do paciente.

Nesse momento inicia-se a lavagem com agua morna. Ella deve ser repetida até que a agua sáia completamente clara. O liquido introduzido na cavidade gastrica distende as paredes estomacaes, provocando, ás vêzes, vomito; quando isso acontece no correr da lavagem, volta-se a cabeça da criança para um lado, de sorte que o liquido vomitado se escôe, sem difficuldade, por um dos cantos da bocca. Só excepcionalmente dá-se aspiração do liquido. Antes de terminar a operação, faz-se penetrar no estomago do doente um pouco d'agua fria que, logo depois, será retirada. Após a lavagem gastrica, receberá a criança um clyster de chloral (0,5 de hydrato de chloral em 20 cc³. d'agua).

Esse narcotico proporciona-lhe somno de 3 a 4 horas, ficando, durante esse tempo, o estomago em perfeito repouso. Depois que a criança despertar, experimenta-se, com cuidado, administrar-lhe alimento que, em geral, é bem supportado.

Para corrigir a diarrhéa, empregam-se lavagens intestinaes; essas se recommendam sobretudo quando ha dejecções pouco volumosas e frequentes, assim como nos casos de tenesmo. A existencia desse phenomeno torna a criança muito irrequieta, por ser incommodada pelo continuo desejo de evacuar. Nessas circumstancias apparecem frequentemente pequenas hemorrhagias e prolapso do anus e as fézes se compõem, quasi exclusivamente, de muco intestinal ligeiramente sanguinolento.

Na pratica das *enteroclyses* pode-se empregar o mesmo apparelhamento usado para as lavagens gastricas; mas, em vez da sonda *Nélaton*, prefira-se um tubo rectal. Para effectuar a lavagem deita-se a criança de bruços ou de lado; depois, vagarosamente, introduz-se a sonda no anus do doentinho, impedindo que ella se dobre durante a manobra. Si a parede abdominal fôr delgada, a apalpação póde mesmo perceber a sonda caminhar até á região cecal. A enteroclyse não deve ser interrompida, emquanto a agua da lavagem não escoar perfeitamente clara.

Nalguns casos as lavagens dão bons resultados; noutros de nada valem.

A irrequietude do doentinho será combatida por processos hydrotherapicos: banhos prolongados (35 gráus centigrados), ou envoltorios totaes humidos e quentes. Com o emprego desses meios therapeuticos dormem as crianças, ás vêzes, horas inteiras. Só excepcionalmente será preciso lançar mão de hypnoticos: veronal 0,075 — até — 0,1 por dose; ou melhor, chloral em solução a 3%, administrando, de 4 em 4 horas, 5 a 8 cc³. em chá, adoçado com saccharina. Quando, dez minutos depois da primeira dose de chloral, a criança não houver começado ainda a dormir, dá-se-lhe uma segunda, ou mesmo uma terceira colherada.

Si ha febre alta perturbando o estado geral do doentinho, procura-se abaixar a temperatura, usando para isso envoltorios humidos e frios (15° cent.) que serão repetidos, até que a temperatura cáia a 38, ou mesmo a 37° cent. Si se manifesta tendencia a hypothermia, collocam-se botijas quentes cheias de areia ao lado da criança.

Quando se notarem symptomas de asthenia cardiaca, dar-se-ão, 3 vezes ao dia, banhos curtos e quentes (38 a 40° cent.), seguidos de emborcações rapidas d'agua fria, friccionando-se em seguida, energicamente, a pelle da criança com uma toalha felpuda, secca, ou molhada em agua de *Colonia*, ou alcool canforado. Na clinica domiciliar podem ser ainda empregados nos casos de myoasthenia os seguintes banhos: collocam-se, em meio litro d'agua, 100 a 200 grs. de flôres de camomilla, de hortelã pimenta, ou ainda de rhizoma de calamo aromatico; depois, ferve-se durante 15 minutos e filtra-se em panno, addicionando ao banho o liquido coado.

Internamente prescreva-se o seguinte:

Citrato de cafeina	0,1
Agua destillada	50,0

De duas em duas horas, uma colher das de chá.

Licôr ammoniacal anisado . .	āā
Espirito ethereo de *Hoffmann*	10,0

Dar 5 gottas em agua com assucar, de 2 em 2 horas.

No inicio da asthenia cardiaca póde-se lançar mão de *envoltorios sinapizados*: deitam-se 3 a 4 mancheias de farinha de mustarda num litro de agua bem quente; agita-se até que comecem a se desenvolver vapôres, produzindo lacrimejamento em quem prepara a mistura e, nesse momento, mergulha-se nella um panno grosso até que elle se embeba totalmente; depois torce-se o panno energicamente, distendendo-o, em seguida, sobre uma flanella; feito isso nelle se envolve a criança completamente núa, deixando para fóra, apenas, a cabeça. A flanella que cobre o panno sinapizado será fixada com alfinetes de fralda, de modo que o doentinho não se possa mexer. *Vinte minutos* depois retira-se o envoltorio, mergulhando o paciente, logo após, em um banho quente. Dessa maneira afasta-se de sua pelle qualquer particula de mustarda que a ella tenha ficado adherente. Retirada a criança do banho, sem enxugar, será rapidamente enleiada num lençol felpudo aquecido, envolvendo-se sobre elle uma cobertura de lã. Collocado o doentinho no leito, dorme, em geral, durante 2 a 3 horas.

O envoltorio sinapizado torna a pelle vermelha como camarão cozido. Esse phenomeno constitue signal de cura. Si, apesar do envoltorio, o tegumento cutaneo continúa pallido e azulado, é sempre infausto o prognostico.

Nos casos de asthenia aguda do coração administra-se:

Oleo canforado . . . 10,0

Injectar, de 2 em 2 horas, 1/2 a 1 cc.^{3}.

Póde-se empregar, além do oleo canforado, salicylato de sodio e cafeina em solução a 10°/$_0$.

Injecta-se na proporção de 1/10 de cc.^{3} para cada anno de idade da criança.

Si a asthenia cardiaca perdura, usa-se:

Digitalizato *Golasz* . . . 1 caixa

A' noite, 1/2 ampolla, em injecção subcutanea, ou intramuscular.

Grande auxilio na therapeutica da myoasthenia cardiaca prestam injecções de *solução physiologica*. Por meio dellas substitue-se a grande quantidade d'agua que a criança perde pelo vomito e pela diarrhéa.

A apparelhagem para sua execução consta de um cylindro de vidro de 250 cc.^{3} de capacidade, terminado, de um lado, por uma ponta afunilada á qual se fixa um tubo de borracha de 1 metro de comprimento. A' extremidade livre desse tubo adapta-se uma canula de vidro bifurcada; á bifurcação fazem seguimento curtos tubos de borracha providos de duas aguihas. A injecção é feita, subcutaneamente, na face anterior do thorax, abaixo das claviculas; introduz-se a agulha de preferencia de dentro para fóra. Injectam-se, de cada vez, 200 a 250 cc.^{3} de liquido. Em lugar de empregar solução physiologica de chloreto de sodio, póde-se usar o liquido de *Ringer*:

Chloreto de sodio . .	7,5 grs.
Chloreto de potassio .	0,1 grs.
Chloreto de calcio . .	0,2 grs.
Agua destillada . . .	1000,0 grs.

E' vantajoso ajuntar ainda á solução *Ringer* 5 % de glycose pura.

Após a injecção, sobretudo quando no preparo da solução foi usada agua ha muito tempo destillada, apparecem, ás vezes, elevações thermicas. Esse phenomeno, outrora muito temido, era descripto com a denominação de «febre por chloreto de sodio» (*Kochsalzfieber*). Numerosos estudos clinicos provaram, no entanto, que essa febre não tem grande valor pathologico. E' prudente, em todo caso, evital-a, empregando agua frescamente destillada no preparo das soluções injectaveis.

As injecções de solução physiologica podem ser repetidas, de 2 em 2, ou de 3 em 3 dias.

Na clinica domiciliar, em vez della, é preferivel lançar mão da solução de *Heim-John :*

Chloreto de sodio . .	$\overline{aa}$
Bicarbonato de sodio .	1,0 grs.

Dissolver uma dessas dóses em 200 grs. d'agua e praticar a injecção.

A proporção salina da solução de *Heim-John* produz retenção d'agua no organismo, evitando proseguimento da deshydratação. Administram-se, apenas, 200 cc^3. da solução em cada nychthemero, porque dóses superiores a essa occasionam formação de edemas. O doente, depois da applicação do liquido de *Heim-John*, tem sêde, ingerindo, em consequencia disso, mais facilmente, chá ou agua mineral (*Mühlbrunnen*).

*

O clyster em gottas (*Tropfklistier*) constitue egualmente um bom meio de administrar liquidos á criança. Introduz-se, profundamente, uma sonda no recto do paciente, depois, com um ponto falso, comprimem-se-lhe as nadegas uma contra a outra, de maneira que o doentinho não possa expellir a sonda nos esforços que emprega para evacuar. A sonda é depois, por meio de um tubo, ligada ao irrigador onde se encontra a solução physiologica. Comprime-se o tubo do irrigador com uma pinça, de maneira que a solução nelle contida se escoe vagarosamente, dando 30 a 60 gottas por minuto. A firma *Altmann* de *Berlim* fornece um compressor especial para apertar o tubo de borracha do irrigador.

Em ultimo lugar sejam ainda mencionados, na therapeutica das perturbações agudas de intercambio, os purgativos e os medicamentos constipantes.

Em tempos passados, representavam esses processos de tratamento papel principal e, ainda hoje, são largamente empregados por muitos medicos; mas, a Pediatria moderna condemnou-os quasi inteiramente. Hoje só é licito lançar mão de uma therapeutica causal e não symptomatica das desordens alimentares.

Como se viu, pelo que ficou dicto neste capitulo, os resultados colhidos pela therapeutica moderna são incontestavelmente superiores aos alcançados pelos processos antigos.

Não podendo reconhecer vantagens no emprego de constipantes e purgativos, confessamos, no entanto, que ha casos em que o medico não consegue deixar de empregal-os, visto como os paes da criança trazem ainda hoje profundamente arraigada a convicção de que o tratamento não estaria completo si não fosse prescripta por via buccal qualquer cousa desse genero. Si o medico não obedecer a tal exigencia, será o doentinho levado, com certeza, ao pharmaceutico, que muito gostosamente lhes satisfaz o desejo.

*

Em tempos passados, o *calomelano* dominava todo o campo therapeutico deste capitulo. Era-lhe attribuida, simultaneamente, acção purgativa ideal, anti-diarrhéica e desinfectante intestinal. Dessas suppostas virtudes, apenas, a purgativa é verdadeira; mas, nem com esse fim deve ser hoje empregado. Seu effeito purgativo não é seguro, por ser ora demasiado intenso, ora completamente falho. Além disso, esse facto não constitue a unica razão de seu abandono pelos pedriatras modernos. Em muitas familias, ainda hoje, a mãe da criança emprega, indistinctamente, o calomelano, que o medico da casa, submisso, receita a seu pedido. Em sua ignorancia bem intencionada, as mães administram o remedio, ás cégas, em casos de diarrhéas do recemnascido, em pneumonias, em appendicites, etc. Esse abuso justifica, como reacção, seu completo banimento da therapeutica infantil **(1)**.

---

(1) Nota do traductor: Veja-se o que, entre nós, dizem sobre o calomelano os Professores Miguel Couto (Clinica Medica, pag. 278) e Fernandes Figueira (Formulario de Therapeutica Infantil, Santos Moreira, pag. 7).

Vê-se, commummente, o medico lançar mão nas diarrhéas do lactente da acção constipante dos opiaceos (pós de *Dover*, tinctura de opio simples, etc.) Os opiaceos têm a vantagem de, em muitos casos, proporcionar repouso salutar ás crianças agitadas. Infelizmente essa propriedade calmante, ultrapassando os limites desejados, não raro, se transforma em effeito toxico. A acção constipante dos opiaceos tem graves inconvenientes: simula melhora enganadora, occultando a diarrhéa. E' melhor que se afastem, de vez, os opiaceos, verdadeira espada de dois gumes, da therapeutica infantil.

*

Muito usados são ainda os adstringentes. A industria de medicamentos delles inundou os nossos mercados. Praticamente não existem entre os adstringentes grandes differenças de acção therapeutica. E' por isso de bôa regra receitar o mais barato. Em algumas crianças os adstringentes provocam vomitos. Nesse caso suspenda-se, immediatamente, sua administração.

*

Quando, na therapeutica de uma perturbação de intercambio, somos forçados a receitar qualquer cousa para o doentinho, comecemos por um purgativo: uma a duas colheres das de chá de oleo de ricino, ou uma colherzinha do pó de *Kurella*. Os purgativos apressam, na maioria dos casos, a evacuação do alimento fermentado, contido no tubo gastro-intestinal.

Depois disso, receberá a criança, de novo, alimento e, ao mesmo tempo, um adstringente: *tannigeno*, *tannalbina*, *tannoformio*, *tannismutho* etc., 4 a 5 vêzes ao dia, uma pitada (Tannalbina, 1 caixa com 40 comprimidos de 0,30 grs. cada — 1 marco; tannismutho, 20 comprimidos em cada caixa, contendo cada um 0,5 grs. — 90 *Pfennig*). E' ainda frequentemente receitada a —

Bismuthose 100,0

Juntar 10 grs. da substancia a 200 cc³. de mucilagem de aveia e dar á criança, de hora em hora, 20 grs. da mistura.

Póde-se prescrevel-a tambem assim:

Bismuthose	$\overline{aa}$
Mucilagem de gómma arabica .	15,0
Agua destillada q. s. ad.	100,0

Vascolejar e dar, de hora em hora, uma colher das de chá.

III.) Tratamento da intoxicação alimentar

Tão animadores são os resultados therapeuticos dos casos até aqui mencionados, quão pouco satisfactorios os de intoxicação alimentar.

Aproveitam o tratamento os doentes medicados logo em inicio da molestia, mesmo quando, apresentam graves symptomas morbidos. Nesses casos inicia-se o tratamento com — jejum de 24 horas, administrando-se no intervallo, apenas, chá com saccharina. Muitas vêzes tem-se occasião de vêl-os, no dia seguinte, completamente *desintoxicados* e em optimas condições.

Depois da dieta hydrica receberá o doentinho, durante dois dias, mucilagem de aveia e, em seguida, leite humano, ou leite caseinado. Em falta desse alimento, experimenta-se o soro, ou o leite de vacca diluido, administrando-o, de acordo com as regras indicadas.

Em crianças doentes ha muitos dias, si o jejum não produz melhora em 24 horas, é inutil prolongal-o: inicia-se, sem perda de tempo, a administração de alimento em pequenas doses (de preferencia leite de mulher): no 1.º dia, 5 vêzes, 10 grs; no 2.º dia, 5 vêzes, 20 grs; e assim por deante, augmentando 10 grs. em cada ração. Mesmo que a criança manifeste melhoras, não se deve fugir desse caminho. Demais, o appetite do doente se acha, em geral, de tal maneira diminuido, que é difficil administrar mesmo pequenas rações alimentares.

Emquanto não se acalmam as manifestações toxicas, não deve ser ultrapassada em cada nychthemero a ração total de 250 a 300 grs. de leite.

Na therapia dos casos graves de intoxicação alimentar, experimentou-se administrar leite humano desnatado por centrifugação; mas, si a criança não tolerar doses fraccionadas de leite humano, não supportará tambem leite desnatado.

Quando se recorre á alimentação artificial, começa-se o tratamento administrando ao doente—1/3 de soro + 2/3 de mucilagem de aveia + saccharina. Si alguns dias depois se percebem melhoras, passa-se a administrar uma alimentação composta de—1/3 de leite de vacca + 2/3 de mucilagem de aveia + saccharina. Mais tarde ainda, substitue-se a saccharina por assucar de *Soxhlet* e o leite desnatado por leite puro.

Quanto mais cuidadosamente se conduz a alimentação, tanto mais se evitam recaidas.

Quèr nos doentinhos alimentados com leite humano, quer nos que recebem alimentação artificial, administra-se, concomitantemente, grande quantidade de liquido, para evitar a deshydratação do organismo. Além disso, empregam-se quando necessarios, todos os methodos physicos e medicamentosos já indicados.

***

Quando um lactente, criado com alimentação binaria, apresenta vomitos e diarrhéa, suspende-se immediatamente a alimentação, prescreve-se, durante 24 horas, dieta hydrica (chá e saccharina) e dá-se, si necessario, um purgativo. O seio da nutriz, nesse meio tempo, será esvasiado periodicamente por meio de ordenha regular. No dia seguinte, a criança sugará o seio materno pela manhã, ao meio dia e á noite, recebendo nos intervallos chá com saccharina. Um dia depois, substitue-se o chá por mucilagem de aveia. Não raro, apesar disso, conservam as fézes do lactente, durante algum tempo, aspecto diarrhéico e, só quando passam a receber exclusivamente leite de vacca, adquirem novamente aspecto normal.

Si, ao desmammar-se a criança, apparecem perturbações nutritivas — dyspepsia da ablactação, como se dizia antigamente—suspende-se, por 24 horas, a alimentação e prescreve-se dieta hydrica. Depois a criança receberá novamente o seio materno que, devido á estagnação, segrega leite em menor quantidade. Isso não representa inconveniente; é, antes, vantagem para o doentinho. Alimentação parca por leite humano produz cura rapida. Naturalmente não se dispensa administrar á criança, ao lado disso, chá ou agua mineral (*Mühlbrunnen.*)

Duas a tres semanas mais tarde, tenta-se novamente o desmamme da criança pelos processos já descriptos.

Quando a passagem para a alimentação artificial é feita lentamente, evita-se manifestação duma perturbação aguda de intercambio nutritivo.

Si a criança apresenta symptomas de transtornos alimentares, em consequencia de alimentação por leite de vacca, as mães não recorrem novamente o seio, por acreditarem que o leite materno, devido á interrupção da lactação, não possa mais ser utilizado.

Essa supposição é falsa; o leite manifesta, na verdade, propriedades colostraes; mas, apesar disso, é perfeitamente utilizavel.

***

II) Perturbações de intercambio nutritivo em consequencia de infecções parentericas

Quando se desenvolvem, fóra do tracto digestivo (localização parenterica), infecções de caracter grave (pneumonia, grippe, etc.) todo o organismo do lactente sof-

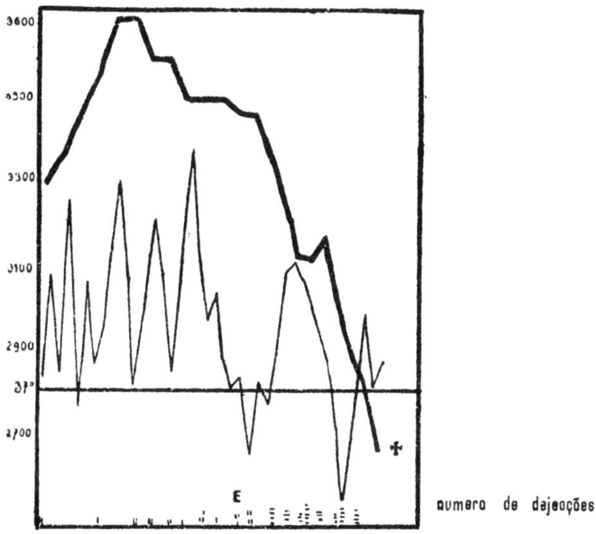

(Fig. 14)

Caso grave de perturbação parenterica de intercambio nutritivo

A criança entrou para o serviço hospitalar com bronchopneumonia de longa duração. A alimentação anterior tinha sido leite humano. Mesmo melhorada a pneumonia, não se manifestou augmento de peso, sobrevindo depois emmagrecimento. Quando a criança parecia estar a caminho da cura, surgiram phenomenos de diarrhéa que occasionaram, em poucos dias, a morte.

fre disso consequencias, diminuindo, em primeiro lugar, seu poder de tolerancia para rações normaes de alimento.

A alimentação, até áquella data bem supportada pela criança, passa a funccionar como toxico, provocando apparecimento de perturbações agudas de intercambio. Transtornos intestinaes dessa natureza são denominados, de acordo com *Czerny* e *Keller* — «perturbações alimentares consequentes a infecções parentericas».

Na verdade toda infecção no lactente produz, secundariamente, perturbações gastro-intestinaes.

Na maioria dos doentes estaciona o augmento de peso, desapparece o appetite; outros começam a emmagrecer e apresentam obstipação ou diarrhéa; finalmente em outros notam-se perturbações agudas de intercambio nutritivo. Essas variadas manifestações clinicas podem ser occasionadas até por molestias infecciosas banaes (vaccina, etc.)

Os lactentes que adquirem uma infecção podem manifestar perturbações de intercambio de intensidade muito variada. Esse facto repousa em circumstancias especiaes.

Em primeiro lugar é factor decisivo a natureza da infecção: de cem doentes com perturbações parentericas de intercambio nutritivo por nós cuidadosamente observados, 44 casos eram de infecções grippaes, lesões portanto das vias respiratorias superiores; 26 de pyelo-nephrite; 8 de sarampo e 6 casos de lues congenita. Os demais eram referentes a tosse convulsiva, otite media, meningite, etc.

Nas perturbações nutritivas de origem parenterica representa papel importante a idade da criança: quanto mais tenra a idade, tanto mais facilmente se manifestam perturbações nutritivas; os prematuros são mais frequentemente lesados do que crianças nascidas a termo.

O prognostico depende da alimentação que anteriormente recebeu a criança. São factores de importancia não só a quantidade como a qualidade dos alimentos ingeridos pelo lactente.

Crianças submettidas a regime de superalimentação tornam-se mais ameaçadas. Em peor situação se encontram lactentes alimentados, por muito tempo, predominantemente, com hydrocarbonados.

As manifestações clinicas das perturbações nutritivas de origem parenterica dependem da infecção que lhes deu causa. Essas differenças não são, porém, sufficientes para tornar necessaria descripção em separado da marcha de cada uma dellas.

E' bastante salientar que nas fézes dos doentinhos com perturbações parentericas de intercambio, produzidas por infecção grippal mesmo benigna, encontram-se, ás vêzes, sangue e pus; ora ha nellas, apenas, vestigios disso; ora ahi se encontram agglomerações de muco e grande quantidade de sangue e pús. O muco é, não raro, tão abundante que as fézes delle parecem inteiramente constituidas. Nalguns casos, entre uma e outra dejecção, a criança evacúa regularmente fézes moldadas, e apparentemente normaes.

Perturbações nutritivas parentericas apparecem, muitas vêzes, nas Maternidades, em grande numero, constituindo a chamada grippe gastro-intestinal.

*

O *diagnostico* das perturbações nutritivas parentericas póde apresentar sérias difficuldades. Quando, encontrando-se uma infecção clinicamente bem definida alguns dias depois, manifesta-se diarrhéa, não haverá duvida na correlação desses dois phenomenos. Mas, si o fóco infeccioso primitivo permanece occulto num ponto qualquer do organismo (na orelha media, no bacinete, etc.) só depois de alguns dias de elevações thermicas sem explicação plausivel, surgem, abruptamente, symptomas de perturbações de intercambio.

Nessa hypothese torna-se muito difficil o diagnostico. Deante de um caso de tal natureza é preciso não esquecer que—perturbações agudas de intercambio podem ser de origem parenterica e que, além disso, não cedem emquanto a therapeutica dietetica não fôr alliada ao tratamento da infecção que lhe deu causa. Para differençar uma perturbação de intercambio de origem enterica de uma parenterica serve-nos de bom guia a temperatura do doentinho. Nos casos de simples perturbação de intercambio a febre sendo «alimentar» desapparece com a prescripção do jejum; nas perturbações nutritivas parentericas a temperatura não é notavelmente influenciada pelo abandono da alimentação.

O *prognostico* das infecções parentericas é sempre duvidoso. Ha casos em que os symptomas gastro-entericos desapparecem sem tratamento directo, isto é, cessam quando se cura a infecção que lhes deu origem. Esse resultado nem sempre é obtido. Por conseguinte é preciso, sobretudo nos casos em que o jejum não modifica a temperatura, que o medico seja reservado na previsão prognostica. O sangue e o pús nas fézes não constituem por si sós máu indicio. Muitas vêzes a criança emitte uma só dejecção dessa natureza, para logo tudo voltar ao estado anterior. Aconselha-se, porém, muita vigilancia em casos dessa natureza

*

O *tratamento* será conduzido como acima ficou dicto. Como em qualquer outra affecção, é necessario, desde muito cêdo, voltar os olhos para as funcções gastro-intestinaes do doente. As rações alimentares serão reduzidas a pequeno volume; para satisfazer a sêde da criança, administram-se-lhe chá, agua mineral, solução physiologica de chloreto de sodio, etc. (excepto leite). Em casos especiaes (prematuros, crianças de tenra idade) recommenda-se alimentar o doentinho com leite humano, ou leite caseinado, aos quaes se addiciona pequena porção de assucar. Quando, apesar desses cuidados, manifestam-se perturbações intestinaes, prescreve-se immediatamente o jejum. O tratamento será conduzido como nos casos graves de perturbação de intercambio.

Quando apparecem dejecções sanguineas ou purulentas, emprega-se internamente, com bom resultado, ao lado da dieta, a *argilla branca*. Administra-se, 5 vêzes diariamente, uma colher das de chá da argilla de *Merk*, desmanchando cada dose em 100 grs. de mucilagem de aveia. Lavagens intestinaes com chá ou com agua morna pódem auxiliar a cura. Uma porção da agua da lavagem deve permanecer nos intestinos do doente. A' enteroclyse addiciona-se, ás vêzes, com proveito, um pouco de argilla branca de *Merk*.

Perturbações de intercambio nutritivo ex-constitutione

I. Diathese exsudativa (Czerny)

Na Pediatria de annos passados, representava a syndrome «*escrofulose*» papel muito importante. Esse complexo symptomatico reunia, porém, variadas manifestações morbidas — umas de natureza phimatosa, outras que nada tinham a vêr com a tuberculose. O englobamento, num só grupo, de entidades morbidas tão diversas era um tropeço ao progresso e á comprehensão desse capitulo da Pediatria. Por iniciativa de *Czerny* a syndrome soffreu mudança radical, trazendo como consequencia abandono do nome e da concepção antiga da «escrofulose» (1905).

Dessa época em deante, todas as perturbações escrofulosas produzidas pelo bacillo de *Koch* passaram a fazer parte do capitulo da tuberculose; exs: escrofulose ganglionar, ossea, articular, cutanea, etc.

As manifestações escrofulosas de natureza seguramente não tuberculosa foram por *Czerny* enfeixadas num outro capitulo sob a denominação de *diathese exsudativa* (diathese=disposição=tendencia morbida). Essa diathese repousa, em sua opinião, numa anomalia constitucional da criança. Mais tarde alargou aquelle auctor ainda mais a concepção desse quadro morbido, pesquisou suas origens até ás suas manifestações primordiaes e descobriu sua dependencia da alimentação. Os estudos de *Czerny* nos deram possibilidade de diagnosticar a diathese em crianças de tenra idade, e, além disso, de modificar sua marcha por alterações da alimentação do doentinho.

A palavra «escrofulose» foi, por isso, banida da moderna technologia pediatrica, não tendo hoje mais do que interesse historico.

*

A diathese exsudativa é encontrada no lactente ou em crianças acima dessa idade. Apparece, com frequencia, em membros da mesma familia; ás mais das vezes, consegue-se provar que o pae, a mãe, ou mesmo ambos, apresentaram, em tempos, manifestações diathesicas.

Quando não se conhece a historia pregressa dos progenitores da criança, restos da diathese que nelles se encontram (pharyngite chronica, catarrho da orelha media, leucomas da cornea, blepharite, physiognomia typica da aprosexia nasal, etc.) permittem diagnostico retrospectivo da molestia.

Symptomas e decurso: — Recemnascidos portadores da diathese apresentam, desde cêdo, notavel constraste quando comparados a seus progenitores: sendo esses fortes e robustos, nascem aquelles pequenos, magros e atrophiados.

Nas crianças diathesicas fracassa, de maneira singular e frequente, a alimentação natural. Quando isso se dá é preciso affastar com firmeza a hypothese de sub-alimentação da criança por deficiencia de leite materno.

Apesar de ingerirem os diathesicos rações alimentares sufficientemente volumosas, não augmentam de peso; seu desenvolvimento estaciona, ás vêzes, semanas e mezes a fio. A primeira supposição que se faz, vendo um doentinho dessa natureza, é que haja insufficiencia alimentar qualitativa ou quantitativa; mas, nem o augmento das rações, nem a troca de nutriz altera a situação.

Isso é a prova de que a fonte dos phenomenos anormaes reside na propria criança.

Nem todos os diathesicos apresentam, porém, desenvolvimento precario com a alimentação natural. Ha mesmo um grupo que manifesta notavel tendencia para a obesidade. A gordura das crianças agrada ao leigo, mas o medico deposita nesse facto pouca confiança, pois, sabe que quanto maior é o augmento de peso, mais rapida e intensamente se desenvolvem symptomas da diathese exsudativa. Além disso, o modo pelo qual essa especie de crianças adquire gordura não é natural. O lactente normal conserva, quando engorda, a turgescencia do tecido sub-cutaneo; o diathesico torna-se «balofo», parecendo verdadeiramente «encharcado».

O typo do lactente magro e o do balofo mantem-se, mesmo depois do segundo anno de vida.

Favorecidas pela anomalia congenita desenvolvem-se manifestações da diathese exsudativa nas crianças alimentadas artificialmente, nos casos de perturbações de intercambio, e de infecções varias. Entre essas manifestações notam-se:

1.º na pelle — ***seborrhéa do couro cabelludo, crosta lactea, estrophulo e intertrigem***;

2.º nas mucosas — ***lingua geographica, manifestações catarrhaes recidivantes*** (rhinite, pharyngite, otite, bronchite, asthma), ***phlyctenas***;

Mallogro da alimentação pelo leite materno, em um caso de diathese exsudativa

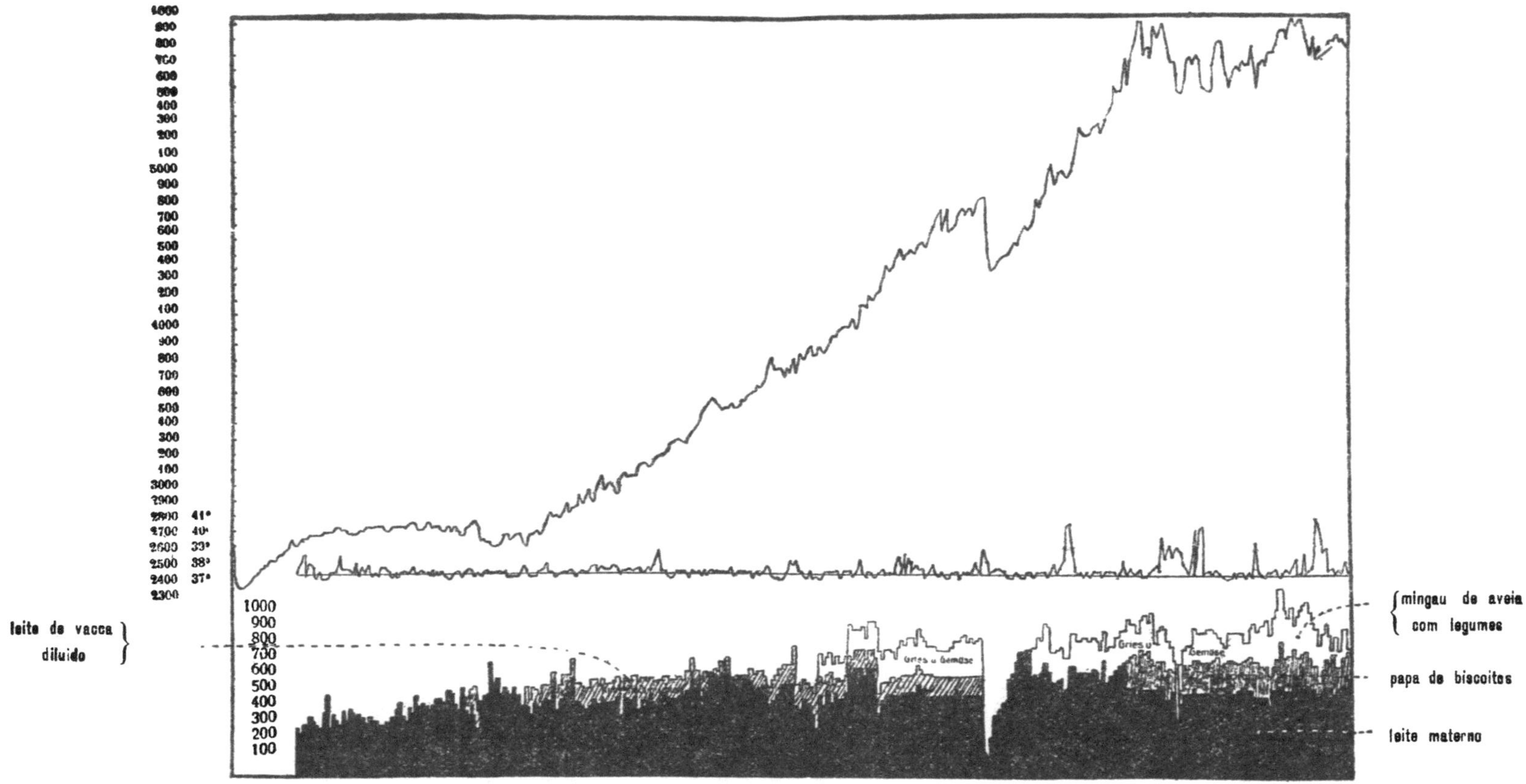

(Figura n 15)

Desenvolvimento de um lactente com diathese exsudativa

A principio—desenvolvimento precario com leite materno (na figura está indicada a quantidade ingerida). Tendo a criança attingido 2 e 1/2 mêzes de idade, experimentou-se addicionar outras substancias á alimentação até então seguida; mas, o ensaio fracassou (perda de peso). Aos tres mêzes, foi renovada, com exito, a tentativa. No 7º mêz, devido a convulsões, foi a criança, de novo, submettida á alimentação materna exclusiva. A curva thermica da figura reproduz as oscillações de temperatura, occasionadas pelas repetidas infecções do apparelho respiratorio. A linha superior da figura representa o peso da criança; esse, durante 3 mêzes, não augmentou; mas isso se deu logo que se iniciou a alimentação binaria. O peso cresceu, porém, irregularmente e aos saltos.

3.º além disso — *caries dentarias circulares, balanite e vulvite*;

4.º lesão dos *orgãos lymphoides* — *thymo, baço, tonsillas, folliculos intestinaes.*

A' época de apparecimento das diversas manifestações cutaneas da diathese exsudativa já se fez allusão em paginas passadas.

*
* *

I. Manifestações cutaneas da diathese exsudativa

A seborrhéa da cabeça (*Gneis*) resulta de supersecreção das glandulas sebaceas do couro cabelludo. Formam-se ahi escamas de côr pardo-acinzentada, localizadas sobretudo no alto da cabeça. Apesar do maximo cuidado e asseio dispensados á criança, não é possivel evitar esse deposito.

A *crosta lactea* (denominada «quadragesima», porque o povo acredita durar quarenta semanas) é uma affecção da face (bochechas). Nos lactentes diathesicos do typo magro a crosta lactea é vermelho-clara, secca e descamante; nos do typo gordo apparece sob fórma de eczema muito rubro, humido e pruriginoso, com tendencia a se distender por toda a face, invadindo as orelhas, o queixo, o couro cabelludo, etc.

O *estrophulo* é uma erupção cutanea do lactente encontrada no tronco, nos membros e no couro cabelludo (poupa a face). Esse exanthema consta de papullas grupadas de maneira caracteristica (prurigem) e de pustulas que, dentro de 2 a 3 dias, desbotam, mas permanecem palpaveis durante algum tempo como pequenos nodulos do tamanho da cabeça de um alfinete. O estrophulo se localiza de maneira predilecta na face de distensão dos membros e na região lombar.

Intertrigem ou *assadura*—apesar do asseio dispensado á criança diathesica, apparece essa erupção nas dobras cutaneas dos braços e das pernas, atraz das orelhas e na região genito-crural.

A *erythrodermia* é o exanthema mais renitente da diathese exsudativa (*Leiner*). A pelle se apresenta intensamente rubra, brilhante, secca, ou humida, sobretudo na região glutea, nas partes genitaes e na face interna das pernas. Na face e no resto do corpo encontra-se, ao mesmo tempo, eczema seborrhéico.

A erythrodermia póde manifestar-se precocemente, constituindo, mesmo para crianças alimentadas ao seio, symptoma de mau prognostico. Si o doentinho resiste á molestia, desapparecem, aos poucos, as crostas e escamas, tornando-se a pelle vermelha côr de salmão. Dentro de tres mezes, póde tomar novamente aspecto normal.

Em crianças diathesicas encontra-se, ás vezes, na cabeça um «pennacho» muito caracteristico : em vez do cabello adaptar-se ao cranio, levanta-se ahi um verdadeiro «topete» (Freund).

Nas crianças com manifestações eczematosas intensas encontra-se frequentemente notavel eosinophilia.

***

II. Symptomas da diathese exsudativa ao nivel das mucosas

A mesma vulnerabilidade da pelle apresentam as mucosas, sobretudo a da arvore respiratoria das crianças com diathese exsudativa.

Nellas, muito mais frequentemente do que em lactentes normaes, surgem inflammações catarrhaes da cavidade nasopharyngea. As lesões das mucosas constituem a causa que obriga os paes a trazer ao medico o doentinho. As affecções diathesicas das mucosas acompanham-se, ora de febre moderada, ora de grandes elevações thermicas (Fig. 15).

As manifestações catarrhaes das vias respiratorias vêm acompanhadas de alterações do estado geral da criança (perda do appetite, etc.) A respiração nasal é perturbada por edema da mucosa. Com tal accidente fica muito prejudicada a sucção do alimento. A pharynge não apresenta, em geral, grandes alterações; percebe-se, apenas, vermelha e secca, sua parede posterior.

A região nasal posterior, fóco principal de localização da molestia, não é accessivel á simples inspecção. Dois a tres dias depois que a febre desapparece, começa o catarrho a se desfazer; estilla do nariz uma secreção pardo-brancacenta, visivel quando se inspecciona a parede posterior da pharynge. Alguns dias mais tarde volta ao normal o estado do doentinho.

Os ganglios lymphaticos, cujos vasos afferentes se originam no territorio inflammado, augmentam de volume durante o processo inflammatorio agudo e permanecem hypertrophiados por algum tempo. Esses ganglios são encontrados atraz do musculo esternoclido-mastoideo, constituindo nodulos do tamanho de um grão de ervilha.

Dentro de poucos dias, póde reapparecer o processo morbido (febre, perturbações da respiração nasal, hyperhemia da pharynge, hypertrophia ganglionar, etc.).

As alterações morbidas das mucosas se repetem frequentemente; não se passa, ás vezes, uma semana sem que essas crianças se apresentem febris.

As successivas infecções das mucosas não permittem que os glanglios da nuca voltem ao tamanho natural; por isso permanecem chronicamente hypertrophiados, signal importante para o diagnostico da diathese. Examinando um lactente em periodo febril e encontrando-se hypertrophiados os ganglios da nuca, póde-se, com grande probabilidade, diagnosticar lesão inflammatoria da cavidade naso-pharyngea, sobretudo si o doente apresenta outros signaes de diathese exsudativa.

Além da pharynge, qualquer outro trecho das vias respiratorias póde ser lesado: angina, laryngite, bronchite, manifestações catarrhaes da trompa de *Eustachio* e subsequente invasão da orelha média, etc. Ha nesses casos certa regularidade na localização das lesões catarrhaes: as recidivas apparecem de preferencia no mesmo lugar da manifestação primitiva. E' por isso que numas crianças se notam pharyngites, noutras bronchites recidivantes, etc.

Em muitos doentes de diathese exsudativa encontra-se a lingua coberta de relevos e depressões (*lingua geographica*). Apparecem exsudações abaixo da mucosa e, subsequentemente, descamações do epithelio; a lingua se torna malhada ou pintada, variando de aspecto todos os dias: ora se esboçam desenhos arredondados, ora em fórma de faixa ou de corôa. Em lactentes já tendo dentes apparece, disposta em annel, coloração esverdeada do esmalte no ponto de inserção dos incisivos superiores. Nesse local se desenvolve depois uma «carie circular».

As conjunctivas das crianças com diathese exsudativa apresentam frequentemente inflammações eczematosas ou phlyctenulosas. Muitos as consideram de origem tuberculosa; mas, emquanto nellas não fôr encontrado o bacillo de *Koch*, póde-se, com direito, duvidar dessa affirmação, mesmo porque manifestações tuberculosas não se deixam facilmente influenciar pela therapeutica, como acontece com as phlyctenas (tratamento topico pelo calomelano).

Depois da mucosa das vias respiratorias é a gastro-intestinal que mais commummente toma parte no complexo symptomatico da diathese exsudativa. Manifestações morbidas intestinaes são frequentes nessas crianças; além da diathese, encontram-se nellas, não raro, symptomas de neuropathia. Os doentinhos diathesicos apresentam notavel tendencia a evacuações dyspepticas, e a obstipação.

No dominio da mucosa do apparelho genito-urinario dos diathesicos nota-se, não raro, apparecimento de vulvite, ou de balanite.

***

III. Manifestações da diathese exsudativa ao nivel dos orgãos lymphoides

O baço, o thymo, as tonsillas e os folliculos intestinaes constituem, reunidos, o systema lymphoide. Na diathese exsudativa hypertrophia-se esse conjuncto de orgãos quando a criança é submettida a regime pouco racional e superabundante. O baço é frequentemente palpavel, mesmo em casos ligeiros de diathese exsudativa. Nos doentes graves encontram-se ainda augmentados o thymo e as tonsillas. Quando se tem occasião de autopsiar crianças diathesicas, verifica-se hypertrophia das placas de *Peyer* e dos folliculos solitarios intestinaes. A hypertrophia do systema lymphoide é manifestação caracteristica da molestia, vindo, não raro, associada a notavel adiposidade da criança. Em tempos passados a hyperplasia dos orgãos lymphoides era tomada por affecção *sui-generis*, e descripta sob a denominação de «*estado lymphatico*» ou «*thymico-lymphatico*». Sabe-se hoje, porém, que a hyperplasia dos orgãos lymphoides é um symptoma da diathese exsudativa.

Crianças diathesicas são facilmente lesadas por infecções e excitações psychicas; além disso, tem-se observado entre ellas casos de morte subita (*morte thymica*).

***

Relações da diathese exsudativa com outras molestias

A disposição exsudativa, adormecida ainda no recemnascido, aos poucos, se desperta. Mais tarde, depois

que se manifesta, pode ser directamente influenciada pela alimentação do doentinho, por infecções e por anomalias de constituição (diathese neuropathica,etc.)
Já ficou dicto que os diathesicos,ás vêzes, supportam mal leite humano, embora seja esse o alimento mais apropriado á maioria das crianças. As manifestações exsudativas são tanto mais intensas quanto menos bem dirigida for a alimentação da criança. Symptomas da diathese podem ser encontrados em crianças sub-alimentadas; mas, muito mais frequentemente, em casos de superalimentação. Nos exsudativos nem sempre o augmento de peso está em relação com a quantidade de alimento ingerido; apesar de superalimentado, continúa, o doentinho, ás vêzes, a emmagrecer.

Como sabemos da observação clinica, a gordura é para os diathesicos o principio nocivo da alimentação. Assim se explica a razão pela qual lactentes com diathese exsudativa supportam mal leite humano, substancia muito gordurosa. Algumas crianças diathesicas alimentadas ao seio, não augmentam de peso, ou se tornam pathologicamente obesas. Em consequencia disso aggravam-se as manifestações exsudativas nos casos de superalimentação com leite humano e melhoram quando esse leite é reduzido á metade ou, em parte, substituido por hydratos de carbone.

Czerny considera a diathese exsudativa consequencia de modificações da marcha normal do chimismo organico; essas alterações seriam baseadas numa diminuição innata da faculdade de assimilar gordura.

Não se conclúa dahi que superalimentação hydrocarbonada seja indifferente aos portadores de diathese exsudativa; pelo contrario, quando misturas de hydratos de carbone provocam grandes augmentos de peso da criança, tornam-se mais graves ainda os symptomas da diathese. Além disso, ensina a experiencia clinica que, quando se addicionam ovos á alimentação da criança, augmentam os signaes da diathese.

Existe estreita relação entre a diathese exsudativa e infecções de que possam ser atacados os diathesicos; esses individuos, em consequencia da diminuição de suas faculdades de defesa (*immunidade)*, offerecem ás infecções excellente campo para desenvolvimento.

Como se vê na figura 15 (caso de diathese exsudativa), a curva thermica soffre constantes oscillações: ora ha febre, ora temperatura normal. Por outro lado, as mais variadas infecções preparam caminho para a explosão de symptomas da diathese. E' muito commum apparecerem phenomenos diathesicos, durante, ou logo após certas molestias infecciosas: vaccinação, sarampo, tuberculose, etc.

Póde-se dar ainda uma hypothese de influencia reciproca entre a diathese e as molestias infecciosas: quando a criança, portadora de um eczema humido, é atacada de uma infecção aguda (pneumonia, cystite, etc.), vê-se que, de um dia para outro, o eczema se descora, secca e desapparece. Esse phenomeno é observado no diathesico no correr de todas as molestias graves, infecciosas ou não, *inclusive* nas perturbações de intercambio nutritivo. O leigo diz, nesses casos, que o exanthema «se recolheu» e conhece bem o mau prognostico do phenomeno.

A neuropathia se desenvolve, ás vêzes, como lesão hereditaria, ao lado da diathese exsudativa. A anamnese da familia revela commummente nervosismo dos paes. Irritabilidade do doentinho é uma das frequentes manifestações morbidas de que vem acompanhada a diathese exsudativa. Essa associação é importante porque explica a origem da diarrhéa e da obstipação nas crianças com diathese exsudativa, mesmo quando alimentadas ao seio. A diarrhéa e a obstipação dos neuropathas são, ás vezes, produzidas por insignificantes irritações intestinaes, sem valor numa criança normal.

A neuropathia esclarece ainda o seguinte facto: quando um lactente normal sente prurido na pelle passa a mãozinha, algumas vêzes apenas, pelo local lesado; mas, a criança neuropathica, apresentando estrophulo ou crosta lactea, erupções pouco pruriginosas, arranha-se até ferir-se; quanto mais se coça, maior se torna a sensação de prurido.

Conhecida a tendencia especial dos neuropathas a exaggerar suas reacções nervosas, comprehende-se porque o estrophulo ou um eczema possam occasionar nelles prurido intenso que só calmantes ou narcoticos conseguem debellar.

A *pathogenese* da diathese exsudativa é desconhecida.

Seu *prognostico* é, em geral, bom. Sabe-se que as manifestações diathesicas se podem manter intensas, mesmo depois do primeiro anno de idade do doentinho; desapparecem, porém, aos poucos, antes da época da puberdade. Mesmo depois disso, os exsudativos nunca podem ser considerados individuos inteiramente normaes.

O *diagnostico* é facil e quanto mais cêdo fôr estabelecido, com maior exito poderão ser combatidas as manifestações clinicas da diathese.

*
* *

Tratamento da diathese exsudativa

Therapeutica dietetica—Quando uma criança visivelmente diathesica não se desenvolve com administração exclusiva de leite humano, não se dispensa verificar primeiramente si é sufficiente a dose alimentar que recebe, quer dizer, si a quantidade de leite mammado corresponde ao indice numerico de *Budin*. Quando isso não se dá, augmentam-se as rações alimentares de acordo com os preceitos conhecidos. Mas, si a alimentação que o doentinho recebe é sufficientemente abundante e, mesmo assim, não se verifica augmento de peso, não convem intervir logo, visto como, depois de algumas semanas, póde apparecer o desejado accrescimo de peso. E' inutil mudar de ama: com a nova nutriz, as mais das vêzes, a situação permanece inalterada.

O estacionamento do peso não justifica abandono immediato do leite humano. Essa tentativa é perigosa, porque podem, depois della, apparecer transtornos gastro-intestinaes agudos. E' menos arriscado tentar uma alimentação albuminosa, associada á materna. Essa experiencia surte effeito, sobretudo nos casos em que ha camaras fluidas e frequentes (augmento do peristaltismo intestinal) e intensas fermentações.

Nesses casos emprega-se, com exito, um pouco de *plasmonio* ao lado da alimentação materna: antes de cada mammadura dar-se-á $^1/_2$ a 1 colher das de chá desse preparado dissolvido em 30 cc^3 de chá, ou de agua mineral (*Mühlbrunnen*).

Em muitos casos, como consequencia dessa pequena alteração alimentar, as fézes se tornam solidas, começando a criança a augmentar de peso.

Esse resultado therapeutico não está ligado directamente ao pequeno additamento albuminoso feito á alimentação; a adjuncção de maior quantidade de albumina ao leite enfreia as fermentações intestinaes, podendo a lactose não alterada ser absorvida e motivar o augmento de peso da criança. Si a addição de um pouco de albumina ao leite não influencia beneficamente o estado geral da criança, espera-se algum tempo para iniciar então a alimentação binaria. Essa tentativa não deve ser feita antes do começo do 4º mez de idade. Nessa época substitue-se uma das mammaduras ao seio materno por leitelho, mingau maltado, ou pela mistura constante de 1/3 de leite com 2/3 de mucilagem e um pouco de assucar. E' preciso administrar um alimento ricamente hydrocarbonado, visto como simples diluição de leite de vacca não provoca augmento de peso. Si, tres a quatro dias depois de iniciada a alimentação binaria, o peso não começa a augmentar, é signal de que fracassou a tentativa. Em vista disso, volta-se á alimentação exclusiva pelo leite de ama, espera-se durante duas semanas para então repetir a experiencia que dá, as mais das vezes, bons resultados (vide a curva na gravura n. 15). Conserve-se este regime — 4 rações de leite humano e uma vez alimentação artificial — até que o doentinho attinja o 7º mez de idade. Nessa época inicia-se então a administração do mingau de aveia com legumes. Depois, a alimentação será orientada como nas crianças normaes.

Seria um erro grave abandonar totalmente o leite humano, mesmo nos casos em que se alcança augmento rapido de peso com a alimentação artificial. A obesidade deve ser com muito cuidado evitada nos casos de diathese exsudativa. O peso da criança deve augmentar lentamente; para isso receberá, uma vez por dia, a mammadeira, sendo as demais rações alimentares suppridas por leite materno. Esse regime alimentar dá ao doentinho resistencia igual á das crianças criadas ao peito.

Nos casos em que a alimentação natural produz augmento de peso demasiado rapido, é preciso reduzir o volume das rações alimentares, tornando mais curto o prazo da mammadura, ou limitando seu numero a 4 por dia.

Esse ultimo processo não dá os fructos desejados, visto como a criança consegue com mais esforço sugar em 4 mammaduras tanto leite quanto em 5. O melhor meio é iniciar, ainda que seja no 3º ou 4º mez de idade, a alimentação binaria, dando, em vez de grandes doses de alimentos hydrocarbonados que fariam augmentar o peso demasiado rapido, um mingau ralo de farinha de aveia.

Alguns mezes depois, desmamma-se a criança, evitando, porém, dar-lhe leite puro. O volume de leite de vacca administrado não deve ultrapassar 1/2 litro por dia. Pela manhã e á noite, dá-se á criança uma mammadeira (200 cc^3) de leite addicionado de 1/3 ou de metade de um mingau farinaceo e assucar; ás 10 horas da manhã—papa de biscoutos, com 100 grammas de leite; ás 2 horas da tarde—legumes; ás 6 horas da tarde—mingau de farinha de aveia.

O processo de tratamento das diarrhéas das crianças de peito com diathese exsudativa, já foi anteriormente descripto.

*

A alimentação artificial póde tambem produzir o typo gordo e o magro da diathese exsudativa. Nessa hypothese não é facil saber quaes são os phenomenos morbidos que correm por conta da constituição da criança e por quaes é responsavel a alimentação artificial. Si o diathesico augmenta de peso, embora lentamente, esse resultado póde ser considerado satisfactorio, visto como com a idade o desenvolvimento se torna mais rapido. Mesmo com insignificantes accrescimos de peso não é recommendavel modificar a composição alimentar. Mas, quando apparecem signaes inconfundiveis de dystrophia lactea, é preciso corrigil-os pelos processos conhecidos.

Nos doentes do typo obeso da diathese exsudativa procura-se, antes que se manifestem signaes cutaneos da molestia, diminuir, o mais possivel, o volume das rações alimentares.

Esse objectivo encontra, quasi sempre, tropeços por parte dos paes da criança.

E' preciso exigir reducção alimentar quando apparecem eczemas, porque, do contrario, elles rapidamente se espalhariam. Será indispensavel fazer a mesma cousa quando apparecem symptomas do estado lymphatico (*Status lymphaticus*). Não é necessario fazer emmagrecer o doentinho obeso; basta impedir que elle continue a engordar. Para isso restringem-se as rações de leite, substituindo-as por hydratos de carbone. Si, apesar dessa troca, a criança continúa a engordar, passase a dar-lhe mingau de farinha ou de flocculos de aveia addicionado de legumes.

Quando os paes da criança não concordam em diminuir o numero de mammaduras, lança-se mão do seguinte subterfugio : pela manhã, ao meio dia e á noite, dá-se a criança a ração costumeira; ás 10 horas da manhã e ás 6 da tarde, receberá então uma mammadeira de chá.

Para debellar o eczema do lactente aconselhou *Finkelstein* recentemente o seguinte mingau: coagular o leite de um fermento, separar por filtração a caseina e o soro; passar a caseina, varias vêzes, em tamiz e addicionar-lhe novamente 1/10 até 1/5 do soro; o resto do soro é desprezado e substituido por igual volume d'agua, ou de mucilagem de aveia.

O «*mingau anti-eczematoso*» de *Finkelstein* representa um processo de tratamento muito perigoso. Aconselho empregal-o, seguindo exactamente a technica de seu auctor (*Therapeutische Monatshefte*, 1912, pag. 34).

*

Therapeutica medicamentosa: — Daria prova de não conhecer a etiologia da diathese exsudativa quem quizesse limitar-se á dietetica em seu tratamento. A therapeutica medicamentosa das manifestações catarrhaes das vias respiratorias superiores e dos eczemas representam importante papel porque, antes que o regime alimentar comece a desenvolver acção benefica, é preciso esperar um certo espaço de tempo. Quem cruzasse os braços durante todo esse periodo não conseguiria manter-se por muito tempo como medico assistente da criança.

A therapeutica dietetica e a medicamentosa deverão ser iniciadas de uma só vez.

O tratamento das affecções catarrhaes das mucosas na diathese exsudativa é o mesmo que o das demais inflammações das vias respiratorias. A therapeutica da hypertrophia dos orgãos lymphoides é, porém, objecto exclusivo da dietetica.

Vejamos agora quaes os cuidados que devem ser dispensados a cada uma das manifestações cutaneas da diathese exsudativa,

***

I. Crosta lactea

Quando a pelle secca das bochechas começa a se fender besunta-se a lesão com vaselina ou crême de *Schleich* boricados.

Havendo hyperhemia intensa, faz-se uso da pasta de *Lassar*, ou do crême de *Schleich* com oxydo de zinco. Applica-se a pomada, á noite, dispensando qualquer atadura. Póde-se tambem usar, em pincelagens, a seguinte formula:

Tumenol . . 3,0
Glycerina
Oxydo de zinco
Talco . . .
Agua destillada . . . ãã q. s. ad. 150.0

Vascolejar antes do emprego.

Quando ha prurido intenso:

Olei rusci . . . 1,0
Pasta de *Lassar* . . . 100,0

Nos eczemas humidos da face, extensos e dessorantes, emprega-se a seguinte pomada:

Tumenol . . . 15,0
Pasta de *Lassar* . 150,0
Naftalanio . . . . . q. s. ad. 200,0

Quando se dá infecção purulenta da superficie eczematosa, o local se torna intensamente vermelho cobrindo-se de crostas. Nesses casos prestam bons serviços compressas humidas de acetato duplo de aluminio, pomada de tumenol e, finalmente, quando a inflammação diminue, pasta de *Lassar* com alcatrão ou crême. Quando nalguns pontos apresenta o eczema apparencia impetigiforme, usa-se o tumenol ou o unguento rubro sulfurado.

Si o doentinho tem febre, qualquer faixadura do eczema é prejudicial; quando a atadura fecha completamente a superficie humida da lesão, póde dar-se, inesperadamente, a morte da criança. Os eczemas, quando descobertos, curam-se muito mais facilmente; deve se, no entanto, amarrar a criança de maneira que ella não se possa coçar. O medicamento depositado sobre a pelle deve ficar em contacto com o ar.

*
* *

II. Seborrhéa do couro cabelludo

Quando ha tendencia a se formar seborrhéa do couro cabelludo *(Gneis)*, besunta-se a cabeça da criança, diariamente, com crême *Vilja*, com byrolina, ou mesmo com vaselina boricada. Empregando-se agua e sabão, não se consegue libertar a criança das crostas seborrheicas. Quando a mãe não dispensa grande cuidado ao filho, formam-se sobre o couro cabelludo escamas seccas e grossas. Para retiral-as besunta-se a cabeça do doentinho com:

Vaselina amarella . . . } ãã
Emplastro lithargyrico } 15,0

Um a dois dias depois, retira-se a crosta amollecida com uma espatula, ou mesmo com uma colher; depois, sobre o couro cabelludo hyperhemiado, applica-se, alguns dias seguidos, pasta de *Lassar* simples ou alcatroada, até que a vermelhidão desappareça. Dahi em deante emprega-se vaselina ou crême *Vilja* da maneira indicada anteriormente.

A superficie seborrheica, quando infeccionada, tornase humida, purulenta e crustosa. Nessa emergencia, corta-se rente o cabello do doentinho e, nos lugares dessorantes, applica-se :

Nitrato de prata		1,0
Espirito ethereo de *Hoffmann*	q. s. ad.	100,0

Para pincelar o local póde-se egualmente fazer uso, uma vez por dia, da pomada de tumenol.

Abcessos folliculares devem ser incisados e cauterizados com nitrato de prata. Logo que a pelle se torne secca, substitue-se o tumenol pela pasta de *Lassar*.

As ataduras feitas sobre a cabeça têm por fim evitar que a criança se arranhe. Sobre a faixadura applica-se uma carapuça de linho, fixando-a por um cordão passado por baixo do queixo da criança. A face do doente ficará descoberta.

Em hospitaes o tratamento do eczema é mais facil e rapido : amarram-se os braços da criança, de modo que ella não se coce, e dispensa-se a faixadura; as crostas eczematosas serão amollecidas com oleo ou com unguento de *Hebra*. Logo que o eczema melhore com esse tratamento, para apressar o desapparecimento da hyperhemia, applica-se sobre o local pasta de *Lassar* alcatroada.

***

III. Assaduras

No tratamento das assaduras dessorantes e extensas das dobras articulares, da intertrigem retro-auricular e da do pescoço empregam-se compressas humidas, até que desappareçam as manifestações inflammatorias agudas. Depois serão as partes lesadas ligeiramente cauterizadas com uma solução diluida de nitrato de prata; em seguida passa-se sobre ellas pomada de tumenol.

Sobre a intertrigem secca applica-se pasta de *Lassar*, ou a seguinte pomada :

Resorcina		5,0
Oxydo de zinco . . .	} ãã	
Vaselina		25,0
Lanolina	q.s.ad.	100,0

Esse tratamento torna a pelle, de novo, macia. Muito persistentes são a intertrigem genito-anal e o eczema que lhe faz seguimento. A razão disso é que, além de ser muito sensivel, fica a pelle do local exposta á irritação constante da urina, fézes, suor e das frequentes lavagens da região. Emquanto a pelle se mostra hyperhemiada, deve-se, com cuidado, mantel-a secca.

Para o asseio da região emprega-se por isso, em vez de oleo, agua, applicando-se em seguida pomada de *Lassar*; sobre a pasta colloca-se um pó inerte.

Si o eczema começa a dessorar, deve-se pincelal-o com uma solução diluida de nitrato de prata; depois de secco, volta-se, como anteriormente se disse, á pasta de *Lassar*. Sempre que o eczema apresentar um surto agudo, evita-se lavar a criança, ou aos banhos se addiciona cozimento de cascas de carvalho, ou tanino. Na seborrhéa usam-se banhos com farello.

Nos casos de erythrodermia procura-se arredar as cascas e crostas, besuntando a pelle lesada com vaselina boricada ou oleo. Sobre o tegumento hyperhemiado, depois de retiradas as cascas e crostas, applicam-se banhos de cascas de carvalho e em seguida pasta de *Lassar* alcatroada. Insiste-se nesse tratamento até que a pelle volte á côr natural.

A intertrigem retroauricular é de tratamento difficil. Nesses casos colhem-se bons resultados com a pomada de oxydo amarello de mercurio, ou com a de precipitado branco. Evite-se lavar a ferida.

*
* *

IV. Estrophulo

Em casos de estrophulo e erupções, pruriginosas da diathese exsudativa prescreva-se:

b-Naphthol		0,5
Alcool q. s. para dissolver		
Vaselina q. s. ad.		50,0

Applicar em camada fina.

Para debellar o prurido empregam-se — a pomada de bromocol (5 a 10%), pincelagens de espirito mentholado a 5%, thigenol em solução a 5%, agua com vinagre e fricções com uma fatia de limão. Em banhos póde-se usar—cozimento de cascas de carvalho ou permanganato de potassio.

Banhos

Banhos de cascas de carvalho — Collocam-se 500 grammas de cascas de carvalho em 4 litros d'agua; cozem-se durante meia hora e distribue-se o cozimento em 4 garrafas. Cada uma dessas doses é sufficiente para um banho. Os banhos podem ser repetidos tres vêzes por semana, usando-se, de preferencia, banheira de madeira.

Banhos de tanino — Prescrever um papel de 20 grammas para cada banho.

Banhos de farello—Collocam-se 3 a 4 mancheias de farello em um sacco de panno que se mergulha em um litro d'agua fria; depois coze-se durante 30 minutos a 1 hora; em seguida colloca-se o farello na banheira. Durante a cocção o sacco de panno não deve entrar em contacto com o fundo da vasilha; para isso colloca-se ahi uma chapa de madeira.

Banho de permanganato de potassio — Dissolvem-se 10 grammas de permanganato numa garrafa d'agua; dessa solução colloca-se no banho a quantidade sufficiente para tornal-o vermelho côr de vinho Borgonha. Esses banhos devem ser longos; no fim do terceiro, ou do quarto a pelle do doentinho se torna pardo-escura (Usar banheira de madeira).

Outros recursos therapeuticos

A therapeutica por via gastrica limita-se, quasi exclusivamente, a narcoticos, por meio dos quaes proporciona-se repouso á criança martyrizada pelo prurido. Póde-se prescrever como calmante:

Solução a 2% de hydrato de chloral 100.0,

Uma a tres colheres das de chá, á noite; ou então, Veronal—0,15 por dóse.

A therapeutica arsenical póde ser tentada sob a fórma de agua *Dürckheim* (*Maxquelle*) : diariamente uma colher das de chá, durante algumas semanas.

Ultimamente foi aconselhado tratar as manifestações cutaneas da diathese exsudativa por inhalações de nitrito de amylo — 3 a 10 gottas administradas no periodo de 20 a 50 segundos (*Berend, Budapest*).

Para impedir que a criança atacada de eczema se

coce aparam-se rentes as suas unhas; nas mãos se calçam luvas ou meias. Para obrigar a criança a manter os braços distendidos, fixam-se ás mangas de sua camisa algumas barbatanas de espartilho, talas de papelão ou punhos de homem bem engommados.

A' noite, amarram-se as mãos do doentinho, de um lado e do outro, ás grades do berço.

Nalguns casos obtivemos excellentes resultados empregando luz violeta. Os exanthêmas pruriginosos, a erythrodermia e os casos de eczema humido intertrigiforme obedecem, promptamente, a esse tratamento.

Furunculose é a complicação mais perigosa das manifestações cutaneas da diathese exsudativa. Seu tratamento exige muito cuidado. Quando os furunculos são insulados, collocam-se sobre elles compressas de acetato duplo de aluminio, ou de unguento mercurial. Assim, ás vêzes, elles se resolvem.

Havendo grande numero de furunculos, é preciso abril-os.

Qualquer outro processo therapeutico—envoltorios sudoriferos e subsequentes abluções com sublimado, vaccinotherapia, etc. é de resultado incerto. O tratamento com injecções de terebenthina é condemnavel no lactente, visto como, póde provocar apparecimento de nephrite grave.

*
* *

II. Rhachitismo

A «doença ingleza» é entre nós [1] extraordinariamente frequente.

Ataca 80 % das crianças na idade de dois mezes, até dois annos. No correr do segundo anno de vida apparece o maior numero de casos.

A molestia pode manifestar-se egualmente em idade mais avançada (*Rhachitis tarda* e *Rhachitis adolescentium*).

Etiologia—O rhachitismo é consequencia de uma disposição innata da criança; está, porém, talvez, ligado a deficiencia de saes de calcio no organismo doente (*Czerny*). Apparecimento da affecção é favorecido por varias circumstancias:

1º) *Fórma da alimentação* e *perturbações alimentares* — Não se contesta mais que o rhachitismo possa provir de alimentação mal orientada e que therapeutica dietetica exclusiva seja capaz de cural-o. A molestia é com-

1)—Nota do traductor: na Alemanha.

mum em lactentes superalimentados, sobretudo quando, muito cêdo, mammam leite de vacca não diluido e apresentam, em consequencia disso, symptomas de dystrophia lactea. Crianças atrophicas apresentam raramente signaes de rhachitismo.

A alimentação artificial favorece o apparecimento do rhachitismo. Nas crianças de peito a molestia é rara; nellas sua etiologia não pode ser attribuida ao factor alimentar.

2º) *Parto prematuro* — Si o rhachitismo é uma affecção resultante de deficiencia congenita de calcio, deve ser muito frequente nos prematuros. Como se sabe, a fixação de saes mineraes pelo organismo, e principalmente de saes de calcio, é feita nos tres ultimos mêzes de vida fetal. Si a gravidez fôr interrompida por parto prematuro, a criança nascerá necessariamente com um *deficit* de calcio. Evidentemente, são quasi todos os prematuros atacados pelo rhachitismo.

3º) *Tara hereditaria.*

4º) *Factores hygienicos geraes e climaticos* — No verão observa-se muito raramente o rhachitismo; no inverno quasi toda criança manifesta evidentes signaes dessa molestia. Não está ainda bem estabelecida a causa desse phenomeno. O estado de cultura do paiz e os costumes do povo influem evidentemente na apparição do rhachitismo. Nos povos selvagens não se encontra essa molestia; mas, desde que elles se adaptem ás exigencias da civilização, isto é, quando são «domesticados», adoecem gravemente. O rhachitismo não se encontra nos negros africanos, mas é commum nos da America do Norte.

Em certos animaes desenvolve-se, sob a influencia da «domesticação», uma molestia semelhante á «rhachite». Esse facto tem sido observado em animaes ferozes presos em jardins zoologicos e em cães de caça constantemente acorrentados.

Symptomatologia e decurso — Favorecido pelos factores mencionados, manifesta-se frequentemente o rhachitismo. A molestia ataca o organismo inteiro, embora as lesões do esqueleto, entre os symptomas apresentados, occupem o primeiro plano.

1º) *Rhachitismo incipiente* — Primeiramente a criança apresenta symptomas geraes, indicios prodromicos da affecção. Entre as manifestações de natureza nervosa notam-se, primeiramente, perturbações vasomotoras.

Além de irrequietude, mal estar, somno leve, hyperesthesia cutanea, encontra-se notavel dermographismo: a mais leve compressão da pelle faz apparecer manchas rubras persistentes. Si o doentinho chora, enchem-se de sangue as veias do cranio, tornando-se salientes e visiveis á distancia; além disso, o corpo ao mesmo tempo se cyanosa cobrindo-se de abundante suor.

Mesmo em repouso, os rhachiticos suam fartamente. E' preciso salientar que sudorése copiosa é normal no acto da criança mammar e durante o somno. Nos rhachiticos, porém, o suor é tão abundante que todo o travesseiro, sobre o qual repousa a cabeça da criança, se molha inteiramente.

Quando o rhachitismo apparece em lactentes que já se assentam ou ficam de pé, observa-se que elles, depois de iniciada a molestia, não o fazem mais.

Si se observa esse facto, sobretudo no inverno, pode-se, com certeza, estabelecer diagnostico de rhachitismo.

2°) *Casos benignos de rhachitismo* — Em primeiro lugar, nota-se amollescimento muito caracteristico dos ossos da parte posterior da cabeça — *craniotabes*. Para pesquisar esse symptoma, collocam-se as duas mãos espalmadas sobre os ossos parietaes do doentinho e, com as extremidades dos dedos, apalpa-se cuidadosamente a região da sutura lambdoide. Havendo craniotabes, encontra-se amollescimento bilateral ou simplesmente unilateral dos ossos occipitaes. O amollescimento é mais accentuado no lado sobre o qual a criança habitualmente se deita. Além disso, o fechamento da fontanella não se faz no prazo physiologico; suas margens tornam-se macias e a molleira, de novo, se vae alargando. Ao mesmo tempo apparece, na parte anterior do thorax, o *rosario rhachitico* — uma serie de nodulos que se formam na juncção das costellas com as cartillagens esternaes.

Além disso, apparece engrossamento epiphysario dos ossos do punho e do tornozelo.

Nesse estado são as crianças levadas ao medico. A extensão das molleiras e a intumescencia das epiphyses facilitam ás proprias mães reconhecer a «doença ingleza». Si, porém, a molestia passa despercebida, tomam as deformações osseas, aos poucos, caracter grave, sendo ao mesmo tempo atacadas outras partes do organismo.

3°) *Casos graves de rhachitismo*—a) *na cabeça* a craniotabes, aos poucos, se espalha e torna molles todos os ossos da abobada craniana; a cabeça da criança tem consistencia de bola de borracha. Apparece ligeira hydrocephalia que afasta, uns dos outros, os ossos do cranio. As fontanellas não são «limitaveis»; seu fechamento faz-se tardiamente (no correr do segundo anno de vida.

Ao lado do amollecimento dos ossos da região occipital, encontra-se notavel abahulamento das protuberancias frontaes, o que dá ao cranio fórma especial (*caput quadratum*).

b) *na face* — o osso malar e o bordo inferior da mandibula tornam-se salientes; as cavidades alveolares inclinam-se para dentro, tornando menor o espaço destinado á implantação dos dentes. Essa circumstancia favorece o apparecimento de anomalias dentarias. Retardamento e irregularidade na erupção dos dentes são phenomenos commummente observados no rhachitismo. Em vez dos dentes romperem aos pares, apparecem insuladamente. Além disso, são quebradiços, sulcados, crenulados, cheios de saliencias e reintrancias, amarellados, e frequentemente cariados.

c) *no thorax* — além do rosario rhachitico já mencionado, encontra-se o *peito carinado*; as faces lateraes do thorax se achatam; no rhache apparece escoliose ou cypho-escoliose. A base thoracica alarga-se consideravelmente.

d) *na bacia* — encontram-se alterações rhachiticas do annel osseo, alterações acompanhadas de consequencias muito funestas para as crianças do sexo feminino.

e) *nos membros* — manifesta-se, ao lado do intumescimento epiphysario, arqueamento das diaphyses, em consequencia das contracções musculares; apparecem frequentemente infracções de continuidade dos ossos, formam-se *coxa-vara*, concavidade e convexidade dos membros inferiores, etc. Fracturas propriamente dictas não são communs. As extremidades das phalanges se arredondam e engrossam, constituindo dedos em fórma de collar.

As alterações osseas não apparecem com egual intensidade em todo o systema esqueletico; podem-se observar manifestações rhachiticas no cranio, emquanto que o resto do esqueleto permanece illeso. Nalguns casos encontram-se symptomas graves da molestia exclusivamente no thorax, ou nos membros.

No rhachitismo o estado geral do doente apresenta sempre alterações morbidas. Nas crianças alimentadas ao seio, o rhachitismo se desenvolve com pouca intens dade, sendo por isso quasi nullas as alterações morbidas geraes. Crianças rhachiticas alimentadas artificialmente são, em geral, gordas, pallidas e "balofas"; sua musculatura é pouco desenvolvida e molle (tonicidade diminuida); ligamentos articulares distensiveis, permittindo motilidade anormalmente grande das articulações; turgescencia da pelle deficiente. Nesses casos os membros da criança se conservam roliços em consequencia do excesso de gordura nelles existente e não devido á tensão normal dos tecidos. A atonicidade da musculatura no rhachitismo favorece a formação da cyphose, do "pé plano", das deformações das pernas e do abdome (abdome de batrachio).

Os orgãos da digestão não revelam no rhachitismo manifestações morbidas peculiares. Naturalmente a criança pode apresentar diarrhéa, etc; mas, as suppostas manifestações rhachiticas intestinaes não existem. Perturbações de intercambio, sobretudo transtornos alimentares, facilitam o apparecimento, mas não fazem parte da symptomatologia do rhachitismo.

A "doença ingleza" altera profundamente o systema nervoso do doente; crianças rhachiticas se tornam sempre mal-humoradas. A approximação do medico, ou de qualquer outra pessoa extranha, é bastante para fazer o doentinho gritar exasperado. Essa circumstancia fez concluir erradamente que o rhachitismo se acompanhava de dores osseas. Obrigado pela doença a continuo decubito dorsal, não encontra o doentinho expansão para seu horizonte intellectual; por essa razão apresentam os rhachiticos desenvolvimento da intelligencia abaixo do nivel de crianças sadias da mesma idade.

Frequentemente encontram-se nos rhachiticos perturbações olfactivas e gustativas.

Alguns symptomas de espasmophilia eram antigamente incorporados ao capitulo do rhachitismo; ex.: o espasmo da glotte. Apesar de não ser exacta essa maneira de vêr, sabe-se que a associação do rhachitismo á espasmophilia é occurrencia muito frequente.

Observam-se, além disso, não raro, outras perturbações morbidas no rhachitismo sem que se saiba si delle dependem directamente, ou si constituem complicações accidentaes; ex.: a esplenomegalia e a anhemia.

Complicações — Molestias das vias respiratorias são complicações perigosas e frequentes do rhachitismo. Os pulmões na criança rhachitica não podem funccionar em condições normaes. Na inspiração, quando o diaphragma se contrae, as costellas se molgam, prejudicando o arejamento pulmonar de maneira a occasionar dyspnéa persistente. Quando sobrevêm infecções catarrhaes das vias respiratorias, apparece no acto das inspirações grande depressão no ponto de inserção do diaphragma. A situação se tórna ameaçadora, sobretudo em casos de tosse convulsiva, bronchite capillar, etc. Essas infecções constituem nos rhachiticos complicações quasi sempre mortaes.

Ha ainda a notar que algumas crianças rhachiticas apresentam movimentos regulares e continuos de lateralidade da cabeça — *espasmo rotatorio.* Esse phenomeno se acompanha frequentemente de nystagmo e póde ser explicado como o nystagmo dos mineiros: havendo sobre a cabeça da criança ou atraz della um ponto luminoso, ou illuminado (uma janella aberta, um espelho, etc.) ella se esforça constantemente para o vêr. O espasmo resulta das repetidas tentativas da criança de para ahi voltar a cabeça. Quando o espasmo não existe ha muito tempo, é facil corrigil-o voltando a criança de maneira que possa ver de frente o objecto luminoso. Nalguns casos o nystagmo se mantem durante semanas; mas, mesmo nessa hypothese, não requer tratamento especial.

Encontram-se, ás vezes, crianças que, ao lado dos symptomas de rhachitismo, apresentam grande tendencia a infracções e a fracturas osseas. Não raro, encontram-se cinco e mais fracturas de uma vez; no correr da molestia dão-se, ás vezes, vinte e trinta fracturas successivas. Esses doentinhos que, frequentemente, apresentam perturbações hereditarias da intelligencia, pertencem ao capitulo da "*osteopsatyrose*" e não ao do rhachitismo.

O *diagnostico* da "doença ingleza" é facil, devido ao grande cortejo de symptomas de que vem acompanhada. Apesar disso, podem, muitas vezes, surgir duvidas sobre sua identidade. E' preciso ter presente que nos recemnascidos as tibias são ligeiramente curvadas para fóra, e que a molleza dos ossos do cranio nos prematuros nada tem que ver com o rhachitismo. Além disso, no recemnascido a molleza dos ossos cranianos localiza-se no alto da cabeça, emquanto que a craniotabes se manifesta nas proximidades da sutura lambdoidea. Nos casos em que essa molleza não é de natureza rhachitica, dispensa-se *ipso facto* qualquer therapeutica.

Si ha suspeita de dores nos ossos das extremidades em um caso de rhachitismo, é preciso verificar si não se trata da doença de *Barlow*.

Com o falso rotulo de rháchitismo encontram-se, ás vezes, algumas perturbações raras do crescimento: myxedema, mongolismo e micromelia.

O *prognostico* do rhachitismo é bom, desde que o doentinho seja submettido a therapeutica bem orientada. Grandes desvios osseos desapparecem antes mesmo da criança attingir a idade escolar. As pernas concavas se reduzem com o tratamento a pequena percentagem; o mesmo se dá com a cyphose. A escoliose, porém, não se desfaz; permanece associada ao peito carinado, ás deformações da bacia, ao *caput quadratum*, macrocephalia e a alguns outros signaes, para lembrarem no adulto o antigo mal da infancia.

O *prognostico* se torna sombrio sempre que apparecem, intercurrentemente, affecções do apparelho respiratorio e molestias infecciosas quaesquer (sarampo, tosse convulsiva, etc.)

*
* *

Exame anatomo-pathologico

Os ossos da criança se espessam physiologicamente por apposição periostal de tecido neo-formado. Durante esse processo, a cavidade medullar, aos poucos, se amplia em consequencia de absorpção do tecido osseo de suas paredes.

No rhachitismo esse processo de apposição é perturbado. Fórma-se, em vez do tecido normal, uma substancia "osteoide", molle e descalcificada. Por outro lado a destruição do tecido osseo das paredes medullares continúa em sua marcha normal, ou se torna mesmo mais rapida.

Physiologicamente, no periodo de crescimento longitudinal do osso, apparecem na linha epiphysaria, cellulas cartilaginosas dispostas em serie ou columnas; separadas umas das outras pela chamada *substancia fundamental*. Nessa ultima apparece depois calcificação provisoria que dá ao osso, nesse lugar, maior resistencia.

Partindo da diaphyse, o espaço medullar extende-se em direcção ás columnas de cellulas cartilaginosas. Essas são depois destruidas e em seu lugar se colloca a substancia ossea fundamental que logo após se calcifica. Nesse meio tempo desapparece a calcificação provisoria.

No rhachitismo observa-se grande desvio nesse processo physiologico: apparece proliferação cartilaginosa (intumescimento epiphysario), anormalmente accentuada, que se traduz por notavel engrossamento das extremidades osseas.

Além disso, perturba-se a marcha da calcificação provisoria. Dessa maneira, modifica-se a seriação normal das columnas e cellulas cartilaginosas; os espaços medullares perdem sua direcção e finalmente não se dá a calcificação definitiva do osso.

O resultado desses phenomenos é a flexibilidade exaggerada e molleza do osso lesado, especie de osteomalacia facilmente demonstravel.

* * *

Pathogenese

Para explicar a etiologia do rhachitismo, têm sido aventadas muitas theorias.

Todas partem da observação firmada por pesquisas chimicas de que os ossos lesados pelo rhachitismo encerram menos calcio do que physiologicamente. Os ossos contêm normalmente 5,42 % de calcio; no rhachitismo, apenas, 2,98 % (*Brubacher*).

A explicação intuitiva para o facto é que exista deficiencia de calcio na alimentação da criança lesada. Essa possibilidade foi lembrada e muitos experimentadores nella basearam seus estudos. Mas os clinicos, por motivos justos, não a acceitam porque — em primeiro lugar, a molleza dos ossos que se consegue obter em animaes criados com alimentos pobres de calcio não é symptoma obrigatorio de rhachitismo; além disso, embora contenha o leite humano pouco calcio, não produz rhachitismo, constituindo até um meio de evital-o. Ainda mais — os casos graves de rhachitismo são encontrados justamente nas crianças alimentadas exclusivamente com leite de vacca, substancia muito rica de calcio.

Tudo isso torna impossivel admittir a falta de calcio na alimentação como causa etiologica do rhachitismo.

A causa provavel do *deficit* de calcio no organismo é devida a desperdicio exaggerado por augmento pathologico em sua eliminação. Dessa maneira, seria comprehensivel o apparecimento de rhachitismo em doentes com dystrophia lactea. Como foi dicto, ha nessa dystrophia *deficit* no intercambio de calcio, visto como é maior a quantidade de saes calcareos eliminados pelos intestinos do que a ingerida com a alimentação. Si esse desequilibrio se mantém durante semanas ou mezes, apparecerão forçosamente symptomas de deficiencia de calcio. Essa explicação se harmoniza com os symptomas clinicos do rhachitismo, apesar de deixar alguns factos sem explicação; ex.: ella não esclarece qual a razão por que no verão se encontram poucos e no inverno muitos casos de rhachitismo.

Como demonstraram pesquisas de intercambio nutritivo, o rhachitismo começa muito antes de serem perceptiveis seus symptomas clinicos; o processo metabolico normal pode estar francamente modificado, apesar da apparencia sadia da criança. E' necessario um certo tempo para que as perturbações osseas se tornem clinicamente diagnosticaveis.

E' importante saber-se que pesquisas chimicas de tecidos de crianças rhachiticas provaram que seus ossos e sua musculatura contêm mais agua do que normalmente. Esse facto é de grande valor clinico porque, como já dissemos, quanto maior fôr no organismo o conteúdo de agua, mais baixo é seu nivel de immunidade e de resistencia. Quer dizer: quanto mais hydratados os tecidos, tanto mais fracos seus processos de defeza. Assim se explica porque os rhachiticos, muito mais commum e gravemente, adquirem infecções do que individuos normaes.

***

Tratamento do rhachitismo

O rhachitismo obedece facilmente a um tratamento bem orientado.

Therapeutica dietetica — Si o rhachitismo apparece numa criança de peito deve-se, em primeiro lugar, dar á sua alimentação uma orientação racional: limitar a cinco o numero das mammaduras, prohibir que se dê ao doentinho biscoutos, balas, etc. Além disso, abandona-se precocemente a amamentação exclusiva por leite materno e inicia-se a alimentação binaria. Sendo necessario, dá-se, no terceiro ou quarto mez de vida, mingau, uma vez por dia. Pode-se administrar em mammadeira mingau ralo de aveia em floccos assim preparado: cozer 20 grs. de floccos de aveia em 250 grs. de caldo com sopa de legumes; salgar ligeiramente e passar depois em tamiz.

A's crianças que tenham ultrapassado o 5º. mez de idade, póde-se dar, em vez de aveia em flocculos, mingau de aveia com legumes. Não seria prudente desmammar a criança.

Modificando como ficou dicto a alimentação da criança, em alguns mezes desapparece o rhachitismo.

Aos prematuros que são, como se disse, muito propensos ao rhachitismo, começa-se, no 4º ou 5º mez de idade, a administrar mingaus farinaceos, mesmo quando não haja symptomas intensos de rhachitismo. Si a criança é alimentada artificialmente, examina-se, em primeiro lugar, sua alimentação para oriental-a de acordo com as regras conhecidas.

Sempre que num caso de rhachitismo se verificar transtorno alimentar, deve ser esse corrigido.

A's mais das vezes, trata-se de dystrophia lactea. Nessa hypothese basta lançar mão da therapeutica dietetica conhecida para melhorar o estado da criança: diminue-se o volume do leite administrado, cobrindo-se o *deficit* alimentar com hydratos de carbone e, si necessario, com mingau maltado. Essa modificação é, commummente, bastante para curar o rhachitismo.

Em casos graves, começa-se, no 5º. mez de idade, a administrar mucilagem de aveia ou mingau de farinha de aveia com legumes.

A curva ponderal da criança é naturalmente influenciada por essa mudança de fórma alimentar. Póde apparecer queda de peso. Si essa diminuição é pequena, não tem grande importancia. E' preciso, antes de iniciar a therapeutica, orientar os paes da criança sobre o apparecimento eventual desse phenomeno porque, do contrario, habituados a dar valor absoluto ás indicações da balança, podem não querer seguir o tratamento.

*

Tratamento medicamentoso—Quando a criança, recebendo alimentação apropriada á sua idade e proporcional a seu peso, manifesta, apesar disso, symptomas de rhachitismo, dá-se-lhe, duas vezes ao dia, uma colher de oleo de figado de bacalhau phosphorado. E' muito recommendavel administrar essa medicação, como preventivo ás crianças alimentadas artificialmente.

E' preciso não esquecer que o oleo de figado de bacalhau só dá bons resultados na therapeutica do rhachitismo quando, ao mesmo tempo, é bem regrada a alimentação da criança.

A administração do oleo phosphorado é feita do seguinte modo:

Phosphoro 0,1
Oleo de figado de bacalhau . 100,0

Dar uma colher das de chá pela manhã e á noite.

E' inutil administrar maiores doses que não apressariam a cura; ellas seriam eliminadas,sem proveito,pelas fézes.

A adjuncção de phosphoro ao oleo de figado de bacalhau foi aconselhada por *Wegner* que, por indicação de *Virchow*, praticou, em 1872, pesquisas sobre esse assumpto. As experiencias de *Wegner* levaram-no a concluir que o phosphoro, circulando na torrente circulatoria, excita, á maneira de fermento, o tecido osteogenico. Essa opinião não foi confirmada. Os bons resultados obtidos com a therapeutica phosphorada não são provavelmente devidos ao phosphoro,mas ao proprio oleo de figado de bacalhau que encerra uma substancia gordurosa muito facilmente assimilavel pelos lactentes. Por isso poder-se-ia abandonar mesmo a addição do phosphoro ao oleo. E' a força do habito que o mantem ainda na therapeutica do rhachitismo. Além disso, ha quem attribua ao phosphoro influencia benefica sobre as manifestações nervosas da criança rhachitica.

Pesquisas de intercambio nutritivo provaram que a medicação pelo oleo phosphorado facilita a retenção de saes calcareos no organismo da criança, desde que sua alimentação seja convenientemente orientada.

Administra-se o oleo durante algumas semanas. A cura do doentinho se traduz por melhora de seu estado geral. No prazo de tres a quatro semanas os ossos do cranio da criança começam a se tornar mais duros.

A maioria das crianças ingere, sem difficuldade, o oleo de figado de bacalhau. A supposta aversão apresentada pelos doentes é producto da phantasia dos paes. Quando, de facto, a criança repugna a medicação, dá-se-lhe uma colher de oleo e, logo após, a mammadeira. Aos poucos habituam-se os doentinhos ao medicamento que chegam considerar delicioso.

Os pretensos substitutos do oleo de figado de bacalhau (emulsão de *Scott*, etc.) devem ser abandonados porque não possuem a mesma acção therapeutica.

Insuladamente não prestam os saes de calcio serviço algum na therapeutica do rhachitismo; mas, sua associação ao oleo de figado parece apressar a cura da molestia (*Schloss*).

Receita-se :

Phosphato tribasico de calcio puriss. 10,0
Oleo de figado de bacalhau . . . 100,0

Vascolejar antes do uso. Dar, duas vêzes ao dia, uma colher das de chá.

Além disso, é preciso proporcionar assistencia muito cuidadosa ao rhachitico, como a qualquer outra criança portadora de molestia chronica: ar livre, banhos diarios, etc.

Quando o doentinho apresenta sudação profusa, usamse fricções com alcool canforado ou naphtholado.

Banhos salgados, outróra muito em vóga, só se empregam hoje em crianças gordas não portadoras de lesões eczematosas (250 grs. de sal de *Stassfurt* em cada banho).

Estadias á beira-mar ou na montanha são dispensaveis; o rhachitismo, tratado como acabámos de indicar, é curavel mesmo na casa do proletario. O restabelecimento do doentinho só não se dá quando são imperfeitamente executadas as prescripções medicas. A causa do fracasso não é o ambiente onde vive a criança. Em vista do que acabámos de affirmar, é absurdo retirar a criança da cidade, confiando-a a medicos de estações balneares que, certamente, conhecem balneo e climatotherapia, mas de alimentação de lactentes não entendem cousa alguma.

A criança rhachitica não deve estar, por muito tempo, no collo da mãe ou da ama e, sobretudo, nunca deve ser transportada sobre o mesmo braço. Além disso, o colchão deve ser duro e o travesseiro muito baixo. Não ha inconveniente em a criança assentar-se. Para os rhachiticos de mais de 2 annos de idade presta bons serviços a cadeira de *Epstein*.

Infracções osseas do rhachitismo dispensam faixaduras: consolidam-se mais rapidamente quando não amarradas. O «pé plano» é uma complicação frequente do rhachitismo. Os doentinhos com tal defeito aprendem a ficar em pé, mas não conseguem andar. Para corrigir esse inconveniente manda-se fazer para a criança borzeguins com palmilha de aço, salto largo e não muito baixo.

***

III. Anhemia

As anhemias do lactente differem das dos annos posteriores porque nellas apparece, com muita facilidade, reacção embryonal hematopoetica.

No embryão a formação dos globulos sanguineos se dá nas ilhas hemapoeticas do mesoderna, no figado e, em pequena escala, no baço e nos ganglios lymphaticos. Depois do parto, a medulla ossea encarrega-se então da hematopoese. Quando apparecem lesões morbidas da medulla ossea, entram, de novo, em trabalho vicariante os orgãos acima mencionados.

No recemnascido o numero de erythrocytos eleva-se de 5 a 7 milhões ; entre as hematias encontram-se normalmente muitas nucleadas. A hyperglobulia dos recemnascidos se torna mais accentuada em crianças nas quaes a amputação do cordão umbilical é feita tardiamente. O numero de globulos brancos eleva-se no recemnascido a 30.000 : — 19 % de lymphocytos, 70 % de polymorphonucleares neutrophilos, 8 % de mononucleares e fórmas de transição, 2 % de eosinophilos. A taxa de hemoglobina vae a mais de 100 %.

Já da segunda semana de vida em deante revelam os exames hematologicos proporções numericas mais baixas : hematias—4 a 5 milhões; leucocytos—10 a 14.000; lymphocytos—51 %; polymorphomeleares neutrophilos—28 a 34 %; mononucleares e fórmas de transição—12 %; eosinophilos—4 % ; taxa de hemoglobina—60 a 100 %.

Em consequencia do retrocesso da hematopoese ao typo embryonal, approxima-se o quadro hematologico da anhemia no lactente do da perniciosa do adulto. A differença se baseia na presença constante de hyperleucocytose e esplenomegalia encontradas na criança em todos os casos graves. Verdadeira anhemia perniciosa e leucemia não se encontram no primeiro anno de vida.

Anhemias reaes são raras no lactente. Encontram-se frequentemente crianças pallidas no primeiro anno de vida; mas, a côr natural de suas mucosas prova não existir nellas verdadeira anhemia. Sua pallidez resulta da contracção dos vasos do tegumento cutaneo (angiospasmo).

Anhemia legitima é encontrada em crianças de peito que, durante muito tempo, um anno ou mais, mammaram exclusivamente leite humano; além disso, tornam-se facilmente anhemicos os prematuros e os gemios.

Encontram-se ainda casos de anhemia em crianças nutridas predominantemente com leite de vacca; finalmente apparece anhemia real no decurso de certas infecções chronicas (tuberculose, lues, etc.)

Casos muito graves de anhemia encontram-se ainda em crianças com mais de um anno de idade, alimentadas artificialmente e tendo soffrido perturbações alimentares successivas, embora não se verifiquem erros graves de alimentação, infecções, etc.

No exame de crianças com anhemia real encontram-se pallidez da pelle e *das mucosas*. O tegumento cutaneo tem côr de cêra; as orelhas são transparentes e apresentam um tom amarellado. Manifesta-se tendencia a hemorrhagias cutaneas; basta a pressão do martello de percursão, na pesquisa dos reflexos tendinosos, basta comprimir ligeiramente a massa muscular da criança para logo apparecerem manchas echymoticas. O aspecto do doentinho é «balofo».

Nos casos graves encontram-se edemas sub-cutaneos, musculos flaccidos e panniculo adiposo abundante. A auscultação cardiaca revela sopros; esses desapparecem logo que a criança começa a melhorar. Quasi sempre encontra-se esplenomegalia e, ás vezes, augmento do figado. Nunca se manifesta hypertrophia generalizada dos ganglios lymphaticos (micropolyadenite). O augmento de volume de alguns ganglios da nuca resulta de infecções anteriores do apparelho respiratorio; ganglios palpaveis na virilha não têm nesses doentinhos valor semiologico, visto como sua hypertrophia é commum em grande numero de lactentes.

O numero dos globulos vermelhos nas anhemias das crianças de peito pode descer a um milhão e mesmo a menos. O exame hematologico revela pecilocytose, anisocytose, formação de reintrancias globulares, polychromasia e apparição de hematias nucleadas. Ha hyperleucocytose, mas o numero dos globulos brancos raramente ultrapassa 30.000. Só se observam taxas superiores quando existem infecções concomitantes (pyelite, catarrho das vias respiratorias, etc.). O augmento numerico dos globulos brancos attinge especialmente os lymphocytos, os grandes monucleares e as fórmas de transição. Nos casos sem complicação o numero de neutrophilos fica abaixo do normal. A taxa de hemoglobina desce, ás vêzes, até 20 °/₀. Dá-se, não raro, diminuição da hemoglobina, sem que, ao mesmo tempo, decresça correspondentemente o numero de hematias.

Os casos de anhemia do lactente acompanhados de esplenomegalia accentuada eram outrora descriptos como entidade morbida aparte, sob a denominação de «*anhemia pseudoleucemica da infancia*» (*von Jaksch*). Essa maneira de ver está quasi abandonada; hoje pensa-se que a syndrome de *Jaksch* resulte *secundariamente* da anhemia.

Nesses casos o baço, palpavel e duro, pode extender-se até ao umbigo; seus contornos são, frequentemente, perceptiveis por simples inspecção do abdome da criança;

o figado, embora augmentado, conserva-se molle ; as crianças apresentam abdome muito dilatado.

Ao lado dos referidos symptomas de anhemia, apresenta o sangue do doentinho ora maior, ora menor numero de hematias novas, de normoblastios, megaloblastios, myeloblastios e myelocytos.

Enorme esplenomegalia observa-se nos casos de anhemia associada a molestias que em si já apresentam augmento de baço—syphile, tuberculose, typho, malaria, rhachitismo e diathese exsudativa, quando acompanhada de hyperplasia dos orgãos lymphoides.

Nem sempre se póde descobrir a causa da anhemia. A esplenomegalia constitue o mais evidente symptoma do quadro morbido. Muitas vezes um caso com diagnostico de anhemia pseudoleucemica se desvenda como tuberculose com anhemia e esplenomegalia, etc., visto como não existe divergencia fundamental entre a anhemia do lactente que acima se descreveu e a da tuberculose.

As differenças são, apenas, graduaes. Por essa razão, nega-se hoje á «anhemia pseudoleucemica» posição de entidade morbida *sui generis*.

Pathogenese—A anhemia se prende, de um lado, a uma disposição especial da criança, de outro á sua alimentação.

A concepção actual da natureza dessas anhemias apoia-se, em grande parte, nas pesquisas de *Bunge*. Seus estudos provaram que os animaes, para compensar a carencia de ferro do leite materno, nascem com um deposito de saes marciaes no figado. Logo que essa reserva se esgotta, começam os animaes a comer, instinctivamente, hervas frescas. As cobaias, não dispondo desse deposito, começam a comer verduras logo depois dos primeiros dias de nascimento. Nos coelhos a reserva de ferro termina mais ou menos em tres semanas; no fim desse prazo o animal é obrigado a procurar nas hervas os saes de ferro de que tem necessidade.

A experiencia clinica ensinou-nos que no lactente, entre o 6º e o 9º mez de idade, deve-se addicionar ao leite um alimento mais ferruginoso. Si, exgottado esse periodo, continúa a criança a ser alimentada exclusivamente com leite humano, sobrevirá seguramente anhemia.

Manifesta-se, muito cêdo, deficiencia de ferro quando, por defeito congenito da criança, seu deposito não é sufficientemente grande; nesse caso elle termina naturalmente antes do prazo normal.

Assim se explica a etiologia da anhemia nesses doentinhos. E' preciso accentuar, porém, que todos esses factos não estão isentos de objecção.

A alimentação exclusiva por leite de vacca póde produzir anhemia; suas fórmas mais graves são encontradas em lactentes alimentados artificialmente. Não é exclusivamente a falta de ferro no leite que produz a anhemia. Si essa premissa fosse verdadeira, addicionando-se legumes ao leite, desappareceria a anhemia. Isso de todo não se dá. Parece antes que a alimentação exclusiva por leite de vacca perturba directamente a hematopoese. Não basta, na alimentação do anhemico, associar legumes ao leite; é preciso abandonal-o, substituindo-o por alimentação ricamente ferruginosa.

O *diagnostico* da fórma de anhemia deve ser baseado no exame hemocytologico, depois completado pela reacção de *Wassermann* e pela de *von Pirquet*.

O *prognostico* é bom, desde que não appareçam complicações intercurrentes.

A propria esplenomegalia póde retroceder com a therapeutica.

Tratamento—Nas crianças com tendencia á anhemia (prematuros, etc.) deve-se iniciar precocemente a alimentação mixta (ferruginosa): ás 6 horas da manhã—200 cc^3. da seguinte mistura — 1/2 de leite + 1/2 de cacau e aveia *(Haferkakao)* + assucar; ás 10 horas da manhã—papa de biscoutos ou de fructas (banana ralada); ás 2 horas da tarde—um mingau de farinha de aveia, de arroz, de cevadinha, sopa de fructas com mondamina, sagú, depois legumes e um pouco de carne (carne picada, presunto crú, figado de vitella ou de gallinha, thymo de vitella, reduzidos a fragmentos muito pequenos, chouriço de figado, salchichas); ao mingau póde-se misturar um pouco de succo de carne; ás 6 horas da tarde—papa de biscoutos com mondamina, ou pirão de aveia com succo de fructas; á noite—aveia e cacau com leite. As refeições serão dadas com uma colherzinha.

Dessa maneira reduz-se a 250 grs. a quantidade de leite ingerida, em 24 horas, pela criança.

Nalguns casos de anhemia têm-se tentado injecções de sangue desfribinado ou não. Retiram-se asepticamente da veia do braço de uma pessôa sadia—30 cc^3. de sangue, deitam-se-os em um recipiente esteril contendo perolas de vidro, e vascoleja-se durante 10 minutos para desfibrinar. Feito isso, injecta-se o sangue na massa muscular dos gluteos da criança (5 a 10 cc^3. de cada vez). Essas injecções, quando necessario, podem ser repetidas.

Internamente póde-se dar carbonato de ferro assucarado ou ferratina — duas vezes ao dia, uma pitada, ou então arsenico (agua de *Dürckheim*)—diariamente uma colher das de chá. E' conveniente alternar as duas medicações, ou administral-as concomitantemente.

*
* *

IV. Diathese neuropathica

«Psychopathia e neuropathia são desvios morbidos congenitos, cuja base repousa numa excitabilidade exaggerada ou diminuida de certos territorios do systema nervoso».— *Czerny*.

Nesse grande complexo encontram-se varias fórmas pathologicas vindas da mesma origem (disposição neuropathica), que representam quadros morbidos independentes, incorporados nos seguintes grupos :

1 º) neuropathia propriamente dita;
2 º) espasmophilia;
3 º) espasmo pylorico e vomito habitual.

*
* *

Neuropathia

Já no primeiro anno de vida certas crianças se manifestam nervosas. E' grande o numero de nervosos; por isso merecem elles por parte do medico o mais alto interesse.

Esses lactentes são filhos de paes nervosos e, muitas vêzes, neuropathicos.

Esses doentinhos se caracterizam, desde muito cêdo, por notavel irrequietude. Crianças normaes passam a dormir, quasi totalmente, as primeiras 24 horas depois de seu nascimento; os neuropathas não dormem e exigem que se lhes dê alimento, antes de escoadas as primeiras 24 horas depois do parto. Choram tão intensamente que não é possivel deixar de lhes dar nem que seja um pouco de chá. Os paes da criança attribuem o choro á fome e justificam essa maneira de ver quando percebem que o augmento de peso da criança fica abaixo da taxa normal. Esse phenomeno é, porém, consequencia da irrequietude e do desperdicio de energia que resulta do excesso de movimentos. Ha ainda um facto que indevidamente costuma ser julgado demonstração de fome: crianças normaes, de ordinario, dormem depois das refeições;

as neuropathicas depois disso tornam-se ainda mais irrequietas; não dormem e só repousam quando sugam os dedos, a chupeta, ou quando são tomadas ao collo e acalentadas. Si o neuropathico afinal, dorme, seu somno é frequentemente interrompido por contracções musculares abruptas e involuntarias. Além disso, despertam ao mais leve ruido. Quando crianças normaes dormem, pessoas que se acham em suas proximidades podem conversar alto sem que isso as perturbe; mas, os nervosos despertam logo, porque lhes falta a necessidade de repouso, e não conseguem dormir profundamente. Quando acordadas «extranham» facilmente pessoas com quem não estejam habituadas.

Além disso, os neuropathas são muito sensiveis a percepções visuaes e acusticas. Sua attenção é prompta e o desenvolvimento intellectual muito precoce. Esses lactentes habituam-se facilmente a ouvir a voz de pessoas da familia e a ser rodeados de carinhos; não se privam, sem relutancia, dos habitos que tenham adquirido. Em consequencia disso esses doentinhos, em pouco tempo, se transformam em pequenos tyrannos do lar, e a elles fica toda a casa subjugada.

Assim, á disposição pathologica, ajunta-se uma educação viciada. Os paes, egualmente nervosos, não se decidem a empregar energia porque não dispõe de sufficiente força de vontade para corrigir a criança.

Esses lactentes são, ás mais das vezes, magros, hypertonicos, têm musculatura bem desenvolvida, mas panniculo adiposo deficiente. Suas faculdades de equilibrio se desenvolvem muito precocemente --levantam sem difficuldade a cabecinha e aprendem mais facilmente a ficar de pé do que a assentar-se. Qualquer sensação agradavel ou percepção desagradavel pode fazer surgir nos neuropathas o *laryngismo estridulo*. Alguns manifestam vomito habitual e, em quasi todos, se encontram signaes de diathese exsudativa.

Todas as reacções morbidas que apresentam essas crianças «sensiveis» são augmentadas e exaggeradas.

O medico deve julgal-as com certo desconto e reduzil-as á bitola normal. Os neuropathas devem, desde cêdo, ser acostumados a somno e alimentação muito regulares. Durante a noite, não devem mammar, porque, do contrario, a isso se habituam rapidamente. Procura-se, com cuidado, evitar desenvolvimento intellectual exaggerado e precoce dessas crianças. Para alcançar esse objectivo reduzem-se ao minimo suas excitações visuaes e auditivas.

Quando a criança neuropathica se torna demasiado

irrequieta, fazem-se-lhe algumas concessões, desde que essas não sejam prejudiciaes e concorram para melhorar a a irrequietude ; por ex. : a chupeta, etc. Todo bico deve trazer uma chapa de marfim ou substancia analoga e, alem disso, uma argola para que seja amarrado a um cordão. Desse modo evita-se que caiam no chão. «Molhar o bico» no assucar para acalentar a criança é sempre condemnavel.

Em lugar de dar-lhes a mammar de 4 em 4, conceda-se-lhes administração do alimento de 3 em 3 horas. Em periodo de saúde as manifestações nervosas da criança, *inclusivé* a irrequietude e os vomitos, serão encaradas com certa indifferença.

Quando a criança é alimentada ao seio e, apesar disso, apresenta insufficiente augmento de peso, obstipação ou mesmo diarrhéa, regulariza-se a alimentação do doentinho e dispensa-se intervenção de therapeutica medicamentosa.

Quando as crianças neuropathicas adoecem, é preciso cuidado para não emprestar demasiada importancia ás suas manifestações morbidas ; mas, por outro lado, é necessario observal-as de muito perto para evitar surpresas.

O *prognostico* de qualquer molestia nos neuropathas será estabelecido mais cautelosamente do que em crianças normaes.

***

Diathese espasmophilica

Manifestações convulsivas são communissimas na infancia. Entre o primeiro e o segundo anno de vida sua frequencia é tal que chegaram a ser consideradas physiologicas. Convulsões seriam o resultado de um processo imperfeito de inhibição cerebral sobre a musculatura.

Esse modo de ver está hoje abandonado e toda convulsão, quaesquer que sejam suas circumstancias determinantes, é considerada, sem duvida, manifestação pathologica.

Das convulsões do lactente destaca-se um grupo, por sua frequencia, muito importante e clinicamente bem caracterizado — convulsões espasmophilicas.

«Sob a denominação de *diathese espasmophilica* comprehende-se uma anomalia constitucional do lactente, caracterizada por hyperesthesia mechanica e electrica do systema nervoso; essa hyperesthesia dá origem a uma disposição pathologica que se distingue pela grande facilidade com que a criança doente apresenta convulsões parciaes ou geraes, clonicas ou tonicas» (*Thiemich.*)

Etiologia — Convulsões e manifestações morbidas equivalentes são frequentemente devidas a uma constituição neuro e psychopathica da criança.

Factores diversos provocam convulsões:

1.º) *alimentação* — lactentes criados ao seio quasi nunca apresentam manifestações espasmophilicas; a alimentação artificial, mesmo bem conduzida, é sufficiente para, na criança espasmophilica, provocar explosão de convulsões.

2º) *transtornos alimentares* — nas crianças não espasmophilicas são necessarios, para occasionar convulsões, erros graves de alimentação: desvios quantitativos (superalimentação), ou qualitativos (alimentação exclusiva pelo leite, ou pelas farinhas). Além disso, perturbações agudas de intercambio provocam frequentemente manifestações espasmophilicas.

3º) *estação do anno* — convulsões espasmophilicas apparecem mais commummente no inverno do que na primavera. Sua frequencia pode ser representada por uma curva cujo ponto mais elevado fica entre o Natal e a Paschoa.

4º) *molestias febris* — infecções grippaes, pneumococcicas, etc.

5º) *idade* — manifestações espasmophilicas apparecem predominantemente entre o 3º mez e o 2º anno de idade. Convulsões em crianças com menos de oito semanas de existencia não são, ás mais das vezes, de natureza espasmophilica.

Thiemich descreveu uma fórma de eclampsia que apparece em crianças depois do terceiro anno de idade. No adulto encontra-se, ás vezes, manifestação morbida correspondente.

6º) *disposição hereditaria e familial.*

Em ultimo lugar é preciso accentuar energicamente que a erupção dos dentes e as verminoses nada representam na etiologia das convulsões.

*

Symptomatologia e decurso O complexo symptomatico da diathese espasmophilica nem sempre apparece acompanhado dos signaes acima descriptos; um só delles é, porém, sufficiente para justificar o diagnostico de espasmophilia. Entre os symptomas da molestia convem salientar:

1º) *Convulsões* — (eclampsia ou convulsões da dentição) — Com essa denominação designam-se no lactente accessos acompanhados de perda dos sentidos, e que, começando por convulsões tonicas da musculatura da face e das extremidades, terminam por contracções clonicas de pouca duração. Ora o accesso se manifesta insulado, ora varios ataques se repetem, tornando-se tão frequentes que podem constituir verdadeiro estado eclamptico.

Clinicamente não se encontram differenças nitidas entre os accessos espasmophilicos e os epilepticos; áquelles falta, porém, ás mais das vezes, o somno que faz seguimento ao insulto comicial.

2º) *Espasmo laryngeo* — (espasmo da glotte, caimbra das cordas vocaes) — Esse phenomeno apparece por accessos, inopinadamente, sem motivos claros, ou em consequencia de excitação nervosa do doente (choro, susto, etc.). Quando o accesso se inicia, notam-se movimentos respiratorios difficeis, prolongados e sonoros, acompanhados de symptomas asphyxicos, cyanose intensa da face, e, muitas vezes, ataque eclamptico. Esses accessos de espasmo glottico repetem-se, ás vezes, frequentemente.

3º) *Tetania* — E' uma variedade de movimentos convulsivos (arthrogrypose, espasmo carpo-pedalico) — A tetania é caracterizada por posturas coercivas das mãos e dos pés (Fig. 16). As mãos apresentam contracções involuntarias (*posição de pata* ou mão de parteiro); mais raramente encontram-se os pedarticulos adduzidos e contrahidos, formando pé concavo.

Si os espasmos se mantêm por muito tempo, fazem-se, não raro, acompanhar de edemas do dorso das mãos e dos pés. As contracções tetanicas duram horas, ou mesmo dias inteiros; são visivelmente dolorosas.

Quando a tetania vem acompanhada dos phenomenos descriptos, recebe o nome de «manifesta»; nos casos em que se encontram, apenas, os signaes de *Trousseau*, de *Chvostek* e de *Erb*, é chamada «latente».

4º) *Signal de Trousseau* — Pode-se provocar o apparecimento da posição tetanica das mãos da criança espasmophilica, comprimindo, durante alguns minutos, os troncos nervosos que percorrem o sulco bicipital interno. Chega-se a identico resultado, amarrando o braço nessa mesma altura.

5º) *Signal do nervo facial (Chvostek)* — Percutindo a bochecha da criança na fossa canina, abaixo do osso zygomatico, percebe-se uma contracção rapida e fugaz dos musculos da commissura da bocca, do nariz, e até do angulo interno das sobrancelhas. Todos esses musculos ficam sujeitos ao dominio do nervo facial. Quando a superexcitabilidade nervosa é muito intensa, póde-se provocar apparecimento do phenomeno do facial, passando o dedo, de leve, sobre a face da criança (signal de *Schulze*). O signal de *Trousseau* e o de *Chvostek* são indicios de superexcitabilidade mechanica dos nervos.

O phenomeno de *Chvostek* só pode ser verificado quando a criança não acciona voluntariamente os musculos da região facial. Quando somos obrigados a pesquisar a superexcitabilidade nervosa de um lactente que chora, não poderemos escolher para esse fim o nervo facial. Procure-se, por exemplo, o nervo peronêo, facilmente accessivel, um pouco abaixo da cabeça da fibula. A percussão do nervo nesse ponto provoca elevação rapida da ponta do pé.

6º *Signal de Erb*: — Superexcitabilidade electrica dos nervos é o symptoma mais constante da espasmophilia. Esse phenomeno, descoberto por *Erb* na tetania do adulto, foi depois por *Escherich* e outros applicado á Pediatria.

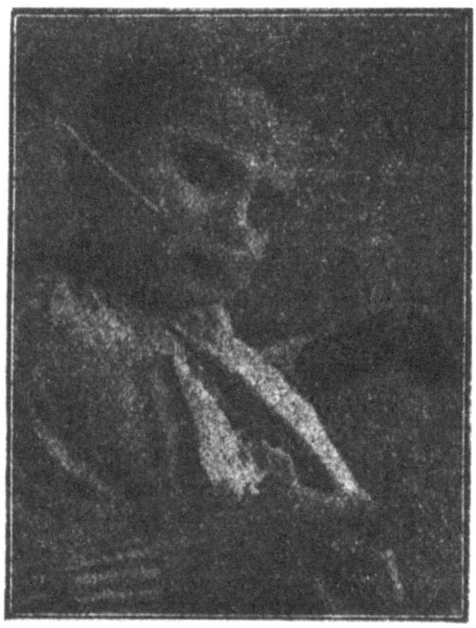

(Figura 16)
Tetania «manifesta.» O martello repousa no lugar que se deve percurtir para pesquisar o signal de Chvostek

As pesquisas de *Thiemich* e *Mann* fizeram desse processo propedeutico excellente meio diagnostico da espasmophilia.

Depois dos estudos daquelles auctores puderam ser reunidos em uma só entidade clinica—a eclampsia da infancia, o espasmo laryngeo, a tetania, etc. sob denominação de *espasmophilia*.

As crianças sadias apresentam, mais ou menos, os seguintes valores de contracção, quando se excita electricamente o nervo mediano:

C. F. Ca. = 1,41
C. F. An. = 2.24
C. A. An. = 3,63
C. A. Ca. = 8,22

Numa criança com diathese espasmophilica pode-se encontrar, por exemplo:

C. F. Ca. = 0,70
C. F. An. = 1,15
C. A. An. = 0,95

C. A. Ca. = 2,23 (Thiemich) [1]

Esses resultados não são fixos; oscillam com o grau de superexcitabilidade do nervo, com a hora em que de pratica o exame e dependem de muitos outros factores de menor importancia. Mesmo assim, é possivel por meio delles reconhecer alterações precisas, regulares e caracteristicas que apparecem nas crianças superexcitaveis :

1º) Numa criança normal, a contracção de abertura da corrente no cathodio é sempre maior do que 5 m. Amp.; nas superexcitaveis é menor.

2º) Na criança normal, a contracção de abertura do anodio é maior do que a de fechamento. Nas crianças superexcitaveis é sempre menor.

Na pratica varios são os symptomas de espasmophilia que obrigam os paes da criança a trazel-a ao medico. Nalguns casos o lactente é transportado ao consultorio porque apresenta convulsões; noutros, espasmo da glotte; noutros, contracturas tetanoides das mãos Ha casos em que a tetania é descoberta imprevistamente (signal de *Chvostek*). O diagnostico de espasmophilia deve ser, quando possivel, confirmado pela verificação da superexcitabilidade electrica.

Iniciada a therapeutica adequada, a maioria dos casos promptamente se cura. Ha doentes de espasmophilia que não melhoram; qualquer que seja o tratamento, os accessos se tornam mais frequentes e intensos, indo até ao estado eclamptico; as caimbras das cordas vocaes se multiplicam, ás vezes, quasi ininterruptamente.

Ao espasmo laryngeo allia-se, ás vezes, «apnéa expiratoria», cujo prognostico é pessimo. Como consequencia disso, póde surgir morte subita (morte cardiaca), logo após uma das caimbras, ou sobrevêm, de modo typico, depois das refeições *(tetania cardiaca, Ibrahim).*

Complicações — Quando crianças espasmophilicas adoecem em consequencia de perturbações nutritivas, infecções, etc., manifestam-se facilmente convulsões. Com frequencia apparecem symptomas de espasmophilia no correr de outras molestias cujo prognostico por isso torna-se muito mais serio (tosse convulsiva, etc.)

(1) Nota :

C = contracção
F = fechamento
A = abertura
Ca = cathodio
An = anodio

Lederer descreveu, com a denominação de *broncho-tetania*, manifestações pulmonares graves da espasmophilia. Os symptomas dessa affecção resultariam, em sua opinião, de contracções tetanicas violentas da musculatura dos bronchios.

A contracção da musculatura bronchial produziria atelectasia pulmonar abrupta e subsequente edema alveolar. No momento do accesso a criança manifesta dyspnéa intensa como num caso de bronchite espastica, dilatação inspiratoria das narinas e depressões rhythmicas do thorax. Ao mesmo tempo descobre-se, numa limitada região thoracica, macissez, respiração aspera, ou mesmo bronchial, e estertores; no resto do pulmão a percussão é tympanica. Esse resultado da pesquisa clinica faz suppor uma pneumonia. O exame röntgenologico mostra, no entanto, ligeiro obscurecimento do tecido pulmonar e nunca sombra intensa. Demais, a autopsia confirma esse resultado.

E' commum associação da diathese espasmophilica ao rhachitismo. Muitos auctores acreditam mesmo existir entre as duas molestias relações etiologicas; talvez se originem ellas do mesmo fundo pathologico.

Diagnostico — Levando em conta a frequencia da espasmophilia no lactente, deve-se em toda criança doente pesquisar o phenomeno do facial. O signal de *Chvostek* é positivo na espasmophilia; constitue prova segura de superexcitabilidade mechanica do nervos (verificavel tambem no peroneo e no radial). E' muito facil verificar a existencia da excitabilidade mechanica do facial. Condição previa para isso é, como ficou dicto, que a criança, no acto do exame, não movimente os musculos da face (choro). O espasmo da glotte é symptoma pathognomonico da espasmophilia. Para evitar confundil-o com a denominada «perda de folego», serve-nos a concomitancia nos doentinhos do signal de *Chvostek*. A postura tetanoide das mãos, muito commum na espasmophilia, póde tambem ser encontrada em certas lesões organicas do cerebro.

Não é prudente fazer pesquisa do signal de *Trousseau* na clinica domiciliar, porque a criança começa logo a chorar, podendo manifestar-se, em consequencia disso, espasmo da glotte e convulsões generalizadas. O accidente seria immediatamente attribuido pelos paes á investigação medica.

A *convulsão* é, de todos os symptomas, o mais complexo e de interpretação mais difficil, visto como no lactente podem apparecer phenomenos dessa ordem pelas mais variadas causas. A presença de outros symptomas espasmophilicos, ao lado dos convulsivos, conduz, com facilidade, ao verdadeiro diagnostico. Quando se examina uma criança que apresentou convulsões em tempos passados é, ás vezes, possivel, por meio de rigorosa anamnese, reconhecer sua causa provavel. Quando uma criança, tendo menos de dois mezes de idade, é alimentada ao seio, e, apesar disso, apresenta convulsões no verão, essas não serão provavelmente de natureza espasmophilica.

Superexcitabilidade electrica é a melhor prova da origem espasmophilica das manifestações convulsivas. A superexcitabilidade póde ser demonstrada pela corrente galvanica: colloca-se o electrodio indifferente sobre o peito da criança e o pequeno electrodio no ponto predilecto de excitação do nervo mediano (no lado interno do ante-braço). Assim se verifica, começando com excitação muito fraca, a quantidade minima de electricidade capaz de produzir movimento muscular. O diagnostico depende da contracção de abertura no cathodio. Si a contracção se effectua com uma corrente electrica menor que 5 m. Amp., existe superexcitabilidade.

O *diagnostico* de espasmophilia baseia-se nos symptomas acima mencionados. Em casos de duvida, lança-se mão do exame electrico, cujo resultado fornece provas muito seguras.

Prognostico — A previsão prognostica deve ser feita com precaução.

Nalguns casos os symptomas espasmophilicos facilmente cedem; noutros, só passageiramente são modificados pelo tratamento. O prognostico depende do modo pelo qual se comporta a superexcitabilidade electrica.

O futuro dessas crianças não é obrigatoriamente sombrio. Não se observa transição das convulsões espasmophilicas para as epilepticas. Essa opinião não é, porém, partilhada por todos os neurologistas. Por outro lado, o prognostico é mau: sabemos que só pequeno numero dessas crianças permanece *inteiramente normal* durante sua existencia. A maior parte dellas continúa a manifestar symptomas de nervosismo: dores de cabeça, terror nocturno, enurese, ticos, sobresaltos, gagueira, etc.

Algumas pódem apresentar defeitos consideraveis de intelligencia, defeitos que se traem logo pela difficuldade de apprender. Muitas não conseguem acompanhar o progresso de apprendizagem das crianças normaes; é preciso collocal-as em escolas (*Hilfsschule)* onde recebam ensino adequado. A maioria dessas crianças começa a falar depois do segundo anno; algumas só depois do quarto, ou mesmo do quinto anno de vida. Nesses casos o prognostico, quanto ao desenvolvimento intellectual, é sempre mau.

Pathogenese — Pesquisas sobre as origens da espasmophilia tomaram direcções muito diversas.

Alguns auctores consideram a molestia como perturbação de intercambio nutritivo. *Gregor* foi o primeiro observador que verificou a influencia da alimentação da criança sobre as convulsões. Quando um lactente apresenta convulsões, basta suspender sua alimentação e prescrever-lhe dieta hydrica, durante 24 horas, para que os espasmos desappareçam. Si a criança recebe, depois, a antiga alimentação, novamente surgem convulsões; mas, si em vez disso, mamma leite humano, desapparecem os phenomenos convulsivos.

Essa observação influenciou, muito de perto, a diretriz das pesquisas que se fizeram sobre a origem da espasmophilia. Partindo da influencia nefasta que sobre as convulsões exerce a alimentação artificial, procurou-se descobrir a substancia que nella daria ensejo aos phenomenos convulsivos. Esses estudos levaram a concluir que o *calcio* é o elemento nocivo da alimentação artificial. Essa asserção está, porém, longe de ser uma verdade incontestavel.

Outro grupo de pesquisadores, guiado sobretudo por idéas de *Escherich*, acredita que os symptomas tetanoides da espasmophilia se expliquem como os da *tetania parathyreopriva*.

Como é sabido, a extirpação das glandulas parathyreoides faz apparecer symptomas typicos de tetania. Nalguns casos de intervenção cirurgica na glandula thyreoide foram, involuntariamente, extirpadas as parathyreoides, surgindo, logo após, phenomenos de tetania. Por isso levantou-se a hypothese de que, no lactente, uma perturbação funccional ou anatomica das glandulas parathyreoides fosse capaz de produzir symptomas espasmophilicos. Até agora espera-se a demonstração cabal dessa hypothese. Como se vê pelo que ficou dicto, a pathogenese da espasmophilia continúa ainda a ser um phenomeno obscuro.

***

I. Tratamento dietetico

Em casos de espasmophilia latente (sem phenomenos convulsivos), apresentando signal de *Chvostek*, superexcitabilidade electrica e phenomeno de *Trousseau*, o objectivo do tratamento consiste em evitar a apparição dos accessos convulsivos. Para isso, dá-se á criança uma alimentação constituida exclusivamente por leite humano. Si, mais tarde, quando se passa a dar novamente leite de vacca ao doentinho, reapparece o signal de *Chvostek*, é preciso retroceder immediatamente ao leite humano. Quando não se dispõe desse recurso, lança-se mão da alimentação binaria, dando-se, ao lado do leite humano, mucilagem ou mingau de aveia em floccos. Evite-se, em todo o caso, leite de vacca. E' recommendavel dar ainda mingau de farinha de aveia com legumes. Ao lado disso administra-se, como medicamento, oleo de figado de bacalhau phosphorado.

Quando não temos recurso sinão continuar a alimentação artificial, restringem-se ao minimo as porções alimentares e abandona-se, por algum tempo, o objectivo de vêr a criança augmentar de peso. Si a alimentação do doentinho é defeituosa, será corrigida de acordo com o que ficou dicto no *capitulo I*, e, ao mesmo tempo, dão-se legumes e mingau de farinha de aveia. Internamente tomará o doente oleo de figado de bacalhau phosphorado.

Os accessos de espasmo glottico serão evitados, desde que se restrinjam as rações alimentares e se administre á criança oleo de figado de bacalhau phosphorado, simples ou addicionado de saes de calcio. A therapeutica do accesso de espasmo glottico é a mesma dos ataques convulsivos.

Convulsões — Desde que se manifeste o accesso convulsivo, esvasia-se o intestino da criança com auxilio de um purgativo (duas colheres das de chá de oleo de ricino) e prescreve-se jejum, durante 24 horas. Nesse meio tempo, a criança mammará exclusivamente chá adoçado com saccharina. Passadas as 24 horas, temos dois caminhos a escolher:

a) O primeiro é mais seguro e consiste em administrar leite humano ao doentinho. Com essa alimentação desapparecem lentamente os symptomas de superexcitabilidade nervosa. A alimentação pelo leite humano é, por assim dizer, obrigatoria, quando as convulsões se manifestam no começo do outomno, e fazem prever continuação da molestia por todo o inverno.

b) Menos aconselhavel do que o leite humano é a alimentação artificial que, por mais simples que nos pareça o caso, deverá ser conduzida com o maximo cuidado: depois de 24 horas de dieta hydrica, prescreve-se, durante dois dias, mucilagem de aveia; depois, dois dias mais, dá-se a mistura de 1/3 de soro + 2/3 de mucilagem +

assucar; como medicamento, oleo de figado de bacalhau. Quando as convulsões reapparecem, prolonga-se, por espaço de oito dias, a diéta farinacea. Esse regime é permittido nos casos em que o doentinho tenha sido alimentado com rações excessivas de leite de vacca.

Não se deve prolongar por mais tempo a diéta farinacea, mesmo quando a espasmophilia se manifesta numa criança com dystrophia lactea. Tendo alimentado a criança durante tres dias com mucillagem de aveia, começa-se novamente a dar a mistura de 1/3 de leite com 2/3 de mucilagem de aveia. Essa alimentação será mantida por algum tempo. A experiencia clinica ensina que, nesses casos, a adjunção ao alimento de um pouco de leite faz melhorar a espasmophilia mais rapidamente do que quando se administra ao doentinho diéta farinacea exclusiva.

Nos casos renitentes é necessario, durante muito tempo, administrar doses alimentares muito parcas. A alimentação pode ser reforçada ajuntando-se-lhe geléa de carne de gallinha, ou de vitella, plasmonio, fermento alimenticio, pudim de ovos, substancias que vêm enriquecer de nitrogenio o regime alimentar da crianca. Além disso, administram-se-lhe, precocemente, legumes e mingaus.

*
* *

II. Therapeutica symptomatica

Para dominar o accesso eclamptico empregam-se, com bom resultado, clysteres de chloral:

Hydrato de chloral . .	5,0
Agua destillada	100,0

Duas colheres das de chá em clyster (morno). Feita a applicação, comprimem-se, uma contra a outra, as nadegas da criança, de modo que o liquido introduzido no recto não seja, de novo, expellido. No curto prazo de tres a quatro minutos a criança dorme. Duas a tres horas depois o doentinho desperta; nessa occasião receberá, internamente, chá, ao qual se addicionam 5 a 10 grs. da mesma solução de chloral. Assim, se procede durante o dia, mantendo a criança em ligeira, mas constante narcose. Nos dias subsequentes, dar-se-á ao doentinho, pela manhan, ao meio dia e á noite, uma colher das de chá da solução de chloral. Nesse meio tempo começa a therapeutica dietetica a exercer beneficios; suspende-se, então, aos poucos, a administração de chloral.

Da mesma maneira se procede nos casos de *espasmo das cordas vocaes*. Sómente nessa ultima hypothese é preciso evitar, com o maximo cuidado, que a criança receba excitação nervosa, ou seja contrariada. E' preciso explicar aos paes que, quando se declara o accesso de «apnéa por expiração», isto é, quando o doentinho «toma folego», puxa-se para fóra da bocca a lingua, ou introduz-se o dedo profundamente na garganta da criança para produzir o reflexo de vomito e, com elle, movimentos respiratorios. Para provocar inspiração pode-se ainda borrifar agua no rosto da criança, atirar-lhe mesmo um jacto frio da torneira, ou dar-lhe fortes palmadas.

Quando o apparecimento de phenomenos espasmophilicos é occasionado por febre resultante de uma infecção intercurrente, a hyperpypexia deve ser combatida com envoltorios frios. Dessa maneira procura-se manter a temperatura abaixo de 38º centigrados.

Entre os medicamentos que dominam a superexcitabilidade nervosa da espasmophilia, destaca-se, em primeiro lugar, o oleo de figado de bacalhau phosphorado. Seu valor therapeutico baseia-se no facto da espasmophilia, muito commummente, vir associada ao rhachitismo. Melhorado esse ultimo com o oleo de figado phosphorado, observa-se desapparição dos phenomenos espasmophilicos. Além disso, é provavel que o phosphoro exerça influencia benefica sobre as manifestações nervosas da espasmophilia. A administração de oleo de figado é feita como no rhachitismo: duas vezes ao dia, uma colher das de chá. Só nas crianças cuja a alimentação não encerre leite, ou o contenha em muito pequena quantidade, póde-se elevar a dóse de oleo a, 4 ou 5 vezes ao dia, uma colher das de chá. Essa therapeutica tem ainda a vantagem de proporcionar á criança uma quantidade bastante elevada de calorias.

A administração de saes de calcio póde prestar bons serviços no tratamento de espasmophilia.

Prescrever:

Chloreto de calcio secco	10,0
Licor ammonical anisado	2,0
Gomma arabica	1,0
Saccharina	0,2
Agua destillada	200,0

Dar, de duas em duas horas, uma a duas colheres das de chá.

Ou ainda:

Brometo de calcio	20,0
Agua destillada q. s. ad.	300,0

Dar, tres vêzes ao dia, uma colher das de chá.

Foram ainda aconselhados outros saes de calcio (lactato de calcio, etc.) em doses de 4, 6, até 8 grs. por dia.

O sulfato de magnesio póde ser, com proveito, ministrado (diariamente, 15 a 20 cc.^{3} de uma solução a 8 %, por via sub-cutanea).

Ha casos de espasmophilia que não se deixam influenciar por qualquer dos tratamentos acima mencionados e só melhoram com a volta da primavera. Em casos de contracturas tetanoides (estado eclamptico) é, ás vezes, necessario praticar puncção lombar, ou empregar mesmo injecções de morphina — um a dois milligrammas por dóse.

***

Espasmo pylorico

(Estenose pylorica — Hirschsprung, 1887)

Espasmo pylorico é uma apresentação morbida caracteristica do lactente. A molestia sobrevém preferentemente em crianças alimentadas ao seio, sobretudo nas de ascendentes neuropathicos. A estenose pylorica é, raramente, encontrada em crianças alimentadas artificialmente.

A frequencia da molestia não é a mesma em toda a parte. A maioria dos casos de que se tem noticia provêm de paizes de raça germanica, *inclusivè*, da America do Norte. *Maier* e *Landerer* descreveram no adulto, com a denominação de «estenose pylorica congenita», um quadro morbido similhante ao do espasmo pylorico da criança.

Etiologia: — Os symptomas da molestia resultam de um estreitamento do pyloro.

Pensava-se antigamente que se tratasse sempre de desvio organico congenito, de um verdadeiro tumor pylorico. Mais tarde, aos poucos, admittiu-se a hypothese de dupla origem da molestia: nalguns casos existiria tumor pylorico congenito e, portanto, estenose de natureza organica; noutros, parece cabivel a possibilidade de estenose puramente funccional — contracção espasmodica do pyloro. Nestes ultimos tempos essa hypothese vae, aos poucos, ganhando terreno.

Symptomatologia e decurso: — Os symptomas resultantes do espasmo pylorico manifestam-se, ás vêzes, na segunda, terceira ou quarta semana de vida. A criança apresenta vomitos, a principio do typo banal («golfada»); mas, logo depois, tomam grande intensidade zombando de todos os processos de tratamento. Rapidamente se desenham os demais symptomas da molestia, á frente dos quaes se encontram vomitos incoerciveis. O doentinho vomita durante, ou logo após a mammadura; ás vezes, o vomito se repete durante horas successivas. Não raro, em grande jacto, o estomago se esvasia de uma só vez. Conforme o tempo de permanencia na cavidade gastrica, o leite é regeitado coalhado ou não. Depois do leite, a criança vomita, ás vezes, um liquido claro, de cheiro fortemente azedo. O exame funccional do estomago revela atraso em seu esvasiamento e grande supersecreção.

Além do vomito, existem violentas contracções peristalticas do estomago, não raro, perceptiveis por simples inspecção do epigastrio. Para o diagnostico de espasmo pylorico esse phenomeno é de maxima importancia.

Logo depois da ingestão do leite, percebe-se, inspeccionando a região epigastrica, que o estomago se contrae. Sem cessar, succedem-se, da esquerda para a direita, as ondas peristalticas. Quanto mais delgada se torna a parede abdominal, mais facilmente se notam as ondas gastricas. As contracções fortes provocam visivelmente dores; logo que se iniciam os movimentos peristalticos, o doentinho se torna irrequieto, encolhe-se e chora energicamente.

Quanto mais pronunciada a estenose, maior se torna a sub-alimentação e o emmagrecimento. A parede anterior do abdome se deprime, como nos casos de inanição por deficiencia alimentar; o epigastrio, porém, mantém-se francamente intumescido.

A molestia se acompanha de obstipação por deficiencia de substancias que constituam fézes (pseudo-obstipação). O volume urinario emittido fica, porém, abaixo do normal. A criança tem medo de mammar; a ingestão de alimentos fica prejudicada. O doentinho manifesta signaes de fome: chupa os dedos, agarra avidamente a mammadeira, ou o seio materno; mas, logo após ter ingerido algum alimento, como que enojado, deixa de mammar.

Dilatação do estomago é phenomeno raro no correr da estenose pylorica. A gastro-ectasia é, ás mais das vezes, observada quando a criança começa a melhorar. O tumor pylorico raramente póde ser palpado. O *decurso* dos casos de espasmo pylorico é longo e fastidioso. Desde o inicio da molestia, até que, de novo, o doente comece a augmentar de peso, passam-se, pelo menos, 6 a 8 semanas. Durante esse periodo o lactente emmagrece gradativamente; seu peso, cada vez mais, se approxima do indice de *Quest*, numero que indica o limite de capacidade de restabelecimento.

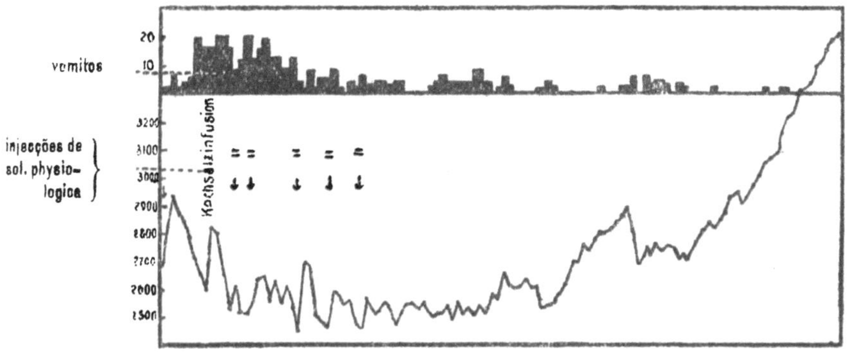

(Fig. 17)

Espasmo pylorico

Lactente de 4 semanas de idade, recebido no hospital, em consequencia de perturbação aguda de intercambio. Alguns dias depois de internado, começou a apresentar vomitos, sem diarrhéa. A principio, foi diagnosticado caso commum de transtorno alimentar; depois, devido á pertinacia da obstipação e aos vomitos violentos e abruptos levantaram-se suspeitas de espasmo pylorico. Esse diagnostico foi depois confirmado. Apesar da alimentação por leite humano, os vomitos e a perda de peso continuaram. Procurou-se inutilmente compensar, com injecções de solução physiologica, a queda de peso. A cura foi obtida com um alimento quasi solido (leite puro + mondamina). A parte negra da figura representa a frequencia dos vomitos.

Quando apparecem complicações, tornam-se muito duvidosas as possibilidades de restabelecimento da criança. A's vezes, no periodo de grandes difficuldades, inesperadamente, a marcha da molestia se modifica: os vomitos se tornam mais raros, o peso não diminue mais, as rações alimentares são bem supportadas; numa palavra, a cura começa a operar-se. Na maioria dos casos de espasmo pylorico a criança não succumbe; si doses demasiado grandes de alimento não provocam reapparecimento dos vomitos, melhora, de dia para dia, o estado do doentinho. Os movimentos peristalticos do estomago conservam-se visiveis por muito tempo, mesmo depois que desapparecem os outros symptomas da molestia.

A cessação dos vomitos pode constituir, ás vezes, melhora enganadora e ser prenuncio de morte. Sabe-se que, quando os doentinhos com espasmo pylorico se avizinham da morte, não vomitam mais. Deve-se ponderar, porém, que nessa ultima hypothese, não ha melhoras dos outros symptomas morbidos: queda de peso, elevação de temperatura, emfim, o quadro final typico da intoxicação alimentar.

Na *necropsia* encontram-se estenose espastica do pyloro, hypertonia de sua musculatura e da parede estomacal.

Complicações — São muito perigosas as molestias concomitantes das vias respiratorias, as ulceras decubitaes da pelle e a furunculose. Além disso, em alguns casos de estenose pylorica, tem sido observado apparecimento de ulceras duodenaes.

O *prognostico* é melhor do que a gravidade da molestia faz suppor. A letalidade em crianças alimentadas ao seio é de 5 a 10 %; nas alimentadas artificialmente, um pouco maior. O prognostico, quanto á vida futura da criança, é bom; não se conhecem casos nos quaes mais tarde se repitam as contracções espasmodicas do pyloro. Não raro, as crianças, no decurso da molestia emmagrecidas até ao extremo, tornam-se depois notavelmente obesas.

O *diagnostico* baseia-se principalmente na percepção das ondas peristalticas do estomago.

A molestia passa frequentemente despercebida, porque muitos medicos não se dão ao trabalho de examinar as crianças completamente núas.

Quem inspeccionar rigorosamente o epigastrio de de toda criança com vomitos repetidos e pertinazes não deixará de perceber os casos em que ha augmento de peristaltismo gastrico.

Quando esse symptoma não é percebido no primeiro exame, a persistencia dos vomitos faz levantar suspeita de espasmo pylorico, o que leva a pesquisar cuidadosamente os demais signaes da molestia.

Para se observar o peristaltismo gastrico é preciso que a criança não mova constantemente as pernas ou contraia a musculatura abdominal. Para pesquisar o phenomeno, immobiliza-se o doentinho e, com ligeiros movimentos de balanço, obtem que elle não distenda a musculatura abdominal.

Tratamento — Si uma criança alimentada ao seio apresenta symptomas de espasmo pylorico, o accidente não constitue motivo para desmammal-a; continuará a receber o seio, de 4 em 4 horas, mas encurta-se a duração da mammadura. Desse modo, evita-se, muitas vezes, que os vomitos, de novo, se manifestem.

Em regra, inicia-se o tratamento da estenose pylorica por uma lavagem do estomago, deixando-o, depois disso, algumas horas, em absoluto repouso. Em seguida, a criança será levada ao seio materno, devendo mammar, apenas, dois minutos. Si não vomitar, mammará na vez seguinte tres minutos, depois quatro minutos e assim por deante. Desse modo, será estabelecido o limite maximo de tolerancia do estomago do doentinho. Si o vomito reapparece, restringem-se novamente as quotas alimentares, administrando dose menor do que a maxima tolerada. Mesmo quando as pesagens diarias demonstram que essa alimentação é insufficiente para evitar a continuação da queda ponderal, o melhor é permanecer, por algum tempo, em espectativa. Ao lado das medidas dieteticas prescriptas, o medico usará medidas therapeuticas palliativas que, sobretudo na clinica domiciliar, não devem ser esquecidas: — collocar sobre o epigastrio, antes de cada ração alimentar, compressas de pannos quentes, cataplasmas humidas de *Priesnitz*, emplastros de batatas, de linhaça, de aveia, de flores de camomilla, etc.

Essas manobras therapeuticas são innocentes e as mães acreditam, de bôa vontade, que façam diminuir as caimbras do estomago. Diariamente faz-se um clyster de solução physiologica tepida, ou d'agua de *Karlsbad-Mühlbrunnen*, tendo o cuidado de usar para isso uma sonda longa. Desse modo receberá a criança liquidos cuja absorpção não se faz por via buccal, em consequencia dos vomitos. Internamente dar-se-á agua *Karlsbad-Mühlbrunnen:* duas a tres colheres das de chá, antes de cada refeição. Como medicamento prèscreva-se:

Tinctura thebaica	1,0
Tinctura de valeriana	10,0

Cinco gottas, antes de cada mammadura; ou

Chlrorhydrato de cocaina	0,01
Sulfato de atropina	0,001
Agua destillada	200,0

Uma colher das de chá, antes de cada ração alimentar; ou

Extracto de belladona	0,02
Agua destillada	100,0

De tres em tres horas, uma colher das de chá; ou finalmente

Novocaina	0,05
Agua destillada	100,0

De tres em tres horas, uma colher das de chá.

*

Si, com o processo dietetico indicado, não se consegue impedir a continuação da quéda ponderal, póde-se experimentar substituir por leitelho uma a duas refeições de leite humano. Uma alimentação exclusiva por leitelho fracassa quasi sempre, visto como os vomitos se tornam mais frequentes; mas, um regime alimentar de leite materno e leitelho póde ser usado, sem que os vomitos se tornem mais frequentes. Si essa tentativa; dentro de curto prazo, não dá o esperado resultado, retroceda-se á alimentação exclusiva por leite humano; mas, ás rações alimentares administradas *per os*, associem-se clysteres de leite humano que são, em geral, bem supportados e, pelo menos apparentemente, aproveitados.

Em muitos casos de espasmo pylorico, ha grande hyperesthesia da mucosa gastrica: a menor porção de leite é immediatamente vomitada logo após a ingestão. Muitas dessas crianças apresentam a particularidade de alijar totalmente a primeira ração alimentar ingerida; mas, uma segunda porção, administrada logo em seguida, é, ás vezes, bem supportada, mesmo quando for mais volumosa do que a primeira. Esse phenomeno é verificavel nalguns casos e justifica que se o tente em todos os doentinhos.

Heubner aconselha desprezar os vomitos, proseguir na alimentação da criança como em casos normaes, levando-a ao seio, de 4 em 4 horas, e deixando-a mammar a seu talente. Acha que, pelo menos, parte do leite mammado permanece no estomago e é sufficiente para impedir que a criança morra de fome.

Nalguns casos colhem-se melhores resultados com o processo de *Ibrahim*: dar ao doentinho rações frequentes, mas de pequeno volume (de hora em hora, 10 grs. de leite humano, si necessario, gelado).

Muito mais difficil é o tratamento da estenose pylorica em crianças alimentadas artificialmente. Nellas a etiologia do vomito é sempre incerta.

Com prescripção da diéta hydrica e tentativas com as mais variadas misturas alimentares, perde-se muito tempo. Por isso a criança é levada ao medico, quasi sempre, em estado muito grave.

Cogitações theoricas levaram alguns experimentadores a tentar no espasmo pylorico alimentação desengordurada, pois, é sabido, que as gorduras permanecem mais tempo no estomago do que outros alimentos. Infelizmente, as misturas alimentares que contêm pouca gordura (leitelho, mingau maltado, etc.), tentadas no tratamento da estenose pylorica, não deram resultado algum; observou-se mesmo que os vomitos se tornavam mais violentos.

Birk affirma que o melhor processo de tratamento da estenose pylorica consiste em administrar á criança, em pequenas dóses, uma alimentação quasi solida; usa-se para isso, de preferencia, leite de vacca com mondamina. A mistura, depois de resfriada, torna-se consistente e gelatinosa. A cada 100 grs. desse mingau addicionam-se 8 grs. de assucar de *Soxhlet*; delle administrar-se-á ao doentinho, de 15 em 15 minutos, uma a duas colheres das de chá. Mesmo crianças de tenra idade habituam-se rapidamente a esse regime. Assim, dá-se-lhes, no correr do dia, uma porção consideravel de alimento. Parte é vomitada, mas permanece no estomago quantidade sufficiente para manter a vida do doente, sobretudo quando se cuida de, por outras vias (clysteres, etc.), evitar deshydratação violenta da criança. Logo que os vomitos melhorem, dar-se-á alimento mais espaçadamente, até que, aos poucos, de novo, se obedeçam a intervallos de 4 horas.

E' importante não deixar expostas ao frio crianças, tão profundamente emmagrecidas. Nas Maternidades usam-se para esse mister estufas especiaes.

Por meio de clysteres, feitos com sonda longa e com o auxilio de injecções sub-cutaneas de chloreto de sodio, evita-se a deshydratação do doentinho.

Injecções de chloreto serão feitas nas costas ou

um pouco para fóra da mamilla, visto como ahi a pelle da axilla deixa bastante espaço para acolher o liquido introduzido. A substancia injectavel deve ser ligeiramente aquecida antes da operação. Em geral o peso da criança começa a augmentar logo após a injecção; mas, tres a quatro dias depois, a agua introduzida é eliminada, tudo voltando ao estado anterior. Nesse momento pratica-se nova injecção.

Elevações thermicas que, ás vezes, apparecem depois das injecções de chloreto de sodio, não têm grande importancia pathologica.

Para substituir as injecções empregam-se, embora com resultados menos seguros, clysteres que serão introduzidos, ás gottas, no intestino da criança.

E' vantajoso retirar, de 3 em 3, ou de 4 em 4 dias, por lavagem gastrica, todo o alimento contido no estomago: com agua morna affastam-se as substancias alimentares encerradas no estomago e depois introduz-se algumas vezes agua fria na cavidade gastrica. Como se sabe, a agua em baixa temperatura diminue a hyperesthesia da parede estomacal. Não é muito vantajoso praticar lavagensdiarias do estomago; em todo o caso, póde-se experimentar esse recurso.

Ao lado das lavagens tentam-se ainda outros meios therapeuticos já mencionados: compressas, calmantes, agua de *Karlsbad-Mühlbrunnen*, etc.

Como ultimo recurso lança-se mão da intervenção cirurgica. Varios methodos operatorios têm sido aconselhados; o de *Rammstedt* é o preferivel: incisão de toda a musculatura pylorica, sem comtudo lesar a mucosa do local; os labios da ferida não devem ser costurados.

A intervenção cirurgica deve ser precoce. Espere-se, no maximo, que o peso da criança se approxime até 400, ou mesmo 300 grs. do indice de *Quest*.

Ultimamente foram descriptos alguns casos de estenose espastica curados pela sondagem pylorica. Numa criança sadia uma sonda de borracha (longa e fina) passa, sem grande difficuldade, atravez do annel pylorico; mas, em lactentes com symptomas clinicos seguros de estenose nunca consegui esse objectivo.

***

Vomito habitual do lactente

Crianças vomitam pelas mais variadas causas; o vomito no lactente pode ter significação banal («golfada»), ou representar apparição morbida excessivamente grave (vomitos incoerciveis, vomitos do espasmo pylorico, etc.)

O phenomeno depende, em parte, de causas externas, isto é, da quantidade e da qualidade do alimento ingerido; em parte, de uma disposição especial da criança, sobretudo da constituição neuropathica do doentinho.

O modo pelo qual é conduzida a alimentação pode ser uma das causas do vomito: ora a mammadeira é mantida em má posição; ora tem a chupeta orificio demasiadamente grande; ora a criança, tendo acabado de mammar, é violentamente embalada, etc.

Na maioria dos casos, porém, a causa do phenomeno depende da propria criança:

I) Associado á diarrhéa, apparece o vomito nas perturbações agudas de intercambio (a esses casos já fizemos allusão anteriormente).

II) O vomito apparece ainda como consequencia de superalimentação (natural ou artificial). Não raro, o aspecto da criança demonstra que excesso de alimento é a causa dos vomitos (Vide — *Superalimentação ao seio materno*).

III) Nalgumas crianças os vomitos dependem da composição do alimento, sobretudo da gordura que elle encerra. O lactente, embora regularmente alimentado, vomita após as refeições. Nesses casos os vomitos são violentos e, apesar delles, póde manter-se normal o desenvolvimento da criança. Quando o lactente ganha mais idade e o leite materno é substituido pelo de vacca (menos gorduroso) desapparecem os vomitos. Ainda mais se evidencia o papel da gordura na etiologia dos vomitos, em crianças alimentadas artificialmente.

Quando ao leite se addicionam crême, ou oleo de figado de bacalhau, os vomitos se tornam mais violentos e frequentes; mas, desapparecem quando se dá ao doentinho leite desnatado, ou leitelho.

Sempre que os vomitos apparecem numa criança alimentada ao seio, o medico limita-se, a principio, a observar de perto o peso do doentinho. Emquanto a balança não accusar diminuição de peso não ha motivo para intervir. Esse processo de espectativa é tambem recommendavel para crianças alimentadas artificialmente. Quando os vomitos se tornam demasiado violentos, dão-se, antes de cada ração alimentar, 3 a 4 colherês das de chá de agua *Mühlbrunnen*, ou applicam-se cataplasmas quentes sobre o epigastrio. E' ainda aconselhavel desnatar o leite, antes de administral-o ao doentinho.

Para desengordurar o leite, colloca-se-o, sem ferver, durante uma hora, em um caldeirão esmaltado; depois, retira-se com uma colher a camada superior (nata); a inferior será administrada ao lactente.

IV) Nos casos comprehendidos no paragrapho anterior, representam os vomitos accidente mais desagradavel do que perigoso; augmentam o gasto de roupas, produzem eczemas do pescoço, da nuca, da orelha, etc. Em regra, não assumem caracter assustador.

O mesmo não acontece a todos os doentinhos.

Ha crianças que, desde os primeiros dias de vida, sem motivo apparente, emittem «golfadas», a principio, espaçadamente e em pequena quantidade; depois, frequentes e volumosas. Grande porção dos alimentos é, de novo, expulsa do estomago. Naturalmente, altera-se com isso o desenvolvimento normal das crianças; ellas emmagrecem, apesar de todos os recursos therapeuticos empregados. Nesses casos justifica-se a suspeita de espasmo pylorico; mas, nem sempre se encontram symptomas que apoiem essa desconfiança. Nesses casos trata-se, commummente, de vomitos nervosos. Esses doentinhos são facilmente reconheciveis como neuropathicos pelos seguintes symptomas: irrequietude, somno leve, dermographismo, hypertensão da musculatura, parede anterior do abdome muito distendida, deixando visiveis os contornos dos musculos rectos do abdome. Na superexcitação geral da criança toma o estomago evidentemente parte activa, de sorte que, mesmo a alimentação normal provoca vomitos.

O *tratamento* dessas crianças representa problema eriçado de difficuldades. Muitas vezes as mais variadas tentativas therapeuticas não surtem effeito. Os vomitos podem manter-se até o segundo anno de vida e mesmo mais tempo. Com a alimentação artificial, grande numero desses doentinhos succumbe, visto como os vomitos cada vez mais se exarcebam. Quando a criança é alimentada ao seio, evitem-se, em primeiro lugar, processos therapeuticos aggressivos. A intervenção medica se restringirá a medicamentos inoffensivos (compressas, etc.); garanta-se aos paes do doentinho que, logo que elle possa receber alimentação solida, cessarão os vomitos.

E' muito frequente encontrarem-se lactentes que emittem «golfadas», sem grande prejuizo de seu desenvolvimento. Essa é a razão pela qual os paes da criança acceitam facilmente a posição de espectativa aconselhada pelo medico.

Nos doentinhos alimentados artificialmente põem-se de lado tentativas para fazer augmentar o peso das crianças e dar-se-lhe, qualquer que seja sua idade, alimento em fórma de papa. Com auxilio de medicamentos (vide: *espasmo pylorico*) consegue-se, em muitos casos, obter melhoras. Nos dias em que os vomitos, de novo, se amiudam, substitue-se uma das rações de leite por uma mammadeira de chá. A's vezes, os vomitos desapparecem, quando, antes de cada mammadura, se administra ao lactente um pouco de hydrato de chloral; logo que a criança começa a se tornar somnolenta, dá-se-lhe a mammadeira, que ella suga, para logo depois dormir pesadamente.

As fórmas nervosas do vomito são muito pertinazes, apresentando grande tendencia a reapparecer em annos futuros.

Não raro, crianças que em idade escolar apresentam vomitos nervosos, já quando lactentes emittiam frequentes «golfadas».

V) Finalmente, ha lactentes que vomitam e que, como os doentinhos da categoria acima mencionada, não se desenvolvem (crescimento e peso); falta-lhes, no entanto, a hypertonia apresentada pelos anteriormente estudados. Elles são, ao contrario, hypotonicos. Trata-se de crianças mirradas, pallidas, magras, com tensão muscular e turgescencia tegumentar diminuidas; sentadas ellas não conseguem manter-se erectas. Seu conteúdo estomacal é eliminado, fraccionadamente, ás golfadas. A's vezes, deglutem novamente parte do alimento que, com o vomito, chega até á bocca, emquanto que o resto corre para o exterior. Essa variedade de vomitos repete-se, ás vezes, durante muitas horas após a refeição. Alguns auctores denominam esse phenomeno *ruminação*. Em alguns desses doentes a musculatura do estomago se contrae fortemente e tornam-se mesmo visiveis ondas peristalticas. Quasi todos esses doentinhos são gravemente neuropathicos.

Muitos desses casos, verificados em crianças superalimentadas, iniciam-se por «golfadas». Com a continuação do processo alimentar mal dirigido, installam-se vomitos incoerciveis, em consequencia dos quaes o doente succumbe.

O tratamento pelo leite humano — rações fraccionadas, sufficientes, apenas, para impedir a continuação da quéda ponderal, só traz melhoras no fim de algumas semanas.

Finalmente, nalguns casos, os vomitos cessam. A criança começa, de novo, a prosperar. Quando não é possivel fugir da alimentação artificial, recommenda-se administrar ao doentinho alimentos em fórma de papa ou de pirão (vide : *Espasmo pylorico*).

***

Perturbações de intercambio nutritivo em consequencia de deformidades

Doença de Hirschsprung (Megacolo)

A doença de *Hirschsprung* se caracteriza por enorme dilatação do intestino grosso. Essa ectasia é congenita, ou apparece logo após o nascimento. A molestia é pouco frequente.

Etiologia — Consideram-se como causa da dilatação :

1º) espasmos e paralysias circumscriptas do cólo descendente ;

2º) impecilio ao curso normal das fézes, provocado por dobras intestinaes, diverticulos, etc. ;

3º) em casos raros, dilatação idiopathica do intestino grosso, anomalia do tracto intestinal comparavel á ectasia congenita do esophago.

A flexura sigmoide que, na criança, é mais longa e movel do que no adulto, representa um elemento muito capaz de perturbar a marcha das fézes no intestino grosso. Na criança essa flexura é muito sujeita a deslocamentos. Além disso, ha estenoses physiologicas do tubo intestinal, como, por exemplo, na transição do cólo duscendente para o sigma iliaco e desse para o recto. Ao nivel dos estreitamentos, sobretudo do citado em segundo lugar, formam-se frequentemente dobras, ou encurvamentos intestinaes. Esse facto occasiona coprostase,subsequente ectasia intestinal acima da estenose e hypertrophia compensadora da camada muscular do intestino.

Dahi resultam os seguintes symptomas clinicos :

1º) obstipação pertinaz ;

2º) abdome de batrachio, que, dilatado pelas fézes e gazes, póde tomar proporções verdadeiramente monstruosas ;

3º) peristaltica intestinal muito visivel. De quando

em vez, ora expontaneamente, ora quando levemente se passam os dedos sobre o abdome do doente, contraem-se espasmodicamente as alças intestinaes, formando ondas que pódem ir da bacia ao epigastrio.

Os symptomas clinicos da molestia são, ás vezes, perceptiveis desde os primeiros dias de vida. A criança já nasce com enorme abdome; o ferrado só tardiamente é evacuado. Aos poucos, se desenham os symptomas cardinaes, associados a outras manifestações da molestia: augmento do abdome, compressão do diaphragma de baixo para cima, e subsequente dyspnéa. A criança emmagrece rapidamente, torna-se pallida; mais tarde, apparecem edemas no dorso das mãos e dos pés. Nalguns doentes observam-se accessos periodicos de vomitos, seguidos de collapso.

Existe sempre obstipação pertinaz; mas, de tempos a tempos, apparecem crises diarrheicas. Nalguns casos, ha evacuação diaria das fézes, associada ou não a diarrhéa. Dejecções fluidas são frequentes no periodo final da doença.

A molestia tem decurso chronico. Algumas crianças se desenvolvem lentamente, apesar do megacolo; outras conseguem se refazer e parecem curadas; outras, emfim, não resistem e morrem (exgottamento, affecções intercurrentes, ulceras entericas, perfuração intestinal e subsequente peritonite, etc).

Diagnostico — Baseia-se nos tres symptomas capitaes da molestia que, aliás, nem sempre se manifestam com a mesma intensidade. A obstipação na doença de *Hirschsprung* não póde ser confundida com a prisão de ventre de crianças alimentadas ao seio, com a constipação da dystrophia lactea, ou dos lactentes alimentados artificialmente.

O ventre de batrachio do rhachitismo não se confunde com o da doença de *Hirschsprung*. Difficuldades diagnosticas trazem, ás vezes, a peritonite tuberculosa e certos tumores abdominaes (cystos congenitos, tumores do mesenterio, etc.). A dilatação abdominal da doença de *Hirschsprung*, ao contrario da daquellas, apresenta compressibilidade cérea caracteristica (signal de *Gersuny*). Na peritonite tuberculosa encontram-se positiva a reacção de *von Pirquet*, presença de tumores conglomerados no abdome e, alèm disso, derrame ascitico. Em todos os doentes com dilatação abdominal é indispensavel exame rectal. Nalguns casos de doença de *Hirschsprung* foi verificado pelo toque anal, 6 a 7 centimetros acima do esphincter o obstaculo que impedia a passagem das fézes.

Para a sondagem rectal póde-se empregar um catheter molle. As' vezes, a sonda encontra obstaculo que, ora sem difficuldade, ora depois de esforços repetidos, é ultrapassado. Quando a sonda atravessa o local estenosado, nota-se, em muitos casos, que por ella se escapam gazes, e que a circumferencia abdominal visivelmente diminue. Insuflando-se ar pela sonda, enchem-se, de novo, os intestinos, de sorte que os contornos do cólo ectasiado se tornam facilmente visiveis atravez da parede abdominal. Póde-se precisar o lugar estenosado com auxilio de um exame röntgenologico. Para isso esvasia-se o intestino grosso por meio de um clyster, dão-se depois á criança, por via buccal, 200 grs. de mingau de mondamina, com 10 grs. de carbonato de bismutho. No dia seguinte será feita a radiographia.

Tratamento — E' quasi inutil no tratamento da doença de *Hirschsprung* tentar-se therapeutica medicamentosa. Havendo suspeita de espasmo num ponto qualquer do intestino, justifica-se o emprego da belladona e mesmo do opio. Póde-se prescrever:

Extracto de belladona .	0,005
Manteiga de cacau . .	2,0

Em suppositorio; applicar um por dia.

Póde-se tentar a distensão cuidadosa e systematica da estenose desde que ella esteja situada num ponto accessivel ao dedo introduzido no recto do doente.

Si a causa da dilatação está ligada a encurvamento anormal do intestino, deita-se a criança de bruços e introduz-se-lhe no recto uma sonda. Assim encontram saida os gazes contidos nos intestinos. De 2 em 2, ou de 3 em 3 dias, praticam-se lavagens intestinaes com agua e sabão. Ha quem pretenda poder arredar a dobra ou encurvamento intestinal enchendo d'agua a parte dilatada do colo, e, dessa maneira, corrigir, por algum tempo, o ponto estreitado.

Quando a estenose não está muito afastada do recto, consegue-se, ás vezes, por meio de manobra digital desmanchar a dobra anormal. No tratamento do megacolo foi tambem aconselhado praticar dreinagem intestinal permanente (durante mezes) com uma sonda.

E' muito pouco satisfactorio o exito de qualquer dos tratamentos acima mencionados. Por isso, si a criança não está muito depauperada, aconselha-se intervenção cirurgica. Dos variados methodos conhecidos o melhor é aquelle que impede que as fézes, por meio de *anus* preternatural, penetrem na parte intestinal ectasiada.

O emprego de purgativos não dá bons resultados.

***

Molestias do tubo gastro-intestinal, excepção feita das perturbações de intercambio nutritivo

Sapinho — O *oidiun albicans* é encontrado na cavidade buccal de toda criança. Quando o lactente adoece, o cogumelo prolifera intensamente e constitue colonias visiveis a olho nú; os mycelios se tornam tão abundantes que cobrem toda a mucosa buccal de um induto branco, muito espesso.

O sapinho é sempre complicação de outra molestia já existente (gastro-intestinal ou não). Por isso, não exige tratamento especial. Sua apparição torna necessario procurar a enfermidade de que elle é satellite e verificar, sobretudo, si existem, concomitantemente, perturbações de intercambio nutritivo. Curada a molestia fundamental, o sapinho desapparece sem medicação. A proliferação do cogumelo é favorecida por ferimentos e escoriações da mucosa buccal, quando se pratica limpeza da bocca da criança.

Sempre que fôr preciso receitar alguma cousa para satisfazer as exigencias dos paes do doentinho, aconselha-se fazer o seguinte: tomar um pedaço de gaze, pulverizar sobre elle uma mistura, em partes iguaes, de assucar e acido borico, amarral-a em fórma de chupeta e dar á criança para sugar; ou, então, passar, com um pincel de cabello, varias vezes ao dia, bicarbonato de sodio sobre a lingua e a bochecha da criança.

*

Em casos de *gengivite* ou de *estomatite* pincela-se a mucosa lesada (gengiva, bochechas, véo do paladar, etc.) com

Tinctura de ratanhia .	āā
Tinctura de myrrha	10,0

*

Si apparecem *bolhas aphthoides*, em casos de estomatite, serão pinceladas, uma vez ao dia, com uma solução de nitrato de prata a 1 %. Além disso, applica-se sobre ellas, com pincel ou com pulverizador, acido borico em pó, simples ou iodoformado.

*

Sob a denominação de aphthas de *Bednar* designam-se ulcerações resultantes de traumatismo da mucosa buccal pela unha de quem limpa a bocca da criança. Esses ferimentos se localizam, em geral, junto ao arco, ou mesmo no centro da abobada palatina. Muito frequentes em tempos passados, as aphthas de *Bednar* são hoje raras, visto como prohibiu-se limpar a bocca dos recemnascidos, mesmo que seja com o dedo envolvido em gaze ou em algodão.

Quando uma criança apresenta evidentes signaes de fome, e não póde mammar, é indispensavel pesquisar si aphthas de *Bednar* constituem ou não a causa do impecilio.

As aphthas devem ser, varias vezes ao dia, pinceladas com solução de nitrato de prata a 1 %. Logo após á applicação do nitrato, dá-se a mammadeira ao doentinho, tendo o cuidado de administrar o alimento ligeiramente tepido.

*

Entre as anomalias da lingua convém mencionar a *lingua geographica* das crianças que tenham diathese exsudativa, a *macroglossia* do mongolismo e do myxedema e *lingua pegada* ou *«lingua de freio curto»*.

Muitas crianças são trazidas ao consultorio medico para que se lhes corte o «freio da lingua». Os paes do recemnascido temem que a criança, em consequencia da «lingua pegada», não possa aprender a falar. Póde-se garantir, com absoluta certeza, que a criança, sem intervenção cirurgica, aprenderá a falar, apesar da «lingua pegada». Cortar o freio da lingua é operação inutil e condemnavel. Sempre que a criança, tendo attingido o 2º anno de vida, não aprende a falar, não se attribua esse defeito á «lingua pegada». Nesses casos trata-se, ás mais das vezes, de um imbecil, ou de individuos que tiveram convulsões espasmophilicas nos primeiros mezes de vida. Essa ultima classe de crianças aprende a falar muito mais tarde do que physiologicamente se espera.

*

A's anomalias da dentição já fizemos allusão no primeiro capitulo desse livro. Na parte referente á diathese exsudativa e ao rhachitismo faláınos das alterações peculiares aos dentes nessas affecções.

Em crianças idiotas muito cedo os dentes se apresentam cariados.

Certas perturbações morbidas, taes como febre, convulsões, diarrhéa etc., que a crença popular faz depender da dentição, nada tem a ver com a evolução dentaria.

*

Lesões do tubo gastro-intestinal, similhantes á ulcera peptica, podem ser encontradas no estomago, no jejuno e, sobretudo, no duodeno do lactente.

Invaginações intestinaes, commummente descobertas nas autopsias, são consideradas symptoma agonico. Durante a vida da criança, invaginações são muito raras. O principal symptoma de tal accidente é um endurecimento palpavel no hypocondrio direito, ou no esquerdo; esse tumor resulta da invaginação intestinal. Além disso, o doentinho apresenta — fézes fluidas, sanguinolentas ou muco-sanguinolentas. O estado geral, no começo da molestia, não se apresenta gravemente alterado; o ventre se conserva macio e o tumor facilmente palpavel. Depois, apparecem colicas que se denunciam pelo choro energico e regularmente periodico da criança. Só mais tarde o doentinho apresenta nauseas e vomitos estercoraes. Nessa occasião, surge meteorismo intestinal e o exame palpatorio do tumor abdominal não mais é possivel. Qualquer tratamento medicamentoso não dá resultado; só nos resta o recurso cirurgico.

*

Rhagades e *fissuras anaes*, apparecem, ás mais das vezes, na dystrophia lactea e em crianças com obstipação intensa. O esforço para eliminar fézes duras e volumosas produz dilacerações da mucosa rectal. Para obter-se cicatrização das fissuras applica-se sobre o local nitrato de prata em solução a 1 °/₀ e procura-se, dando ao doentinho mingau maltado, corrigir a prisão de ventre.

*

Prolapso do recto é occasionado, nas diarrhéas prolongadas, pelo esforço continuo que faz a criança para evacuar. Corrigindo-se a diarrhéa, desapparece o prolapso. No tratamento da quéda do recto empregam-se clysteres frequentes de agua ou de infusão de camomilla. Por meio de clysteres esvasia-se a ampolla rectal, sem que intervenha a musculatura do abdome. Quando o prolapso rectal é antigo, faz-se a reposição e aperta-se depois, energicamente, as nadegas, uma contra a outra, fixando-se-as nessa posição com auxilio de um ponto falso. O resultado dessa therapeutica depende, em parte da compressão mechanica das nadegas, em parte da reeducação do reflexo voluntario que se oppõe ao prolapso. O prolapso é frequentemente encontrado em crianças neuropathicas *(Czerny)*.

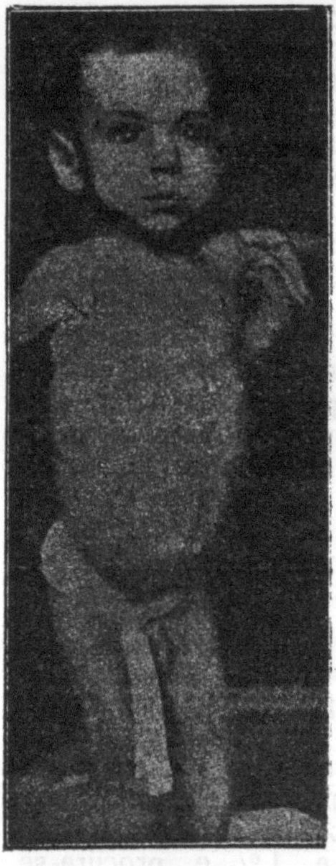

FIG. 18

*

Hernias inguinaes—São communs no lactente, sobretudo em prematuros.

A maior parte das hernias desapparece com o crescimento da criança, sobretudo, depois que aprendem a andar. Estando o lactente de pé, a pressão da musculatura abdominal se dirige para o assoalho da bacia e poupa a parede anterior do ventre. Si a criança é magra, ás vezes, desapparecem as hernias quando se torna mais espesso o panniculo adiposo do abdome. A cura da hernia se opera facilmente, desde que se comprima seu orificio de saida com uma faixadura. Fundas para lactentes podem ser preparadas do seguinte modo: applica-se um cinto duplo (lã grossa) em redor do ventre da criança, de maneira que a alça collocada em frente á hernia funccione como *botão* compressor; passam-se depois as extremidades livres da dupla faixa por entre as pernas da criança, para serem, atraz, fixadas ao cinto. (Vide: fig. 18).

***

Atresia congenita das vias biliares

A atresia congenita dos grandes canaes biliares traz como consequencia immediata ictericia permanente. Essas crianças nascem ictericas, ou, aos poucos, se tornam intensamente amarellas. As fézes e o meconio são incolores, ou tomam, lentamente, aspecto acholico. Na urina encontra-se grande quantidade de pigmentos biliares. No fim de alguns dias, toma a ictericia matiz esverdeado.

O figado e o baço apresentam-se augmentados de volume.

Apesar dessa anomalia, a criança pode viver alguns mezes. A morte sobrevem em consequencia de infecções accidentaes, ou de diathese hemorrhagica. Si a criança for alimentada com leitelho pode viver mais tempo e attingir mesmo o 4.° anno de idade.

***

Hyperplasia do thymo

As funcções do thymo terminam uma vez começada a vida extra-uterina. Por isso, o orgão se atrophia depois do nascimento, e desapparece completamente na época da puberdade. O thymo preenche no lactente o espaço que fica atraz do manubrio esternal; é um orgão que participa muito estreitamente da prosperidade e das vicissitudes do organismo do lactente: hypertrophia-se nas crianças superalimentadas, atrophia-se, quando perturbações graves de intercambio nutritivo ou outras molestias consumptivas, produzem emmagrecimento intenso do doentinho.

Hyperplasia thymica, esplenomegalia, augmento dos folliculos intestinaes e das tonsillas, encontram-se no *estado lymphatico*, segundo *Czerny*, uma das manifestações da diathese exsudativa. A hypertrophia do thymo é signal de grande valor prognostico, visto como, crianças que tem augmento sensivel daquella glandula podem morrer subitamente (*morte thymica*).

A hyperplasia do thymo póde ser congenita. Não raro, é descoberta por acaso, porque frequentemente não produz symptomas alarmantes. Nesses doentinhos encontra-se grande macissez «*paraesternal*» esquerda, occupando parte da area cardiaca. Sobre a zona macissa, ás vezes, póde ser ouvida respiração aspera com timbre bronchial.

Excepcionalmente, a hyperplasia thymica occasiona difficuldades respiratorias. Em casos dessa natureza a criança, apresenta, logo ao nascer, signaes de asphyxia e respiração estertorosa. Nalguns doentinhos faltam symptomas de asphyxia ,mas observa-se estertor permamente, isto é, respiração aspera, acompanhada de sibillo que se torna muito nitido quando a criança se irrita. O sibillo não desapparece, mesmo quando o doentinho dorme. Em casos de affecção das vias respiratorias e quando a criança inclina a cabeça fortemente para traz ou para deante, podem apparecer accessos graves de asphyxia com morte subsequente.

A hyperplasia thymica dispensa intervenção medicamentosa, desde que não occasione symptomas de estenose. Em caso contrario lança-se mão da röntgentherapia. Com duas a três applicações nota-se diminuição do volume da glandula e subsequente melhora dos symptomas de asphyxia (10 X, 12 minutos, filtro de aluminio—2 mm., distancia do fóco á pelle — 20 cm.; 2 M. A., *Wehnelt* 8). As intervenções cirurgicas não dão bons resultados.

CAPITULO IV

Affecções morbidas da criança de peito

Molestias fetaes

Varias molestias attingem as crianças no periodo intrauterino: tumores, infecções diversas (tuberculose, syphile, malaria, variola, etc.), deformidades (mongolismo, myxedema congenito, micromelia, chondrodystrophia fetal), fragilidade ossea congenita (osteogenese imperfeita, osteopsathyrose fetal, etc.)

São de grande importancia as affecções inflammatorias encontradas no feto, porque, associadas a inhibições de desenvolvimento, alteram as funcções normaes do organismo. Entre as perturbações de evolução encontram-se — a atresia do esophago (anomalia na qual frequentemente a extremidade inferior desse orgão apresenta ligações com a trachéa), perturbações de desenvolvimento do estomago (sobretudo na região pylorica), do duodeno, ou de todo o resto dos intestinos; peritonite fetal que póde constituir, mais tarde, no lactente causa de vomitos repetidos. Perturbações do desenvolvimento encontram-se ainda: nos pulmões — brochiectasias congenitas; no cerebro — encephalite fetal; no coração — endocardite, que, associada a inhibição do desenvolvimento do orgão, produz lesões cardiacas congenitas; no figado e nos canaes biliares — enfermidades fetaes que produzem apparecimento de calculos, ou formação de atresias e estenoses dos canaes biliares.

***

Infecções de marcha chronica

Syphile congenita

As crianças pódem adquirir syphile antes, ou logo após o nascimento. Na primeira hypothese a lues é denominada *congenita*; na ultima, *adquirida*.

A lues adquirida é tão rara no lactente que não merece descripção especial.

Etiologia: — O germe productor da syphile é a espirocheta pallida, descoberta, em 1905, por *Schaudinn* e *Hoffmann*. A transmissão da molestia da progenitora á criança se faz através da placenta luetica.

Symptomatologia e decurso: — Grande parte dos fetos infeccionados pela syphile morre *in utero*; parte nasce viva, ora a termo, ora prematuramente, trazendo patentes signaes de lues: esplenomegalia, pemphigo, lesões osseas, etc. Ainda uma pequena fracção de crianças lueticas parece sadia após o nascimento; mas, no correr dos dois primeiros mezes de vida extrauterina, surgem evidentes signaes de syphile.

Varios podem ser os symptomas morbidos que obrigam a mãe luetica a trazer o doentinho ao medico:

1°) *Manifestações syphiliticas da pelle e das mucosas*: A coryza luetica exterioriza-se, a principio, por uma respiração ruidosa, secreção nasal abundante e persistente. Esse defluxo constitue grande impecilio á succção do seio materno e respiração nasal da criança. A lues invade, aos poucos, o perichondrio e o periosteo dos oseos nasaes, dando origem á formação do nariz em sella.

Nos labios apparecem rhagades sangrentas; na lingua manchas lenticulares. Depois surgem,aos poucos, a alopecia das sabrancelhas e do cranio, infiltrações cutaneas diffusas em derredor da bocca, do nariz e, sobretudo, na testa. A pelle lesada toma consistencia coriacea e côr amarello-pallida, comparavel a «café com leite» ou «ás manchas dos dedos dos fumantes». Depois disso, as infiltrações invadem outras partes do corpo: planta dos pés, palma das mãos, face interna das coxas, nadegas, queixo, bochechas, etc.

As infiltrações têm côr de carne; a pelle que as cobre, liza e lustrosa, parece envernizada. Ao lado das lesões descriptas, encontram-se syphilides circumscriptas (pemphigo) lesões com as quaes já nascem as crianças, ou então se manifestam logo após o nascimento. O pemphigo localiza-se preferentemente na planta dos pés e na face volar das mãos, constituindo um exanthema maculo-papuloso, amarello-pallido, ou pardacento, ora mais, ora menos intenso. O pemphigo luetico é, ás vezes, pustuloso, outras escamoso.

Em redor das unhas formam-se paronychias lueticas. Depois que apparece o exanthema, nota-se intensa-pallidez do tegumento cutaneo, consequencia directa de anhemia intensa da criança.

A maioria das efflorescencias syphiliticas da pelle, excepção feita do pemphigo, apparece após o nascimento. O contrario se dá com as lesões visceraes e osseas que proliferam durante a vida fetal para continuar a evoluir na vida extrauterina.

2°) *Manifestações lueticas visceraes*:—Esplenomegalia é um symptoma constante de lues congenita. Uma hepatite diffusa, intersticial, produz augmento do figado, ás vezes, ictericia e ascite. A urina apresenta, quasi sempre, albumina, cylindros e hematias. Póde ainda haver lesões lueticas do coração; mas, clinicamente, não é possivel diagnostical-as. Encontra-se frequentemente, em crianças lueticas nascidas mortas, syphile do pulmão — *pneumonia alva*. E' de notar-se ainda que nas crianças syphiliticas o ponto de implantação do cordão umbilical fica em nivel inferior ao normal.

3°). Entre as *alterações lueticas do systema nervoso central*, devem ser mencionadas, em primeiro lugar, a hydrocephalia e a pachymeningite hemorrhagica. Frequentemente encontra-se neurite optica, symptoma que, no recemnascido, só pelos oculistas póde ser utilizado para diagnostico da syphile congenita.

Pesquisas histologicas de cerebros macroscopicamente illesos, revelaram em fetos lueticos notaveis alterações anatomicas. Essas lesões são necessariamente de grande importancia e sufficientes para explicar o funccionamento anormal do encephalo dessas crianças. Nas meninges e no cortice cerebral notam-se grandes alterações (meningo-encephalite). Além disso, na propria substancia cerebral, encontram-se lesões vasculares, fócos de encephalite circumscripta, lesões diffusas da substancia cerebral, alterações, que podem dar motivo a serias perturbações funccionaes.

4°. *Lesões osseas* são muito frequentes na lues congenita; mas, nem sempre produzem symptomas clinicos evidentes. Apparecem, ora sob fórma de osteochondrite luetica (*Wegner*), ora de periostite. A osteochondrite lesa, preferentemente, a epiphyse distal do humero, produzindo intumescimento fusiforme da articulação do cotovello; a criança doente mantem o braço immovel para evitar a dôr, facto que faz, ás vezes, diagnosticar erradamente, uma paralysia (*falsa paralysia de Parrot*). Nas proximidades de articulações expostas a frequentes contusões como a da espadua, etc., podem dar-se, em consequencia da osteochondrite, descollamento da epiphyse humeral, fractura «espontanea» da extremidade superior da diaphyse e, ás vezes, destruição de toda a cavidade articular. As periostites são muito communs na diaphyse dos ossos longos; rodeiam-nos como um manto, constituindo grossa camada de tecido osseo de neoformação. Os ossos engrossados tornam-se, aos poucos, cylindricos.

Nos dedos podem apparecer phalangites lueticas. Nos ossos do cranio dão-se processos de absorpção, produzindo orificios de limites nitidamente circumscriptos. Mais frequentes no cranio são processos de apposição, com formação de novas camadas osseas. Essas alterações apparecem, de preferencia, nos ossos da fronte. Quando a ellas se allia ligeira hydrocephalia, constitue-se então a «testa olympica».

A erupção exanthematica da lues vem, não raro, acompanhada de febre continua e remittente, oscillando entre 37 e 38° centigrados (Fig. 19).

Curva thermica em um caso de lues congenita

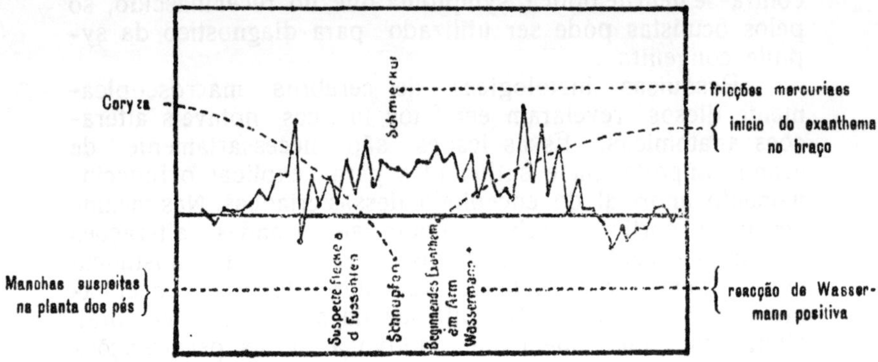

Fig. n. 19

Diagnostico — E' facil diagnosticar lues congenita, quando suas manifestações cutaneas estão em pleno desenvolvimento. O diagnostico torna-se, porém, difficil, desde que os symptomas cutaneos não sejam bem pronunciados, ou quando coryza e ligeira esplenomegalia representam os unicos symptomas suspeitos.

A anamnése (abortos da progenitora), levando em conta processos hoje muito em moda para provocar abortos, deve ser julgada com desconfiança. Nos casos typicos de lues da progenitora os abortos se dão, a principio, nos primeiros mezes de gravidez; depois sobrevêm partos prematuros e, finalmente, quando a infecção dos paes data de longos annos, as crianças nascem vivas.

Os paes nao sabem informar, muitas vezes de bôa fé, si o exanthema da criança manifestou-se no momento do parto ou alguns dias depois.

Frequentemente o exanthema luetico não se mostra, ou é tão ligeiro que passa despercebido.

Nos casos de syphile larvada, o diagnostico só é possivel depois de exame rigoroso da criança.

Quem já examinou muitos doentinhos de lues congenita faz, ás vezes, o diagnostico da molestia por simples «impressão clinica». Não raro, a reacção de *Wassermann* vem confirmar a suspeita.

E' preciso conhecer bem os signaes de lues congenita para não confundil-os com symptomas de outras affecções: as rhagades lueticas ultrapassam a parte vermelha do labio; as infiltrações cutaneas syphiliticas localizam-se, frequentemente, em lugares não attingidos por traumatismos, ou irritações chimicas, emquanto que o eczema intertrigiforme chronico, similhante, ás vezes, aos *codylomas* lueticos, localiza-se na região glutea; elle se fórma sob a acção do suor, das fézes e da urina.

A *lingua geographica*, a *dermatite exfoliativa* e a *erythrodermia* não são consideradas de origem syphilitica. Não é igualmente de proveniencia luetica a paralysia brachial dos recemnascidos (typo *Erb*), muito diversa da pseudoparalysia de *Parrot*. A época de manifestação dessa e a daquella paralysia não coincidem.

Grande segurança ao diagnostico de lues dão a pesquisa da espirocheta de *Schaudinn* nas lesões suspeitas e o resultado positivo da sôro-reacção de *Wassermann*.

Para pesquisar a espirocheta toma-se, com alça de platina, um pouco da secreção de uma rhagade, ou escoria-se a escalpello o epithelio que reveste a superficie de uma papula, de modo a provocar saida de sôro sanguineo. Esse liquido será então transportado a uma lamina, misturado com uma gutticula de tinta *Nankin* e depois espalhado, com uma laminula, em camada muito fina. Uma vez secco, o preparado (sem laminula) será examinado com objectiva de immersão. As espirochetas, que se não colorem, são facilmente visiveis em fundo negro.

Para a pratica da reacção de *Wassermann*, retiram-se 5 cc^3. de sangue de uma das veias do braço, ou das superficiaes do cranio. Para a colheita de sangue empregam-se tambem ventosas. Em geral, esse ultimo processo é o unico praticavel.

Technica: desinfecta-se a pelle com solução alcoolica de thymol a 5%₀, sarja-se, de preferencia nas costas, e, com uma campanula de vidro, aspira-se a necessaria quantidade de sangue.

Pesquisas röntgenologicas são igualmente excellente auxilio para o diagnostico da lues congenita.

E' assim que nos casos de osteochondrite luetica encontra-se na epiphyse uma sombra linear, nitida que, para o lado da diaphyse, é lisa, ou ligeiramente ondulada; mas, para o lado da epiphyse, tem apparencia denteada, em consequencia de pequenos e numerosos prolongamentos que ahi se encontram. Na diaphyse do osso, vizinhos á sombra, notam-se campos circumscriptos e claros. Nos chamados *descollamentos epiphysarios*, a chapa radiographica demonstra, commummente, fractura junto á extremidade da diaphyse, em vez de descollamento. O osso do ante-braço ou da perna lesada deixa frequentemente reconhecer notavel prolongamento.

Nos casos de periostite luetica encontra-se, de ambos os lados do osso, uma sombra, ora mais, ora menos intensa.

O *prognostico* depende da gravidade dos symptomas morbidos encontrados, do momento em que se manifestam, da apparencia da criança e da época de infecção dos progenitores. Quanto mais recente fôr a infecção dos paes, tanto mais graves serão as manifestações lueticas no lactente. O prognostico é mau em crianças nascidas com manifestações syphiliticas patentes, nos casos em que essas lesões se desenvolvem com grande rapidez, em prematuros, em lactentes com perturbações de intercambio nutritivo e, finalmente, naquelles cujo tratamento fôr descuidado. O que ficou dicto applica-se igualmente aos casos de lues visceral.

Em regra, a syphile congenita é facil tarefa therapeutica; mas, si o tratamento fôr deficiente, as recidivas, apparecem, ás vezes, já no correr do primeiro anno de vida.

O *prognostico*, quanto ao futuro do doente, não é mau. Si o tratamento fôr sufficientemente intenso, a criança se desenvolverá normalmente.

Tratamento—A therapeutica da lues congenita presuppõe obrigatoriamente a dos progenitores da criança. E' preciso dizer-lhes abertamente que se trata de «syphile», fazer nelles e na criança a reacção de *Wassermann* e iniciar intenso tratamento anti-luetico.

Crianças evidentemente syphiliticas, ou suspeitas disso, devem ser amamentadas por suas progenitoras, que são, *ipso-facto*, lueticas, mesmo que neguem infecção e que não apresentem manifestações clinicas da molestia. Ainda que seja negativa a reacção de *Wassermann*, fica de pé o diagnostico e basta, ás vezes, uma injecção de *salvarsan* para tornar positiva a pesquisa sôrologica.

Si a nutriz recebe injecções de *salvarsan*, o medicamento é, em parte, eliminado pelo leite materno.

E' absolutamente contraindicado amamentar crianças lueticas ao seio de nutrizes sadias.

Para o tratamento de crianças syphiliticas dispomos de varios processos:

I) *Salvarsan* — Póde-se empregar o *neosalvarsan*, na dose de 0,15 (ou 0,10 de *salvarsan*).

II) *Mercurio*:

a) por via buccal:

Iodeto de mercurio (amarello) . .	0,01
Saccharose	0,5

Para um papel; usar diariamente uma dessas doses.

b) por via percutanea (fricções).

Pomada mercurial .	$\overline{\text{aa}}$
Lanolina	0,5

Em papeis impermeaveis; applicar uma fricção por dia.

Ou:

Pomada mercurial com resorbina [1] . . 1 tubo

Diariamente, uma gramma, em fricções.

c) por via subcutanea, ou intramuscular:

Bichloreto de mercurio .	$\overline{\text{aa}}$
Chloreto de sodio .	0,2
Agua destillada	10,0

Duas vezes por semana, $^1/_{10}$ de cc.^{3} (uma divisão da seringa *Pravaz*).

*

Antes de iniciar qualquer desses tratamentos, examina-se a urina do doente para verificar si contém albumina.

A albuminuria requer precaução, mas não representa motivo que impeça o emprego do *salvarsan*, ou o do mercurio.

Antes da applicação será o *neosalsarsan* dissolvido em dois a tres cc.^{3} de agua destillada; a injecção deve ser praticada em uma veia superficial do cranio ou do pescoço da criança. Para tornar a veia mais accescivel, comprime-se-a com

(1) Nota do traductor: — Vehiculo para substancias medicamentosas, aconselhado por *Ledermann* (*Wien. med. Woch.* n. 8, 1900).

o dedo, abaixo do ponto onde se vae introduzir a agulha. O medicamento póde tambem ser injectado por via intramuscular (região glutea).

Em casos de syphile maligna (visceral) póde-se observar, após a injecção de neosalvarsan, apparição de intenso exanthema luetico, e, ás vezes, morte da criança. Por isso, convém, nos casos graves, fazer, primeiramente (8 a 14 dias). injecções de mercurio, para depois iniciar a therapeutica pelo *neosalvarsan*. E' de regra fazer-se tratamento mixto: *neosalvarsan* e *mercurio*.

O mercurio póde ser, muito commodamente, administrado por via buccal. No tratamento por fricções procede-se da seguinte maneira: applica-se a pomada nos dias uteis e nos domingos faz-se pausa, aproveitando a occasião para banhar a criança.

O emprego de injecções mercuriaes (sublimado, etc.) é preferivel ao tratamento por via buccal ou ás fricções quando não se deposita a necessaria confiança nos paes do doentinho e ha receio de que não sejam capazes de comprehender a gravidade da molestia e a urgencia de seu tratamento. O uso de banhos com sublimado é infructifero.

Quando é necessario tratamento rapido e energico, procede-se da seguinte maneira: administra-se, de 8 em 8 dias, uma injecção de salvarsan. Ao todo 4 injecções num mez. Ao lado do salvarsan e seis semanas depois da cura arsenical, administra-se mercurio ao doentinho. Depois, trimestralmente, repete-se o tratamento que deverá ser prolongado por todo o segundo anno de vida da criança.

A medicação interna não exclue o uso do tratamento local. Sobre as ulceras applica-se pomada de calomelano; sobre as rhagades sangrentas pincela-se solução de nitrato de prata a 1%. Grande cuidado deve ser empregado em manter permeavel ao ar o nariz da criancinha.

Com agua oxygenada a 3% desobstrue-se o nariz da criança e depois besunta-se a mucosa lesada com pomada de calomelano. A mãe do doentinho fará essa applicação therapeutica antes de cada mammadura.

Nos casos de pseudo-paralysia de *Parrot*, fixa-se o braço da criança cuidadosamente contra o tronco, immobilizando-o tanto quanto fôr possivel.

Tuberculose

No lactente a tuberculose não é muito commum.

Etiologia — A molestia origina-se de varios modos:

1.º) O bacillo póde ser transportado ao utero pelo esperma infeccionado. Esse processo é possivel, porém, seguramente muito raro.

2.º) A infecção póde dar-se por transmissão placentar. Sempre que a placenta apresentar lesões tuberculosas, bacillos nella assentados pódem attingir o organismo da criança, dando origem a uma infecção tuberculosa congenita. Esses casos são frequentes.

3.º) A infecção póde effectuar-se por via aerea. Esse é o modo de contagio mais frequente. A propagação da molestia se faz á criança do pulmão da progenitora ou da ama doente (mesmo da ama secca) por intermedio de beijos, tosse e salpicos de saliva (infecção gutticular), etc.

4.º) A transmissão póde ser ainda alimentar, isto é, dar-se por ingestão de leite, ou de qualquer outra substancia contendo bacillos de *Koch*.

Symptomatologia e decurso — Conforme a localização do microbio da tuberculose no organismo, revela a molestia caracter clinico e symptomatologia muito diversos.

I.

A *tuberculose interna* no lactente póde ser congenita ou adquirida.

Na primeira hypothese os symptomas morbidos surgem poucas semanas após o nascimento. Nota-se accentuada hepatomegalia, baço palpavel e grande augmento da circumferencia abdominal. Encontram-se ainda vasos dilatados sobre a parede anterior do abdome, constituindo um desenho em fórma de *caput medusae*. Em periodo mais adeantado da molestia, percebe-se, pela auscultação, attricto sobre a superficie convexa do figado, phenomeno que resulta da camada de fibrina que ahi se deposita. No inicio da infecção tuberculosa apparecem ligeiras elevações febris; depois, encontram-se temperaturas mais elevadas. Em seguida a criança se torna muito pallida, não augmenta de peso, ou começa a emmagrecer; ganglios lymphaticos perifericos se tornam palpaveis; sobre a pelle encontram-se pequenas *tuberculides*.

A reacção de *von Pirquet* é positiva; a de *Wassermann*, ás mais das vezes, negativa. Si a criança, algumas semanas depois vem a fallecer, encontram-se, na obducção, glanglios caseificados junto ao hilo do figado e, além disso, tuberculose de quasi todos os orgãos thoracicos e abdominaes.

A *tuberculose adquirida* póde offerecer o seguinte decurso clinico : o lactente em estado atrophico é trazido ao ambulatorio ; os paes relatam que a criança não augmenta de peso. Examinando o doentinho, encontram-se ligeiras elevações thermicas, esplenomegalia, ganglios lymphaticos augmentados, comö, por exemplo, por baixo da mandibula, na axilla, na região supra-clavicular e nas paredes lateraes do thorax.

Na pelle se encontram, do tamanho de uma semente de linho, manchas pardo-avermelhadas e brilhantes (*folliclis tuberculosa*) ; a parede abdominal, tensa e dilatada por meteorismo intestinal. A reacção de *von Pirquet* só é positiva quando a infecção ainda não se acha generalizada. Depois de grande emmagrecimento, sobrevém morte da criança. A necroscopia revela tuberculose dos ganglios lymphaticos bronchiaes e visceraes; além disso, ha frequentemente fócos tuberculosos nos rins, no baço,no figado e nos pulmões.

Em alguns casos, desde o inicio da molestia, as manifestações pulmonares occupam o primeiro plano. Fazem parte desse grupo crianças atrophicas com tosse renitente, de caracter espasmodico, resultante da compressão dos bronchios, por ganglios lymphaticos que os rodeiam. Essas crianças apresentam constantemente bronchite de pequena intensidade. Só se manifesta receio de sua natureza tuberculosa, quando se leva em conta a historia pregressa dos progenitores. Com o progresso da infecção, augmenta a dyspnéa e sobrevem a morte do doente,m uitas vezes, apressada por uma pneumonia lobar intercurrente. Quem faz systematicamente radiographias de crianças com bronchite chronica encontra, ás vezes, resultados surprehendentes : infiltrações circumscriptas ao hilo indicam haver adenopathia dos ganglios peribronchiaes; maculas granuliformes em todo o campo pulmonar justificam o diagnostico de tuberculose miliar; manchas listradas, pouco nitidas, e do tamanho de uma avelã, denunciam existencia de cavernas cuja presença póde ser confirmada pela obducção. E' muito difficil obter bôas radiographias de crianças fortemente dyspnéicas.

Finalmente, em algumas crianças, a tuberculose termina por miningite, acompanhada de vomitos reiterados, convulsões e obnubilação da intelligencia. Ascenção da temperatura e apparecimento de tachycardia são phenomenos que precedem a morte do doentinho.

Diagnostico — A suspeita de phymatose nesses doentes é despertada pela anamnése da familia (paes tuberculosos). Essa desconfiança é justificavel quando vem acompanhada de reacção de *Pirquet* positiva. O facto de se encontrar, ás vezes, essa reacção negativa não arreda a hypothese de natureza tuberculosa da molestia, visto como, estando a criança muito depauperada esse meio diagnostico póde falhar, mesmo em casos de tuberculose. Esplenomegalia, hepatomegalia e hypertrophia de ganglios lymphaticos são manifestações quasi constantes da tuberculose do lactente. O exame radiologico só presta auxilios ao diagnostico em casos muito adeantados.

O *prognostico* é sempre infausto.

Seja qual fôr a *tentativa therapeutica*, não se colhem resultados. *Ut aliquid fiat*, póde-se usar oleo de figado de bacalhau creosotado (uma colher das de chá, pela manhã e á noite).

A' *prophylaxia* dispensará o medico o maximo cuidado. E' preciso evitar, tanto quanto possivel, que a infecção tuberculosa se propague a outras crianças da casa.

Quando os paes de um recemnascido são evidentemente tuberculosos, a criança deverá ser, logo após o parto, enviada para a casa de parentes, ou entregue aos cuidados de extranhos.

II.

A *tuberculose externa* apparece no lactente, sob diversas fórmas: *spina ventosa*, lesões dos ossos chatos do cranio, das articulações, da pelle, abcessos frios, *folliclis tuberculosa*, manifestações tuberculosas do ouvido medio, etc.

O *prognostico* dessas lesões é relativamente bom. O da tuberculose do ouvido medio e o dos ossos do cranio um tanto duvidoso, pois, não raro, a molestia se propaga ás meninges.

O *tratamento* se resume a simples expectativa. Consiste em proteger e fechar asepticamente a lesão tuberculosa. Os casos de tuberculose do ouvido devem ser immediatamente confiados ao otologista. A therapeutica dessas lesões pela tuberculina não dá resultado algum. No verão, proporcionam-se á criança banhos de sol e ar livre; no inverno, fazem-se applicações de luz violete (*Höhensonne*).

III.

Muitas crianças, que apresentam reacção de *von Pirquet* positiva não manifestam, nem nos primeiros annos de vida, nem mais tarde, signaes de tuberculose. Nellas, a infecção permanece encystada nos ganglios lymphaticos ou em qualquer outra parte do organismo, de maneira que podem apresentar sempre apparencia de perfeita saúde. A principio acreditou-se que toda criança que manifestava reacção de *von Pirquet* positiva, era portadora de tuberculose *em evolução,* tuberculose que viria produzir sua morte em tempo mais ou menos remoto. Tal supposição não é exacta. Na criança, como no adulto, a infecção tuberculosa pode permanecer latente annos a fio.

Não é justificavel submetter um lactente a tratamento anti-tuberculoso só porque apresenta reacção de *von Pirquet* positiva. Esses individuos devem permanecer sob as vistas do medico e, com o maximo cuidado, evitar-se-á que adquiram molestias infecciosas, sobretudo as capazes de despertar uma tuberculose encystada, ex.: sarampo, tosse convulsiva, etc.

***

Particularidades no decurso das molestias infecciosas do lactente

I. Sarampo

Durante os primeiros quatro mezes de vida os lactentes são quasi immunes contra o sarampo. Depois dessa época, adoecem com a mesma frequencia que outras crianças. O decurso da molestia é commummente abortivo, vindo acompanhado, não raro, de insignificantes elevações thermicas e, ás vezes, de ligeiras manifestações catarrhaes das vias respiratorias (coryza, tosse). O exanthema é frequentemente frusto; em poucas horas desbota e desapparece. Esses casos só podem ser diagnosticados no curso de epidemias e constituem um frequente meio de propagação da molestia a outras crianças. A fórma abortiva é observada sobretudo em crianças atrophicas.

No lactente, mesmo casos typicos de sarampo, são, em geral, benignos; podem, porém, tornar-se graves pelas complicações de que, ás vezes, se acompanham: bronchopneumonia, otite, perturbações nutritivas parentericas, eczema agudo, accessos asphyxicos, etc. Essas complicações dão, de repente, ao sarampo, caracter grave. Por isso, deve-se resguardar delle qualquer criança. E' absolutamente desarrazoado, quando o sarampo se manifesta na familia, reunir as crianças da casa em um só aposento, para que assim adquiram ao mesmo tempo, a molestia que os paes julgam inevitavel.

II. Diphtheria

A diphtheria é mais rara no lactente do que em crianças acima de um anno de idade. Em todo o caso, mesmo nessa época póde ser considerada infecção bastante frequente. Ulcerações da vulva, encontradas em meninas de tenra idade e apparentemente ligadas á falta de asseio, ou occasionadas por traumatismos, são, muitas vezes, de natureza diphtherica.

Coryza pertinaz em lactentes, ou mesmo em recemnascidos, deve levantar suspeita de diphtheria. A diphtheria nasal apparece, ás vezes, endemicamente em hospitaes.

A diphtheria laryngea acompanha-se da tosse caracteristica do crupe. A localização da molestia na larynge é mais commum do que na pharynge. As lesões pharingeas não produzem no lactente symptomas alarmantes, podem passar facilmente despercebidas.

Em todos os casos de diphtheria, deve-se applicar o sôro especifico em injecção intramuscular (musculos da região glutea). Quando se trata de diphtheria vulvar, ou nasal empregam-se 600 unidades antitoxicas; na fórma laryngea, não sendo alarmante o estado geral do doente, bastam 1.000 unidades; nos casos graves são necessarias 3.000 unidades antitoxicas.

Em doentes de diphtheria nasal o sôro gottejado nas narinas (diluido a 1:30, em solução physiologica), dá bom resultado (vide, mais adeante: diphtheria nasal).

Quando a mãe de um lactente é atacado de diphtheria, tambem esse, embora apparentemente são, deverá receber injecções de sôro (injecção preventiva: 600 unidades). Esse accidente não obriga a interromper a lactação.

III. Varicella

As cataporas são, no lactente, como em crianças acima dessa idade, molestia de prognostico benigno. Nalgumas crianças as cataporas se accompanham de febre remittente, durante muitos dias; noutras o curso da molestia é quasi apyretico. Na maioria dos casos o estado geral do doentinho não soffre grandes alterações; a curva ponderal apresenta ligeiras modificações.

A varicella é rara nas primeiras semanas de vida; entretanto já foram observados casos até em recemnascidos. Além de atacar a pelle, as lesões produzidas pela molestia pódem manifestar-se na mucosa da bocca e na das partes genitaes. Essa circumstancia é importante porque faculta differençal-as de outras erupções similhantes. Aspecto similhante ao da varicella, tomam as pustulas variolicas em crianças cacheticas, sobretudo em doentinhos com dystrophia farinacea, typo hydremico. Nesses, as pustulas se tornam, ás vezes, hemorrhagicas e se transformam depois em ulceras com fundo lardaceo. Depois da varicella, a criança adquire immunidade permanente contra essa affecção. O prazo de incubação é approximadamente de 18 dias.

A inoculação do pús varicelloso desenvolve na criança reacções locaes e geraes com subsequente immunidade á maneira da que se dá depois da vaccina antivariolica. Por esse meio as epidemias em asylos, hospitaes, etc., podem ser juguladas.

IV. Tosse convulsiva

Depois do sarampo, a tosse convulsiva é, dentre as molestias infecciosas, a que mais commummente se observa no lactente. No entanto, alguns medicos desconhecem a coqueluche nessa idade. O cunho especial dessa affecção no lactente são os accessos de tosse que apresenta o doentinho. Na coqueluche das crianças de mais idade o accesso se dá do seguinte modo: achando-se o doente perfeitamente bem, de repente, sobrevem um pequeno accesso de tosse, segue-se curta pausa e depois, de novo, se manifesta tosse com grande intensidade. Esse segundo accesso, ou *reprise*, é peculiar á coqueluche das crianças de mais idade. No entanto, justamente a *reprise* não se encontra no accesso de coqueluche do lactente.

A tosse convulsiva, assim diversa do typo classico, apparece muito precocemente no lactente. Já têm sido descriptos casos de coqueluche até em crianças de 14 dias de idade.

Os accessos de tosse convulsiva podem acompanharse de varias complicações: epistaxe, hemorrhagias subconjunctivaes, etc. As ulcerações do freio da lingua só se manifestam quando a criança já tem dentes. A tosse convulsiva facilita a formação de hernias umbilicaes e inguinaes. Complicações muito perigosas da molestia são perturbações nutritivas de origem parenterica, pneumonia e meningite purulentas. Em crianças com tendencia á espasmophilia, observam-se accessos eclamptiformes e caimbras das cordas vocaes, associados a graves phenomenos de asphyxia.

Emquanto a tosse convulsiva não apresenta complicações, deve-se proporcionar ao doentinho liberdade e ar livre. Si apparecem bronchite, ou manifestações bronchopneumonicas, dar-se-á ao doente um banho quente; á noite applica-se-lhe um envoltorio de *Priessnitz*. Durante o dia ficará o doentinho recolhido a seu quarto, ou será, transportado para outro aposento; desse modo se obtem em seu dormitorio renovação de ar.

A' alimentação da criança deve-se dispensar o maximo cuidado; substancias seccas e quebradiças (biscoitos, bolachas, etc.) serão evitadas, pois, facilmente provocam tosse. A alimentação será administrada em pequenas rações, de preferencia, alguns minutos após um grande accesso de tosse.

O tratamento medicamentoso só presta serviços no inicio do periodo convulsivo (*stadium convulsivum*). *Birk* obteve bons resultados com a thymipina de *Golasz*: pela manhã e á noite, uma gotta. Desde que se apresentem melhoras, passa-se então a administrar duas gottas de cada vez. Com esse tratamento diminue, ás vezes, o numero de accessos. Si a tosse é frequente e se exgottam as forças da criança, a ponto della não mais tomar alimento, é então permittido prescrever narcoticos que, vantajosamente, podem ser associados á quinina. Exemplo:

Chineonal (Quinina + Veronal), em comprimidos assucarados, contendo cada um 0,10 do composto. Começa-se dando, a principio, seis, depois quatro comprimidos por dia.

Ou —

Aristoquina 0,20
Heroina 0,0025

Para um papel; administrar dois a tres por dia.

Ou —

Chlorhydrato de quinina . . 0,05
Phosphato de codeina . . 0,0025
Manteiga de cacau, q. s. para um suppositorio.

Applicar dois a tres por dia.

Nalguns casos produzem grande allivio inhalações de «vaporina» (1). Si apparecerem convulsões, aconselha-se praticar puncção lombar. No entanto, esse recurso raramente dá bons resultados; é preferivel, com auxilio de hydrato de chloral, manter a criança, alguns dias, em semi-narcose. Si as convulsões são de natureza espasmophilica, só melhoram quando se institue, durante alguns dias, dieta farinacea exclusiva.

Em qualquer hypothese, as convulsões, debaixo do ponto de vista therapeutico ou prognostico, representam mau symptoma.

* * *

V. Molestias infecciosas pouco communs no lactente

Rubeola — não se manifesta em crianças de tenra idade.

*

Escarlatina—é raramente observada no recemnascido. A infecção apparece, sobretudo, em crianças cuja mãe adquiriu a molestia. Abaixo do sexto mez de idade,a escarlatina só excepcionalmente se manifesta. E' preciso accentuar que exanthemas fugazes escarlatinifórmes são communs no lactente, sobretudo, depois da vaccinação antivariolica, ou em casos de infecções catarrhaes das vias respiratorias superiores,quando acompanhados de grandes elevações thermicas.

*

Typho — Quando a mulher gravida se infecciona, a criança pode nascer com *infecção typhica*; mas, ainda que apparentemente sadia, verifica-se que é nella positiva a reacção de *Widal.*

*

Dysenteria e diarrhéas dysenteriformes — são muito communs no lactente. A's mais das vezes, apparecem sob a fórma de pequenas epidemias, no seio de familias numerosas, ou em Maternidades. A transmissão se dá pelas fézes, por contacto de doente a doente e, talvez, vehiculada pelas moscas.

Trata-se, ora de infecções pelo bacillo de *Shiga-Kruse*, ora pelo de *Flexner*; mas, raramente é possivel verificar-se bacteriologicamente a causa etiologica. A explosão da molestia é abrupta, sendo acompanhada

(1) Nota do traductor: Na composição da *vaporina* entram naphthalina, canfora, oleo de eucalypto e de pinheiro. *(Staedler: Deutsch.-Medizinalztg.* n. 45, 1903*)*.

de dejecções frequentes e fézes diarrheicas com sangue, pús e catarrho. No começo a febre é, em geral, pouco elevada e, ás mais das vezes, desapparece com a prescripção do jejum. A presença de sangue nas fézes é quasi constante; o numero de evacuações póde manter-se elevado durante muitos dias. Ao lado dos symptomas mencionados, encontram-se todos os signaes de perturbação aguda do intercambio nutritivo.

Diagnostico differencial — Na invaginação intestinal encontra-se quasi sempre no abdome um tumor palpavel; as evacuações, muito cedo, se tornam quasi exclusivamente sanguinolentas, desapparecendo os elementos fecaes, que na dysenteria sempre se encontram. Difficilmente se póde differençar as dysenterias bacillares das diarrhéas de origem parenterica, sobretudo nos casos em que a febre se mantem elevada, apesar da prescripção do jejum. Além disso, o sangue nas fézes é menos constante nas diarrhéas das perturbações parentericas, do que nas das dysenterias.

Tratamento — Consiste em administrar um purgativo energico (uma a tres colheres das de chá de oleo de ricino), prescrever dieta hydrica (chá com saccharina), depois mucilagem de aveia e, mais tarde, leite caseinado. E' prudente desinfectar as roupas da criança, sobretudo as fraldas.

*

Parotidite epidemica e *rheumatismo articular agudo* — são affecções raras no lactente. Nos casos em que se poderia suppor existencia de rheumatismo articular agudo trata-se, quasi sempre, de arthrite purulenta e de affecções gonococcicas. Essas arthrites, por um mechanismo de metastase, invadem, aos poucos, outras articulações (phalanges digitaes, columna vertebral, etc.) Quando uma puncção exploradora revela existencia de pús, pratica-se, sem demora, a arthrotomia. Não obstante essa intervenção, as funcções da articulação, em geral, se restabelecem completamente.

*

Malaria (congenita ou adquirida) póde apparecer no lactente em zonas onde exista possibilidade de infecção. Essas crianças são promptamente curadas pela administração de chlorhydrato de quinina (diariamente, uma dóse de 0,20 grs.).

Erysipela — Póde ser encontrada no recemnascido, iniciando-se na ferida umbilical, ou em outro qualquer ponto traumatizado (vide cap. I: septicemia). Em crianças de mais idade, a molestia é frequente, apparecendo em consequencia de infecção das incisões praticadas para a vaccinação, etc.

Em regra a erysipela se acompanha de febre muito alta. No entanto, seu prognostico é bom. Quando a erysipelas e manifesta em um membro, pode-se tentar impedir sua marcha, envolvendo-lhe circularmente uma fita de esparadrapo, ou applicando-lhe em roda uma pincelagem de collodio; além disso, põem-se no local envoltorios humidos de acetato de aluminio.

*

Meningite cerebro-espinhal — é commum no lactente. A porta de entrada para o germe da molestia representa provavelmente a pharynge, em cujo muco se encontra, ás vezes, o microbio.

A meningite manifesta-se abruptamente. O doente apresenta febre, convulsões, perturbações da intelligencia, tensão exaggerada da fontanella, etc. As suturas dos ossos da abobada craniana se afrouxam. A puncção lombar revela liquido cephalo-rhacheano turvo, com tensão superior á normal (acima de 150 cm.), mesmo quando, muito denso, se escôa ás gottas.

Nesse liquido encontram-se numerosos corpusculos de pús e germes intracellulares (meningococcos), *Gram* negativos, muitas vezes, em pequena quantidade.

Na maioria dos casos, a molestia termina rapidamente pela morte; por excepção torna-se chronica, ou termina pela cura.

Notam-se, ás vezes, fórmas abortivas da molestia; sua marcha acompanha-se, nesses casos, de poucos symptomas meningiticos. As fórmas frustas só são diagnosticaveis no correr de epidemias de meningite. Os casos abortivos terminam pela cura; deixam, porém, ás vezes, perturbações permanentes da intelligencia, perda da audição e subsequente surdo-mudez.

Si a molestia dura muitos dias, nota-se febre irregular, com intermittencias apyreticas, seguidas de novos surtos febris. Nos casos de marcha mais longa manifestam-se — exanthema ligeiro, diarrhéa e lesões articulares.

Em muitos casos de meningite, a columna vertebral se torna rija; nota-se franco opistothono. Noutros, falham esses symptomas. O signal de *Kernig* é inconstante no lactente; o de *Brudzinsky* muito frequente (curvando-se para frente a cabeça da criança, com movimentos de pequenos choques, o doente encolhe as pernas).

No lactente, sempre que a meningite dura alguns dias, nota-se augmento da circumferencia do cranio; nos casos de cura, essa dilatação não retrocede. Restabelecidos da molestia, por muito tempo, conservam os doentes constante tremor das mãos.

Em muitos casos a cura é completa; em outros, vem acompanhada de graves alterações da intelligencia e de manifestações epileptiformes.

E' ainda hoje discutido si a cura da meningite, occasionada pelo germe de *Weichselbaum*, é *realmente* favorecida pelo emprego do sôro anti-meningococcico. Para administrar o sôro, retiram-se, por puncção lombar, mais ou menos, 10 cc^3. de liquido cerebro-espinhal e, depois, injecta-se outro tanto de sôro anti-meningococcico *Merk*, aquecido a 37°. Após a injecção, abaixa-se a cabeça e eleva-se um pouco a bacia do doentinho. As applicações de sôro podem ser repetidas 3 a 4 vêzes.

Como recurso therapeutico empregam-se ainda, com vantagem, grandes dóses de urotropina (0,5 — 6 vezes ao dia), hydrato de chloral, banhos quentes. Ao lado disso, dispensa-se á criança o maximo cuidado hygienico e alimenta-se-a sufficientemente.

***

Vaccinação

De acordo com a «lei da vaccinação obrigatoria», promulgada em 1874, todo lactente deve ser vaccinado logo após ter completado o primeiro anno de idade. Vaccina-se antes dessa época sómente quando surge uma epidemia de variola. Recommenda-se adiar a vaccinação até ao segundo anno de vida em lactentes fracos com perturbações de intercambio nutritivo e nos que apresentam signaes evidentes de diathese exsudativa. Si a criança é portadora de exanthemas chronicos, a vaccinação póde ser prorogada. A primavera e o outomno são a melhor época para se praticar a vaccinação.

Technica — Despe-se a criança totalmente, ou, pelo menos, até á cintura; pratica-se rigorosa inspecção da pelle. Quando se descobre exanthema de qualquer natureza, protela-se a vaccinação. Em caso contrario, desinfecta-se com benzina a pelle da face externa do *braço direito* da criança e fazem-se, com um estilete adequado, duas incisões superficiaes e parallelas; 2 cent. mais abaixo serão feitas outras duas incisões iguaes ás primeiras. As estrias devem ser superficiaes sem produzir hemorrhagia. Nem sempre é possivel alcançar esse objectivo, sobretudo em crianças amedrontadas e que energicamente se defendem. Sobre as incisões se deposita a vaccina. Emquanto a lympha secca, a mãe manterá a criança apoiada sobre o braço direito e, com a mão esquerda, fixa a direita da criança. Cobre-se, em seguida, o local com um pedaço de gaze, fixando-o ahi por meio de um esparadrapo perfurado no centro. Sendo necessario, applica-se uma faixadura. Oito dias depois, volta a criança para que o medico verifique o resultado da vaccinação.

A vaccina é considerada sufficiente, desde que se tenha formado, pelo menos, uma pustula. Quando isso não se dá na primeira vaccinação, o defeito é do material empregado; nesse caso repete-se a operação com outra lympha.

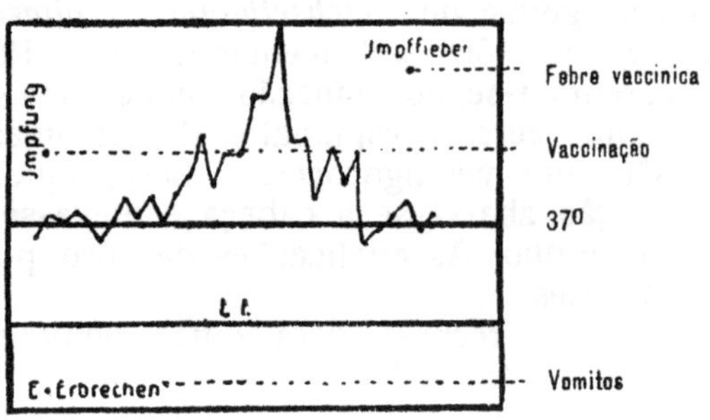

(Fig. n. 20)

A evolução da pustula vaccinica faz se do seguinte modo: no 2º ou no 3º dia depois da inoculação, as incisões se tornam hyperhemicas e se transformam em papulas, com uma depressão central.

A papula assim formada, aos poucos, augmenta de volume, até ao 9º dia; a principio, é branquicenta; depois, lentamente se torna amarellada; em seguida, começa a seccar. Tres a quatro semanas após a inoculação, cae a crusta secca formada, deixando uma cicatriz permanente.

No auge de seu desenvolvimento, a pustula vaccinica é rodeada de uma zona hyperhemiada, ora mais, ora menos intensa (*aula*). Os ganglios lymphaticos tributarios da região tornam-se dolorosos e tumefactos; a temperatura se eleva, o estado geral da criança se perturba; o appetite deapparece, manifestam-se ora fézes dyspepticas, ora prisão de ventre.

A's vezes, surge por todo o corpo um exanthema escarlatiniforme. Dois a tres dias mais tarde a criança, de novo, se sente bem.

Quando a criança arranha com as unhas a pustula e depois, coçando-se, fere outros lugares da pelle, póde darse «generalização da vaccina». Para evitar os inconvenientes da auto-inoculação, cobre-se a pustula com uma faixadura bem feita e evita-se vaccinar crianças que apresentem affecções pruriginosas. Si as pustulas são traumatizadas, infeccionam-se, e occasionam suppuração dos ganglios axillares correspondentes. Depois da vaccinação podem apparecer—exanthemas impetigiformes, erysipela, etc. Para evitar esses accidentes, deve-se conservar a faixadura no braço da criança, mesmo depois da inspecção da vaccina.

Sendo forte a reacção á vaccina e vindo acompanhada de hyperhemia e edema, collocam-se sobre o local inflammado compressas de acetato de aluminio, um pó desinfectante, ou vaselina boricada. Nas crianças obesas essas reacções são mais intensas; por isso, praticam-se nellas estrias pequenas e, em vez de quatro, fazem-se, apenas, duas incisões.

As meninas (para evitar cicatrizes nos braços), podem ser vaccinadas na face interna da coxa. Nesse caso é preciso grande vigilancia para impedir que ellas se cocem.

Não existem grandes inconvenientes emanados directamente do emprego da lympha jenneriana, como pretendem os adversarios da vaccina—transmissão de syphile, etc.

Calcula-se em 5 annos a duração da immunidade contra a variola produzida pela vaccina.

***

Affecções das vias urinarias

As affecções das vias urinarias são raramente diagnosticadas no lactente, devido á supposta difficuldade de colher-se, nessa idade, a urina para exame. No entanto, essas affecções são muito communs no lactente.

No recemnascido existe uma albuminuria physiologica.

Eliminação de albumina, cylindros e hematias é frequente no decurso da septicemia do recemnascido, das intoxicações alimentares, da lues congenita, ás vezes, no decurso da dystrophia lactea e do eczema impetigiforme.

Hematuria, como já dissemos, é um dos primeiros signaes da doença de *Barlow*.

Nephrite hemorrhagica é uma perturbação frequentemente produzida por certos medicamentos (beta-naphthol, etc.).

Edemas não se encontram, em geral, nessas differentes fórmas de lesão renal. Os edemas podem ser congenitos (anasarca congenita), de natureza alimentar, occasionados pelo sal contido no regime alimentar, pelo uso constante do sôro, de leite desnatado, de caldos, de mucilagem de aveia salgada, pelo emprego da solução de *Heim-John*, etc. Esses edemas se localizam, de preferencia, no dorso das mãos e dos pés. Edemas podem tambem ser encontrados em crianças espasmophilicas, apresentando posturas tetanoides das mãos e dos pés.

*

Pyelite

A pyelite, pyelocystite, pyelonephrite, outróra denominada colicystite (*Escherich*), é a mais importante das molestias do apparelho uro-genital no lactente. A pyelite é tão frequente nas crianças alimentadas ao seio, como nas que o são artificialmente. Quasi todos os doentinhos de pyelite são do sexo feminino; apenas, 10 % pertencem ao sexo masculino.

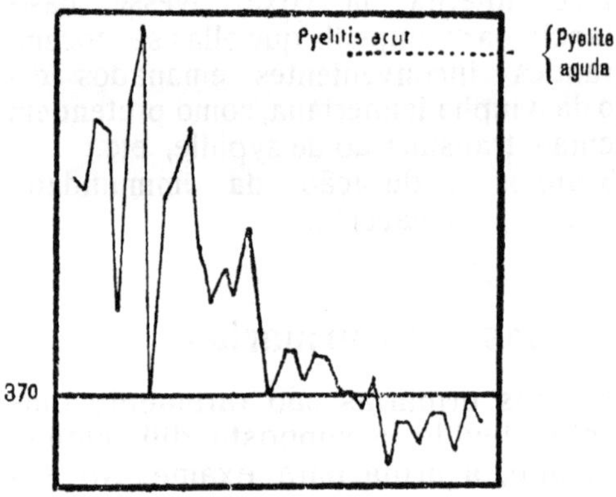

Fig. n. 21

Em crianças acima de dois annos de idade e em adultos, a molestia é mais rara; tambem nesses casos o sexo feminino é mais atacado.

Etiologia—A pyelite resulta de uma infecção do tracto uro-genital pelo bacillo *coli commune* de *Escherich*. Em casos graves, além desse germe, encontram-se ahi outros micro-organismos — proteo, bacterios alcalinizantes da urina *(Krasnogorski)*, etc.

E' ainda muito discutida a maneira pela qual esses microbios attingem o tracto urinario. A predilecção especial da molestia pelo sexo feminino fez pensar que uma disposição anatomica dos orgãos genitaes da mulher, sobretudo a pequena extensão da urethra, favorecesse por ahi a invasão ascendente dos germes. Por outro lado, ha motivos para pensar que a passagem do *bacillo coli*, do intestino para o bacinete, se dê atravez da via sanguinea ou lymphatica, tanto mais quanto ligações angio-lymphaticas foram descobertas, unindo o *cecum* ao rim direito.

Em todo o caso, nem sempre é possivel descobrir onde fica o sitio primitivo da molestia. O rim, o ureter e a bexiga são atacados; mas, na maioria dos casos, a lesão principal fica localizada no bacinete.

Symptomas e decurso — A pyelite aguda acompanha-se de febre alta e de manifestações morbidas geraes Quem examina o doentinho acredita, muitas vezes, tratar-se da phase inicial de uma pneumonia lobar; no entanto, a pesquisa dos pulmões nada revela que justifique a suspeita. O exame clinico, nem no começo da molestia, nem depois, descobre symptomas que expliquem manifestações morbidas tão alarmantes. Levantam-se as mais variadas hypotheses (osteomyelite, otite media, meningite, etc.,) mas, não ha elementos seguros que amparem taes suspeitas. Nesse meio tempo, a criança peora cada vez mais — não tem appetite e empallidece a olhos vistos. Finalmente, o exame da urina vem um dia desvendar o mysterio.

Nesses casos, a urina não é transparente no acto da emissão ; revela-se, pelo contrario, homogeniamente turva e contem numerosos flocculos em suspensão; sua reacção é acida. Quando se filtra a urina e a ella se addicionam acido acetico e ferro-cyaneto de potassio,forma-se ligeira turvação ; o exame microscopico,depois da centrifugação, revela innumeros corpusculos de pús, grande accumulo de bacterios, hematias, cellulas epitheliaes da urethra, cellulas caudadas do bacinete e, ás vezes, cylindros.

Iniciado então o necessario tratamento, no correr de uma semana, a febre desapparece, o appetite resurge e melhora o estado geral do doentinho. A eliminação do pús pela urina mantém-se, porém, durante muito tempo.

Quando a molestia não é diagnosticada, sobrevem, em muitos casos,a morte da criança, em consequencia de «urosepse», ou de perturbações do intercambio nutritivo.

Nalguns casos, mesmo sem tratamento, as manifestações agudas da pyelite se tornam mais brandas. A molestia passa, então, ao periodo chronico. Quando o medico examina uma dessas crianças, observa grande emmagrecimento e irrequietude. A principio, o doente dá impressão de um caso de perturbação de intercambio nutritivo, visto como, ás mais das vezes, ha constantemente vomitos, diarrhéa etc.; no entanto, o tratamento do supposto transtorno de intercambio não surte effeito. A febre que, ás vêzes, se eleva abruptamente, sem causa apparente, demonstra que o transtorno alimentar é de origem parenterica. Só com o exame da urina chegase ao verdadeiro diagnostico, pois, ahi se encontram corpusculos de pús, em grande quantidade.

E' quasi impossivel nessas crianças verificar, com segurança, si em primeiro lugar se manifestou a perturbação de intercambio nutritivo e em seguida a pyelite; ou, si a pyelite se installou dando, secundariamente, origem á perturbação de intercambio nutritivo. E' imprescindivel, em todas as affecções febris de causa obscura, examinar a urina do doentinho.

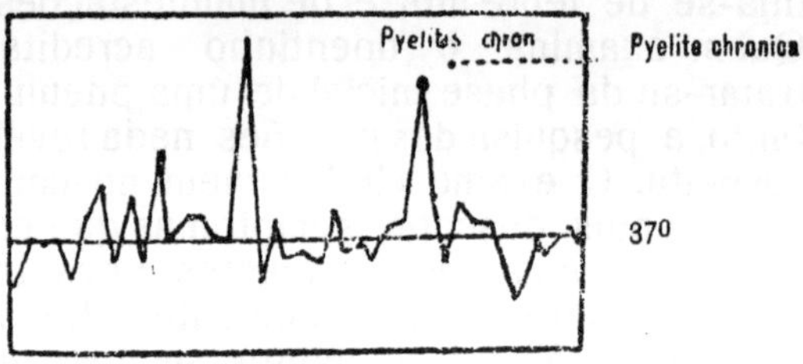

Fig. n. 22

Diagnostico — Sempre que se encontra num doentinho grande discordancia entre as perturbações morbidas de seu estado geral e o resultado da pesquisa clinica, deve-se pensar em pyelite, sobretudo quando a criança é do sexo feminino.

Para colher a urina, introduz-se o penis do doentinho em um tubo de ensaio de paredes grossas; esse tubo será fixado ao local por meio de uma fita de esparadrapo. Nas meninas colloca-se, fixado do mesmo modo, um frasco de *Erlenmeyer* deante da vulva; eleva-se um pouco o assento da criança com auxilio de uma almofada e, ao corrimão da caminha, amarram-se suas pernas em abducção forçada. Ha, para isso, grandes vasos de agata (comadres) dentro dos quaes é deitada a criança, de maneira que o assento venha a repousar sobre uma de suas margens, ficando as pernas do outro lado. Collocada a doentinha nessa posição, dá-se-lhe a mammadeira. Em geral, a criança urina logo que começa a mammar.

Em caso de urgencia, lança-se mão de um catheter de metal apropriado (firma *Windler*, Berlim).

Si a urina colhida é turva e acida, trata-se provavelmente de pyelite. Diagnostico seguro só póde ser fornecido pelo exame microscopico.

Para a pesquisa de bacterios, fazem-se preparados que serão coloridos pelo azul de methylenio,ou melhor, pelo verde de methylenio e a pyronina (20 minutos). Com esse methodo de coloração obtêm-se bons resultados.

Prognostico—Depende naturalmente da boa orientação do tratamento. A maioria dos casos é curavel; mas, entre a cura clinica e a real, existe enorme distancia. A febre e os demais symptomas morbidos geraes desapparecem; entretanto, a urina continúa a conter pús, ás vezes, durante mezes.

Nalguns casos a pyelite se propaga do bacinete aos rins; apparece albuminuria e complica-se o prognostico. Ainda assim, esses casos são curaveis.

O prognostico, quanto ao futuro dessas crianças, nem sempre é bom. Muitas vezes, reapparece no adulto a antiga pyelite e, dahi em deante, repêtem-se os accessos por muito tempo. Ha mesmo quem affirme que a pyelite das mulheres gravidas não passa de recidiva tardia da pyelite das meninas.

Complicações—As mais perigosas e frequentes são as perturbações parentericas do intercambio nutritivo.

Exame anatomo-pathologico—No exame necroscopico encontram-se hyperhemia,pequenas hemorrhagias e ulcerações no bacinete, assim como na parte superior do ureter. A's vezes, apresentam-se nos rins abcessos miliares; mas, em geral, na autopsia poucas lesões se descobrem.

Tratamento—Administra-se, cinco vezes ao dia, meio comprimido de urotropina (hexamethyleniotetramina; 1 tubo contem 20 comprimidos, com 0,5 gr. cada um). Esse medicamento póde ser dado em chá, ou em agua mineral (*Mühlbrunnen*, *Lullusbrunnen*, *Wildung*, *Helenenquelle*). Si a criança não tem sêde e repelle liquidos que se lhe pretende administrar, dão-se-lhe nesse caso, com uma sonda gastrica, 3 vezes ao dia, 200 cc^3. de agua mineral. Além disso, applicam-se-lhe, de 2 em 2 horas, compressas humidas sobre o ventre. No prazo de 4 a 5 dias a febre cae. Restringem-se, então, as doses de urotropina a — 3 vezes ao dia, meio comprimido. Essa medicação será mantida 4 a 6 semanas. Póde-se tambem variar a medicação. Esse processo tem sido insistentemente recommendado. Para substituir a urotropina dar-se-á :

Salol 0,20
Saccharose 0,50

Para um papel; 4 por dia.

Ou—

Borovertina 0,5

Dar, 4 vezes ao dia, um comprimido;

Ou—

Cystopurina 1,0

4 vezes ao dia, 1/2 comprimido:

Ou—

Helmitol 0,5

4 vezes ao dia, uma dose;

Ou—

Hippol 0,5

3 vezes ao dia, uma dose.

Administrando-se bicarbonato de sodio, ou citrato de potasio (0,5 gr. 5 — vezes por dia), até que a reacção da urina se torne alcalina, consegue-se, em muitos casos, bons resultados.

Em lugar de agua mineral, usam-se, muito commummente, infusões: chá de sementes de linho—deitar uma colher das de chá de sementes de linho em meio litro de agua, cozer durante dez minutos e depois passar em tamiz. Dar á criança, de hora em hora, uma a duas colheres das de chá.

Com o mesmo fim usam-se tambem folhas de uva ursina: tomar uma colher das de chá das folhas, deitar numa chavena de agua fervendo, cozer rapidamente, deixar em infusão durante 10 minutos e depois administrar á criança.

Lavagens da bexiga não dão resultado, visto como a mucosa ahi só excepcionalmente está lesada.

Como foi dicto, nalguns casos encontra-se, permanentemente, pús na urina, apesar dos mais energicos tratamentos. Nessa hypothese não se alcança a cura radical do doentinho, nem augmentando as doses de medicamento, nem empregando a vaccinotherapia. Por isso, é melhor abandonar de vez esse intento e dar, todas as noites, um comprimido de urotropina e, durante o dia, um a dois copos de agua mineral. Pondo de parte a presença de pús na urina, a criança parece absolutamente sadia. Quanto melhor fôr o desenvolvimento do lactente, tanto mais rapidamente desapparecerão os symptomas de pyelite.

Vulvo-vaginite gonorrheica

Do mesmo modo que a pyelite, a gonorrhéa no lactente se limita, quasi exclusivamente, ao sexo feminino.

Etiologia—A criança é infeccionada pela parturiente no acto do nascimento, ou então, mais tarde, nos cuidados e assistencia que a mãe lhe dispensa. O contagio se póde dar ainda por transmissão do germe da conjunctiva á vulva da propria criança. Muito justamente temidas são as epidemias de gonorrhéa em Maternidades, sobretudo nas enfermarias cujos doentinhos são do sexo feminino.

Symptomatologia — Nota-se fluxo purulento da vulva, vermelhidão, escoriações e edema dos grandes labios. No exame microscopico do pús encontram-se leucocytos cheios de gonococcos.

Complicações — A mais temida e frequente das complicações é a arthrite. No pús do derrame articular encontram-se gonococcos.

Diagnostico — E' feito pela pesquisa microscopica do pús (coloração pelo verde de methylio e pyronina — 1 a 2 minutos).

Em meninas recemnascidas apparece, frequentemente, corrimento vaginal. Esse fluxo ora é esteril, ora encerra estaphylococcos e, mais raramente, bacillos diphthericos, que ulceram a mucosa local.

Prognostico—Quanto á vida da criança, é bom; entanto, a cura radical é muito duvidosa. Quasi nunca se consegue fazer desapparecer, por completo, os gonococcos.

Tratamento — Tres vezes ao dia, colloca-se entre os grandes labios da vulva, durante 1/4 de hora, um chumaço de algodão embebido em solução de permanganato de potassio. Banhos de tanino (20 grs. por vez) são pouco efficazes.

Ao lado disso, introduzem-se na vagina da criança suppositorios de protargol ou de iodoformio. Pela manhã e á noite, applica-se um suppositorio de protargol a 3 %. (3 cent. de comprimento, por 0,5 de espessura), ou de iodoformio (0,10 de iodoformio em 0,30 de manteiga de cacau).

Póde-se ainda introduzir na vagina, 3 a 4 vêzes ao dia, argilla branca (*bolus alba*). Para isso usa-se um pulverizador e um especulo para ouvido de adulto. Depois, de 2 em 2, ou de 3 em 3 dias, fazem-se lavagens vaginaes com sonda fina e molle, usando para isso infusão de camomila. Depois da lavagem vaginal, praticam-se novamente pulverizações com argilla branca.

O corrimento da vulvo-vaginite é muito pertinaz. Para combatel-o foi tentada ainda a vaccinotherapia. Seus resultados são, ás vezes, bons; mas, na maioria dos casos, tudo fracassa. Como vaccina prefiro o «arthrigon» : injecta-se, por via intramuscular, 2 a 3 vêzes por semana, 0,25 grs.

Após a injecção, tornam-se, a principio, mais numerosos os gonoccoccos e mais abundante o corrimento; só depois dessa reacção é que póde apparecer o effeito da vaccinotherapia.

Tratar a vulvo-vaginite até obter desapparecimento completo dos gonococcos, é trabalho para muitos mezes; na maioria dos casos, não se alcança mais do que «cura clinica». Consegue-se fazer diminuir o corrimento a ponto de só ser notado quando a vulva, intencionalmente, não é lavada durante dois dias. A cura relativa é obtida no fim de cinco a seis semanas de intenso tratamento.

A arthrite é a mais seria das consequencias da gonorrhéa. Essa complicação se manifesta com febre alta e persistente. A arthrite prejudica muito a integridade da articulação atacada, inutilizando-a, ás vezes, completamente.

Os melhores resultados no tratamento da arthrite gonococcica obtivemos usando a hyperhemia pelo processo de *A.Bier*. A compressão do membro lesado deve ser longa para dar bons resultados.

*

Phimose — A phimose no lactente é physiologica; não exige, portanto, tratamento algum. E' falsa a crença que explica pela phimose a formação de hernias em crianças de peito.

*

Adhesões prepuciaes (juncção da folha interna do prepucio á glande) descollam-se no fim de algum tempo, sem intervenção cirurgica, ou qualquer outra.

*

Hydrocele—E' muito frequente nas crianças de peito. Em quasi todos os casos, desapparece sem intervenção medica, no fim do primeiro anno de vida.

*

Balanite e vulvite—São frequentes e recidivantes em crianças com diathese exsudativa. Constituem lesões banaes e que se curam facilmente por meio de compressas frias de acetato duplo de aluminio.

Crypsorchismo — E' frequentemente encontrado em prematuros. A's mais das vezes, o *descensus testiculorum* faz-se sem intervenção medica. Nos casos em que isso não acontece, não se deve intervir cirurgicamente nos primeiros annos de vida da criança.

***

Lesões cardiacas no lactente

No lactente a figura do coração é oval; seu maior eixo é transverso. Para cima, a *macicez relativa* attinge o ponto de inserção esternal da segunda cartilagem costal. Dahi, a linha de macicez caminha para a direita, ultrapassa o bordo esternal, indo tocar a linha paraesternal. No 4° espaço intercostal esquerdo,um dedo transverso para fóra da linha mamillar, é perceptivel o choque precordial. A *macicez absoluta* começa na terceira costella e acaba, á direita, no bordo esternal esquerdo; para o lado da axilla, termina um pouco para dentro da linha mamillar esquerda. Com o crescimento, ou melhor, com a passagem da criança da postura de decubito para a vertical, dá-se ptose physiologica dos orgãos thoracicos e dos abdominaes, na qual toma parte o coração. Em consequencia desse phenomeno a ponta cardiaca caminha para baixo e para dentro.

O numero de pulsações, no primeiro anno de vida,é de 130 por minuto. Consegue-se facilmente contar o pulso na arteria radial; não é, porém, possivel fazer por esse meio um juizo exacto sobre suas propriedades. Só se póde verificar si é facil ou difficilmente palpavel. Por essa razão muitos clinicos não examinam no recemnascido sinão o coração. Quando as bulhas cardiacas se tornam pouco nitidas, ou desapparecem, póde-se affirmar existencia de myoasthenia. Nos casos graves de perturbação de intercambio nutritivo (periodo de decomposição) e nos traumatismos do encephalo, encontra-se, quasi sempre, bradycardia. Lesões cardiacas adquiridas são no lactente pouco communs; considerram-se mesmo verdadeiras raridades. Muitas lesões cardiacas só podem ser diagnosticadas pelo exame necroscopico, (hypertrophia cardiaca congenita, lesões lueticas do myocardio, symphise das folhas do pericardio,etc). Clinicamente só é possivel diagnosticar as lesões que emprestam á criança apparencia peculiar (estenose da arteria pulmonar) e aquellas que vêm acompanhadas de sopros caracteristicos.

Crianças muito anhemicas apresentam frequentemente sopros cardiacos accidentaes.

Todos os demais sopros dependem de alterações anatomicas por anomalias congenitas do coração, ou por endocardite fetal.

E' muito limitada a possibilidade de, clinicamente, differençar as variadas fórmas de anomalias cardiacas. E', pois, justificavel, até certo ponto, estabelecer-se o diagnostico generico de «*vitium cogenitum*».

As anomalias cardiacas mais communs são — defeitos do septo interauricular e estenose da arteria pulmonar. O diagnostico dessa ultima é facil, em consequencia da cyanose que a acompanha.

Lesões cardiacas adquiridas são muito raras em lactentes; exemplo: endocardite ulcerosa, em casos de septicemia do recemnascido.

Papel muito mais importante do que as lesões anatomicas representam as funccionaes, ás quaes já fizemos referencias em paginas anteriores.

* * *

Affecções das vias respiratorias

A anatomia e as funcções do apparelho respiratorio do lactente apresentam algumas differenças quando comparadas ás das crianças acima dessa idade e ás do adulto.

As cavidades nasal e rhino-pharyngea são muito estreitas no lactente. Essa disposição anatomica explica porque tão facilmente se interrompe nelles a respiração nasal.

A trompa de *Eustachio* é muito larga, facilitando a propagação de processos infecciosos do nariz ao ouvido medio.

A larynge tem no recemnascido posição mais elevada do que em crianças de idade mais avançada.

A caixa thoracica se acha constantemente em posição inspiratoria: as costellas, partindo da columna vertebral, dirigem-se para a frente, em linha horizontal. Por esse motivo a respiração é, quasi inteiramente, effectuada pelo diaphragma. A frequencia dos movimentos respiratorios é de 30 a 60 por minuto. Phenomenos dyspneicos no recemnascido dependem, mais vezes, de perturbações circulatorias do que de pulmonares.

Para examinar a garganta de um doentinho introduz-se profundamente em sua bocca uma espatula de metal, ou um cabo de colher, de modo a provocar o reflexo do vomito. Nesse momento, torna-se visivel toda a cavidade buccal e a parede posterior da pharynge.

Para fazer a percussão da parte posterior do thorax, senta-se o doentinho sobre uma mesa; a mãe segura seus braços e inclina sua cabeça para frente, de modo que as costas se tornem abahuladas. A percussão será feita, como no adulto; no entanto, um pouco mais de leve e sem auxilio de plessimetro ou de martello. Nesses casos póde-se usar tambem a percussão palpatoria com um só dedo.

Para percurtir a parte anterior do thorax, deita-se a criança de costas.

Depois da percussão, ausculta-se o doentinho. Si a criança é irrequieta, em vez de examinal-a como ficou dicto, a mãe deverá, para esse fim, tomal-a nos braços. Para a auscultação usa-se de preferencia o phonendoscopio biauricular com tubos de borracha (40 cent. de comprimento).

O bordo inferior do pulmão no lactente attinge, adeante, ao nivel da linha mamillar, o bordo superior da 6ª costella; atraz, vae até á 10ª vertebra dorsal.

A interpretação dos phenomenos de percussão e de auscultação é feita como no adulto.

*

As affecções das vias respiratorias no lactente representam, ao lado das perturbações de intercambio nutritivo, papel de muita importancia. Ellas são frequentes durante todo o anno. Si, apparentemente, poupam os recemnascidos, não é porque esses apresentem immunidade, mas pelo facto das crianças nessa idade serem menos frequentemente expostas a infecções dessa natureza.

Etiologia — São muito variados os micro-organismos productores das infecções do tracto respiratorio: bacillo da influenza, pneumococco, micrococco catarrhal, estaphylococco, e, mais raramente, estreptococco e o bacillo de diphtheria. Como se vê, nas affecções da arvore respiratoria, não se encontra uma causa unica, ou um germe determinado. Essa é a razão pela qual todo esse grupo de manifestações morbidas foi reunido sob a denominação collectiva de «infecções grippaes».

As affecções das vias respiratorias são frequentes nas estações humidas do anno. Em fórma de pequenas epidemias atacam, ás vezes, todos os membros da mesma familia.

A transmissão da «grippe» ao lactente se faz por adultos portadores de defluxo agudo, ou de catarrho laryngeo chronico.

Em hospitaes para lactentes a «grippe» é egualmente introduzida por adultos — medicos e enfermeiros — que, apesar de endefluxados, continuam a trabalhar.

O contagio de leito a leito é muito menos importante.

As crianças com rhachitismo e com diathese exsudativa apresentam para a grippe receptividade muito especial.

Symptomatologia — Variam muito as manifestações clinicas das affecções das vias respiratorias; dependem da intensidade da infecção, da localização do processo morbido, da constituição physica da criança e, sobretudo, do tratamento de que se lança mão. Em muitas crianças são insignificantes as manifestações morbidas, noutras a infecção toma caracter grave terminando pela morte. Nalguns doentinhos a molestia fica circumscripta a pequena extensão da arvore respiratoria; noutros, começando por um defluxo, propaga-se, aos poucos, á pharynge e á trachéa para attingir logo depois os bronchios e, em seguida, os bronchiolos (bronchite capillar). Nesses casos a affecção produz rapidamente a morte da criança.

Não é possivel prever qual a marcha que vae tomar esse ou aquelle caso; por isso, qualquer caso de grippe, mesmo um simples defluxo, deve ser medicado com cuidado, sobretudo em prematuros e rhachiticos.

* * *

Rhinopharyngite

Nos casos de rhinopharyngite, depois de curto periodo de incubação, a criança se manifesta doente. Torna-se irrequieta e febril; a respiração nasal é difficil; ha esternutações frequentes. No dia seguinte, corre do nariz um fluxo claro. Os ganglios lymphaticos, que ficam atraz do musculo esternoclidomastoideo, tornam-se palpaveis. Passados mais um a dois dias, a febre, de novo, cae e a secreção nasal se torna então mais abundante e turva; o labio superior e as nariculas apparecem vermelhos e feridos. A passagem do ar pelas ventas é impossivel; a respiração do doentinho é apressada e audivel á distancia. Alguns dias depois, a secrecção nasal começa a diminuir e o estado geral da criança a melhorar. A coryza e a rhinite, aos poucos, desapparecem.

Em geral, não se póde perceber onde fica o fóco originado da molestia. Sabe-se, como ficou demonstrado por autopsias, que a superproducção de muco se dá na região naso-pharyngea. Si a partea anterior da mucosa está atacada, secreção corre para a frente (defluxo); mas, si está lesada, apenas, a parte posterior, a secrecção corre para traz, ao longo da parede posterior da pharynge.

Nessa ultima hypothese (pharyngite ou anginapharyngea) a marcha da molestia é similhante á acima descripta: febre, mal estar, inappetencia e perturbação da respiração nasal.

No nariz propriamente dicto não se encontra catarrho. A principio, tambem na pharynge quasi nada se percebe; sómente a abobada palatina, a uvula e a parede posterior da pharynge se apresentam ligeiramente hyperhemiadas. Além disso, encontram-se entumecidos os ganglios lymphaticos da nuca. Esse signal é de grande importancia diagnostica. Dois a tres dias depois, passado o periodo febril, corre pela parede posterior da pharynge, vindo do nariz, secrecção catarrhal pardo-amarellada e purulenta. Nessa occasião a criança, em geral, apresenta tosse. Quer nos casos que se acompanham de defluxo, quer nos que se manifestam sob fórma de pharyngite, as manifestações grippaes desapparecem no correr de 8 a 10 dias.

Complicações — Nos casos de grippe a nutrição da criança é sempre prejudicada. Os doentinhos apresentam anorexia, vomitos, difficuldade na sucção do seio materno, parada no desenvolvimento e, ás vêzes, accentuada quéda de peso, sobretudo quando a criança, antes da infecção, tenha sido alimentada com substancias ricamente hydrocarbonadas.

Teme-se, muito justamente, na grippe as perturbações parentericas de intercambio nutritivo. Ellas são acompanhadas de fézes diarrhéicas e muco sanguinolento; algumas vêzes, as perdas de peso são muito intensas, impellindo para segundo plano as manifestações catarrhaes naso-pharyngeas que lhes deram origem (grippe de fórma gastro-intestinal).

Alguns casos se acompanham, durante muitos dias, de febre remittente, occasionada por augmento dos ganglios lymphaticos da nuca. Esses tornam-se dolorosos á apalpação. A hypertrophia ganglionar póde ser unilateral (febre ganglionar).

Otite média e meningite purulenta são complicações muito graves da grippe.

Em recemnascidos, muitos casos de coryza se acompanham de accessos de asphyxia.

Diagnostico — Não é difficil, desde que se conheça

o quadro clinico da molestia. Quem não está prevenido attribue, muitas vezes, as perturbações do estado geral da criança e a febre, não á infecção catarrhal da pharynge, mas a outra causa qualquer. Bom elemento de aferencia para localizar o sitio da molestia são os ganglios lymphaticos hypertrophiados que se encontram na nuca da criança.

Em casos de coryza pertinaz é preciso indagar si não se trata de diphtheria nasal.

O *prognostico* é bom; em prematuros, duvidoso.

Tratamento — Deve-se evitar, tanto quanto possivel, que os lactentes estejam em contacto com adultos portadores de defluxo. Quando a ama ou a mãe adoece com «grippe», para evitar a transmissão da molestia á criança, é preciso que ellas, no acto de amamentar, colloquem no rosto, cobrindo o nariz e a bocca, uma mascara de gaze. Si a pessôa a quem fica entregue a criança (ama secca, etc.) é sujeita a repetidas infecções catarrhaes, o melhor é despedil-a do serviço. Tentar a prophylaxia da grippe por «curas de enrijamento» com agua fria, etc., é inutil e mesmo prejudicial. Póde-se, no entanto, permittir, sem receio, que o lactente saia de casa frequentemente, mesmo no inverno.

Therapia — Suadores repetidos agem favoravelmente nos casos de rhinopharyngite aguda: mette-se a criança em um banho quente (38°) e, antes de retiral-a da banheira, deita-se sobre o seu peito, em emborcação rapida, um pouco d'agua fria para provocar inspirações forçadas e tosse energica. Depois, sem enxugar, embrulha-se a criança em uma toalha felpuda aquecida, sobre a qual será envolvido um cobertor fino. O doentinho, assim enrolado, será collocado no leito e rodeado de botijas quentes. Depois de bem coberto receberá uma mammadeira com chá de sabugueiro quente. A criança permanecerá uma hora, nesse envoltorio. Durante esse tempo, em geral, os doentinhos dormem e suam abundantemente. Depois, retira-se o envoltorio, exuga-se a criança, vestindo-lhe roupas aquecidas ao forno. Esses banhos de suor pódem ser feitos duas vezes em 24 horas e repetidos dois dias seguidos.

O processo therapeutico acima descripto encurta o curso da rhinopharyngite e evita suas complicações.

Em dois dias o catarrho começa a desfazer-se. Si a criança apresenta muita tosse, dá-se-lhe, em leite, de duas em duas horas, 5 gottas de licor ammoniacal anisado. Pódem ser ainda empregados calmantes da tosse (vide mais adeante). Durante o dia a criança mammará, varias vezes, um pouco de chá quente. Si, durante muitos dias, a tosse se mantem pertinaz e se intensifica pela manhã e á noite, usa-se, então, xarope de codeina (uma colher das de chá, á noite).

Só a crianças muito novas e a prematuros evita-se dar esse medicamento. Nesses casos, quando a tosse é ligeira, collocam-se sobre o thorax envoltorios quentes; si é energica e perturba o somno da criança, precreve-se —pela manhã e á noite, uma a duas colheres das de chá de hydrato de chloral em solução a 2%, ou então, duas vêzes ao dia, uma colher das de chá da seguinte formula:

Urethana	5,0
Xarope simples . . q. s. ad.	100,0

*

Em todos os casos de rhinopharyngite é vantajoso empregar tratamento local do nariz e da pharynge: deita-se a criança de costas e gotteja-se em cada naricula um pouco de agua oxygenada. Dessa maneira, consegue-se desobstruir as ventas do doentinho. Feito isso, derrama-se com uma colherzinha, ou com pipeta, um pouco de sulfato de zinco em solução a 1/3 % no nariz da criança. Assim se afasta o catarrho que adhere á parede posterior da pharynge e observa-se subsequente desinflammação da mucosa. Ao terminar cada curativo, introduz-se no nariz da criança uma mécha de algodão embebida numa substancia oleosa: byrolina, vaselina boricada, etc.

As lavagens do nariz no lactente não acarretam, em geral, inconvenientes; nunca impellem secreção nasal, atravez da trompa, para o ouvido médio. Por prudencia, aconselha-se evitar que, durante a lavagem, a criança incline a cabeça para um lado. E' ainda recommendavel não empregar agua oxygenada para lavar o nariz de crianças do typo «balofo» (*status lymphaticus*); a mesma precaução se extende aos lactentes nervosos e aos espasmophilicos. O que ficou dicto é applicavel tambem ás pomadas e pós mentholados.

***

Otite media

Otite media é no lactente uma das complicações mais communs da pharyngite.

Com a denominação de *otite media concomitante*, ou de *otite dos cachecticos*, apparece em lactentes atrophicos, podendo evolucionar nelles sem febre e, pelo menos apparentemente, sem dor; a mãe da criança nota então, por acaso, que de um ou de ambos os ouvidos corre pús.

Nalguns casos de otite media a criança se manifesta irrequieta, sobretudo á noite; dorme mal, mas, de manhã, parece novamente sadia. No entanto, examinando o ouvido, descobre-se, não raro, secreção purulenta.

Quando, no decurso de uma infecção grippal, apparece otite media, manifestam-se, ás mais das vezes, novo surto febril, dores de ouvido e irrequietude do doentinho. Além disso, a criança accusa dôr, quando se lhe comprime o trago, ou quando, no banho, é lavada a orelha.

A pesquisa otoscopica só presta serviços ao otologista habituado a esses exames.

Suspeitando-se existencia de otite, colloca-se sobre a orelha da criança uma faixadura humida, embebida em solução de acetato duplo de aluminio. Quando não ha febre, basta deitar no conducto auditivo externo algumas gottas de glycerina phenicada a 10°/₀ e obtural-o, *ligeiramente*, com um chumaço de algodão.

Havendo temperatura elevada, forte otalgia e abahulamento accentuado da membrana do tympano, pratica-se a paracentese; depois, com applicação de compressas de infusão de camomila, ou com emplastros variados, procura-se facilitar o escoamento do pús.

Perfurada a membrana do tympano, para facilitar a saida do corrimento, introduz-se no ouvido da criança um dreino de gaze esteril. Passados oito dias, abandonam-se os dreinos e fazem-se, pela manhã e á noite, lavagens do ouvido com infusão de camomila. Esse tratamento será feito, até que a secreção purulenta tenha cessado. Quando o pús se torna azul, em consequencia de contaminação pelo bacillo pyocyanico, corrige-se o accidente usando, durante alguns dias, além da lavagem indicada, glycerina carbolada.

Quando se nota uma zona avermelhada atraz do pavilhão da orelha e dôr quando se comprime a apophyse mastoide, envia-se a criança immediatamente ao otologista.

A secreção purulenta dura, em geral, 4 a 5 semanas; ás vezes, muito mais tempo.

***

Diphtheria nasal

Sempre que se nota no lactente coryza muito pertinaz, recommenda-se pesquisar na secreção do nariz o bacillo diphtherico, pois, não raro, trata-se nesses casos de diphtheria nasal. Quando a primeira pesquisa bacteriologica fôr negativa, convem repetil-a, visto como, ás vezes, são positivas a segunda, a terceira, ou mesmo a quarta.

A diphtheria nasal revela-se clinicamente por defluxo de caracter muito persistente. Muitas vezes, apenas, uma das nariculas é acommetida. A secreção que emana da parte lesada é mucosa, muco-purulenta, ou ligeiramente sanguinolenta. Nalguns casos, as falsas membranas diphthericas são visiveis, junto ao orificio externo da venta. A's vezes, a diphtheria é exclusivamente nasal. Frequentemente o decurso da molestia é apyretico; mas, não raro, apparecem elevações irregulares de temperatura.

Muitas vezes,a diphtheria nasal produz, como a grippe, pequenas epidemias. Individuos adultos «portadores de bacillos» (medicos, enfermeiros, etc.) transmittem nos hospitaes a molestia de uma criança para outra. Na diphtheria difficilmente se consegue libertar a criança doente, mesmo depois da cura clinica, dos bacillos que a infestam.

Tratamento — Injectam-se, por via intra-muscular, 600 a 1.000 unidades antitoxicas do sôro antidiphtherico. Difficil, mas indispensavel, é ainda o tratamento local da lesão diphtherica. Quando a secreção nasal encerra bacillos de *Loeffler*, usam-se, em primeiro lugar, lavagens com agua oxygenada. Si a mucosa está intumescida, introduzem-se no nariz da criança mechas de gaze embebidas em solução de adrenalina (1 comprimido de hemisina dissolvido em 5 cc^3 d'agua). Em vez disso, pode-se empregar tambem uma solução de nitrato de prata a 1 %.

E' muito penoso afastar do orificio nasal membranas diphthericas que obturam as ventas, impedindo que a criança possa a sugar o seio materno. Essas membranas, mesmo depois das injecções de sôro, difficilmente se desprendem.

Após a expulsão das falsas membranas diphthericas, muitas crianças conservam, durante mezes, estado inflammatorio chronico da mucosa com subsequente impedimento da respiração pelo nariz.

E' recommendavel gottejar na cavidade nasal sôro antidiphtherico concentrado (1:400) e depois dissolvido em solução physiologica na proporção de 1:29,ou em solução de carbol a 0,5 %. Quando, algumas horas depois, as membranas começam a se desagarrar, lava-se a cavidade nasal com agua boricada e applica-se, de novo, o sôro antidiphtherico concentrado. Assim, em um a dois dias, podem todas as membranas ser eliminadas. Em seguida, applica-se ahi uma pomada de precipitado branco, para impedir nova obturação do meato nasal.

*

Amygdalites — Raramente apparecem no lactente. *Laryngites agudas* são mais communs, vindo acompanhadas de rouquidão, tosse aspera e respiração estertorosa. Os mesmos symptomas podem ser encontrados no falso crupe, na diphtheria da larynge e, em fórma um tanto diversa, na estenose tracheal da hyperplasia thymica.

*

Laryngismo estridulo—E' um estertor respiratorio muito particular que apparece quando a criança experimenta sensações que lhe são vivamente agradaveis ou desagradaveis. O phenomeno, que aliás é sem valor pathologico, desapparece emquanto a criança dorme. O laryngismo estridulo não exige tratamento algum. Aliás, não é possivel corrigil-o com as mais variadas intervenções therapeuticas.

As *tracheites* no lactente associam-se sempre a bronchites. Dellas trataremos mais adeante.

* * *

Bronchite

As bronchites agudas do lactente iniciam-se com 3 a 4 dias de febre, tosse aspera e persistente, respiração apressada. A ausculação revela, ás vezes, piados e sibilos. O estado geral do doentinho não é tão gravemente compromettido como nas pharyngites graves.

No exame da criança encontra-se, frequentemente, hyperhemia da pharynge. Quando o doentinho tosse, sóbe até á larynge uma secreção branco-pardacenta e pegajosa. Mais tarde, o escarro se torna solto e espumante.

A percussão dos pulmões é normal. A auscultacão revela piados longos, generalizados, ou limitados a zonas circumscriptas do pulmão. Nos pontos de inserção do diaphragma observa-se depressão da pelle no acto inspiratorio; não ha dyspnéa propriamente dicta.

Tres a quatro dias depois de iniciada a molestia, a febre cáe; a tosse se intensifica, mas, torna-se mais solta. Auscultando os pulmões, encontram-se estertores humidos abundantes de medias e de pequenas bolhas. Dentro de uma semana a molestia, aos poucos, desapparece, os bronchios se libertam do catarrho e o appetite volta. Em casos mal medicados e em crianças neuropathicas, decorrido esse prazo, a tosse continúa apresentando, sobretudo pela manhã e á noite, caracter coqueluchoide.

No *diagnostico* deve-se arredar, em primeiro lugar, a possibilidade da existencia de tosse convulsiva, que aliás nunca se inicia por bronchite aguda.

O *prognostico*, em geral, é bom. Ha duas hypotheses em que as bronchites do lactente podem se tornar perigosa: a) quando se propagam aos finos bronchios; b) quando invadem o tecido pulmonar.

Tratamento—A therapeutica das bronchites deve limitar-se,a principio, quasi exclusivamente, aos processos hydrotherapicos.

Pela manhã e á noite, dar-se-á á criança um banho quente, seguido de emborcação rapida d'agua fria e depois de envoltorio quente.Durante o dia, applicam-se sobre o thorax envoltorios hydropathicos assim preparados: dobra-se, varias vezes, um panno de linho,mergulha-se o mesmo em agua fria a 15° graus; depois de bem torcido, será envolto no thorax da criança, de modo a abranger a região que vae da axilla ao umbigo.

Sobre o panno humido colloca-se uma flanella, ou um cobertor de lã fina que devem cobril-o inteiramente.

O envoltorio será fixado ao thorax com alfinetes de segurança. Todas as vezes que fôr renovado o envoltorio, deverá a criança mammar um pouco de chá quente.

Logo que se notar que a secreção catarrhal se tornou mais frouxa, prescrever-se-á:

Decocto de raizes de polygala . .	3,0:80,0
Licor ammoniacal anisado . . .	1,5
Xarope de althéa q. s. ad. . . .	100,0

Dar, de duas em duas horas, uma colher das de chá.

Quando o catarrho se demora a resolver, receita-se então:

Chlorhydrato de apomorphina	0,03
Acido chlorhydrico . . .	0,25
Agua destillada	90,0
Xarope simples . q. s. ad.	100,0

Dar, de duas em duas horas, uma colher das de chá.

A's mais das vezes, no prazo de 8 dias, a bronchite desapparece. Quando, apesar disso, a tosse continúa, applicam-se sobre o thorax envoltorios hydropathicos; á noite, antes da criança dormir, dá-se-lhe uma colher das de chá de xarope de codeina, ou de pantopon.

Emquanto a molestia está no periodo catarrhal, a criança será conservada em seu aposento; depois disso, não é necessario, nem vantajoso, obrigal-a a ficar no leito. Aconselha-se, pelo contrario, mudal-a frequentemente de posição e evitar que fique sempre de costas. Assim se impede a formação de hypostases pulmonares. Quando o tempo não está humido, o doentinho póde, mesmo no estado agudo da molestia, passear ao ar livre.

Para evitar que a atmosphera do quarto se torne muito secca, dependuram-se pannos molhados sobre o aquecedor, ou faz-se funccionar, durante horas, no aposento um apparelho vaporizador.

***

Bronchite capillar

Quando da mucosa dos bronchios a infecção grippal se propaga ás finas ramificações da arvore respiratoria, circumstancia para a qual os lactentes apresentam propensão muito especial, forma-se *bronchite capillar*, cuja gravidade sò é comparavel ás intoxicações alimentares agudas.

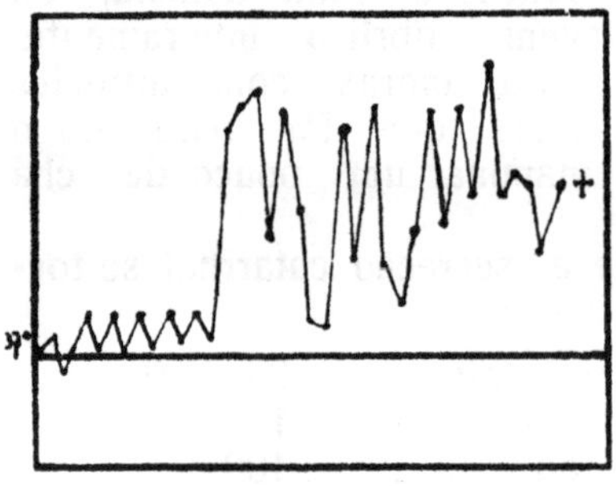

Fig. n. 23

Bronchite capillar num caso de dystrophia farinacea.

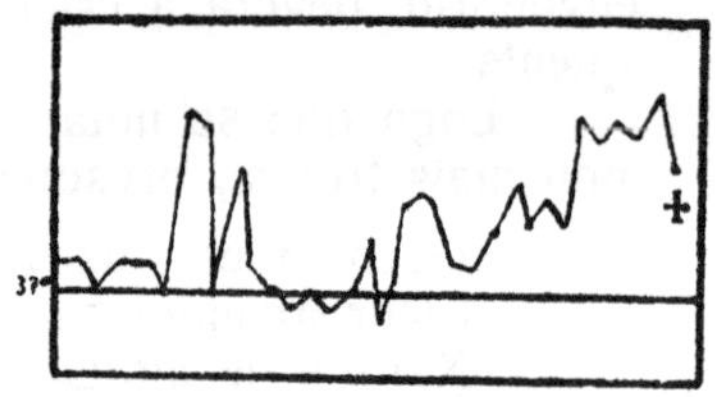

Fig. n. 24

Bronchite capillar num premuturo

A bronchite capillar é raramente primitiva: ora provém da invasão progressiva das vias respiratorias superiores, por um simples defluxo que, aos poucos, attinge os mais finos bronchios (bronchite capillar), ora se origina de uma tracheobronchite sub-aguda não convenientemente medicada.

A invasão dos bronchiolos occasiona abruptamente modificação no quadro morbido da grippe; o estado geral da criança experimenta mudança rapida e radical. Examinando o doentinho, observa-se, immediatamente, que qualquer cousa de grave se operou em seu organismo. A criança, muito pallida, tem apparencia de gravemente enferma. Ha intensa dyspnéa, movimentação das azas do nariz durante a respiração e tosse frequente. A mãe da criança é a primeira a observar que o doentinho tem o peito «completamente tomado». Ao mesmo tempo, a temperatura se eleva. A dyspnéa é mais intensa nas crianças rhachiticas, visto como nellas o thorax se deprime durante a inspiração, perturbando o arejamento pulmonar.

Os rhachiticos e os convalescentes de sarampo e de tosse convulsiva, os prematuros e as crianças de tenra idade têm a vida muito ameaçada pela bronchite capillar.

O exame somatico dá, ás vêzes, pouco resultado: encontra-se a caixa thoracica em inspiração forçada; em toda a área pulmonar a percussão é sonora. A auscultação revela, sobre todo o pulmão, estertores humidos de pequenas bolhas. A's vêzes, nada se ouve de anormal; sómente o murmurio vesicular está quasi abolido; na parte posterior e inferior do pulmão encontram-se frequentemente estertores crepitantes seccos. Quando o doentinho abre bem a bocca, vê-se na parede posterior da pharynge catarrho espumarento. Quando a molestia dura muitos dias, o catarrho póde accumular-se na pharynge e sair pela bocca, ou pelo nariz, durante os accessos de tosse.

Na autopsia verifica-se que o parenchyma do pulmão contém ar, mas os bronchios e bronchiolos se acham completamente cheios de pùs. Apertando entre os dedos um pequeno pedaço de tecido pulmonar, surgem gutticulas de pùs por toda a superficie de secção. Pequenas infiltrações do parenchyma pulmonar e atelectasias apparecem secundariamente.

Prognostico — O prognostico é mau. Frequentemente o doentinho succumbe no correr de uma semana e, ás vezes, antes desse prazo. Só excepcionalmente o tratamento dá bom resultado.

Diagnostico — A bronchite capillar é difficilmente confundida com outra molestia. Em lactentes de mais idade poder-se-ia pensar em coqueluche grave ou em diphtheria ascendente.

Tratamento—Começa-se applicando no doentinho um envoltorio sinapizado. Esse processo therapeutico, quando empregado a tempo, pode, incontestavelmente, dar bons resultados (á technica já nos referimos no capitulo III).

Após a applicação do envoltorio, a pelle deve ficar vermelha como camarão cozido.

Essa hyperhemia que, ás vezes, dura um dia inteiro,

actúa como verdadeira sangria, afastando do pulmão o excesso de sangue que nelle pathologicamente se acha accumulado Quando a criança,mettida no envoltorio sinapisado, não reage gritando, é inutil qualquer outra tentativa. Nesses casos o prognostico é pessimo. A pelle, sob a acção da mostarda, não se torna hyperhemica ; continúa pallida. Além do envoltorio, é preciso lançar mão de injecções de canfora e de cafeina. Havendo cyanose, é prudente, antes de applicar o envoltorio, empregar oleo canforado em injecção..

Quando o doente apresenta bôa reacção hyperhemica, repete-se o envoltorio até 4 vezes ao dia, desde que a pelle supporte. Depois do banho, envolve-se a criança, sem enxugar, num lençol aquecido, mettendo-a, em seguida, no leito para que continúe a suar. Uma hora depois, veste-se-lhe uma camizinha secca.

Pode-se ainda empregar banhos aromaticos muito quentes, seguidos de emborcações rapidas d'agua fria. Os processos therapeuticos indicados têm por fim irritar a criança, obrigal-a a respirar, para assim arejar as partes lesadas e impellir o sangue dos pulmões para a peripheria. Mesmo em lactentes de tenra idade, pode-se, em casos especiaes fazer uma sangria, retirando-se de cada vez até 30 cc^3. de sangue. Essa operação é difficil porque as veias no lactente muito facilmente se obturam.

Quando a dyspnéa é muito intensa, inhalações de oxygenio proporcionam grande allivio ao doente. Para isso usa-se o gaz comprimido em reservatorios do metal. Colloca-se um funil preso ao tubo abductor e projecta-se sobre a bocca e o nariz da criança uma corrente fraca de oxygenio (10 minutos, de hora em hora).

Usa-se ao lado disso, com bom resultado:

Extracto de belladona. . 0,05 a 0,1:100,0

Conforme for necessario, de 3 em 3, ou de 4 em 4 horas, 1 colher das de chá.

Mudando a criança frequentemente de posição e proporcionando-lhe passeios ao ar livre, procura-se evitar a formação de hypostases pulmonares.

Quando secreção catarrhal superabundante provoca accessos de asphyxia, comprimindo rhythmicamente com as mãos a caixa thoracica, pode-se, por assim dizer, espremer, como uma esponja, a secreção pulmonar, que se escoa pela bocca e pelo nariz da criança. A manobra de *Schultze* produz, ás vezes, algum allivio.

Quando a secreção catarrhal é muito pegajosa e pouco abundante, administra-se ao doente apomorphina ou então —

Licor ammoniacal anisado	$\overline{a\ a}$
Espirito ethereo de Hoffmann . . .	10,0

Cinco gottas, de duas em duas horas.

Pode-se tambem expor a criança, durante algum tempo, a vapores d'agua quente, servindo-se para isso de um pulverizador ou nebulizador adequado.

Desde o começo da molestia, é vantajoso administrar tonicos cardiacos ao doentinho — cafeina ou digital *Golazs*, de dois em dois dias, 1/2 ampolla).

Em casos de asthenia aguda do coração empregam-se injecções de canfora e de cafeina, por via subcutanea.

Favoravelmente actuam sobre as crianças irrequietas, sobretudo nas de não muito tenra idade, os narcoticos: 1 a 2 milligrammas de morphina, por via subcutanea, um clyster de chloral (0,5—por via rectal), ou urethana (0,5 a 1,0 por dose). Póde-se receitar ainda:

Urethana	3,0
Xarope simples	30,0

Uma colher das de chá, de cada vez.

O uso prolongado de narcoticos é naturalmente condemnavel.

A acção dos vomitivos é muito duvidosa. Os emeticos só devem ser empregados emquanto a criança não está muito abatida. Dá-se, de 10 em 10 minutos, tres vezes em seguida, uma colher das de chá de vinho estibiado. O esforço para o vomito facilita tambem a eliminação do catarrho contido na arvore respiratoria. Muitas vezes, o vinho não provoca o vomito; outras o antimonio produz diarrhéa muito nociva á criança.

Para dar bom resultado, o tratamento da bronchite capillar deve ser iniciado precocemente. Quanto mais tarde forem empregados meios therapeuticos racionaes piores serão os resultados colhidos. Mesmo com intervenção precoce, só pequena fracção dessas crianças póde ser salva. Nalgumas as manifestações morbidas retrocedem, circumscrevem-se a zonas pulmonares determinadas, tornam-se chronicas e levantam mesmo suspeita de bronchiectasia.

Esses casos devem ser tratados pelo ar livre, banhos quentes diarios, emborcações rapidas d'agua fria e oleo de figado de bacalhau creosotado a 1°/₀ (3 vezes ao dia, 1/2 colher das de chá).

Pneumonia no lactente

I.) *Bronchopneumonia* — é uma fórma peculiar de pneumonia no lactente (catarrhal, lobular). E' frequente do primeiro ao quarto anno de vida da criança. Depois desse prazo, é mais rara.

II.) Em segundo lugar, vem a *pneumonia paravertebral* (hypostatica) que representa complicação frequente das perturbações de intercambio nutritivo.

III.) Mais rara do que as precedentes, apparece, no ultimo trimestre do primeiro anno de vida, a *pneumonia lobar*.

*

I. Bronchopneumonia

A bronchopneumonia caracteriza-se pelo apparecimento de pequenas condensações pulmonares disseminadas pelo parenchyma desse orgão. Essas condensações, ás vêzes, tornam-se confluentes e se acompanham de febre irregular, ora mais, ora menos prolongada.

A bronchopneumonia origina-se, não raro, das manifestações catarrhaes das vias respiratorias superiores acima descriptas (do nariz, da pharynge e dos bronchios). O sarampo e a tosse convulsiva facilitam-lhe, commummente, accesso ao pulmão de crianças rhachiticas. Nesses doentinhos a má ventilação do tecido pulmonar favorece o estabelecimento da molestia.

Symptomatologia e decurso — O aspecto clinico da bronchopneumonia muda conforme a localização e a extensão da molestia. Os sympthomas geraes indicam, sem difficuldade, existencia de uma affecção das vias respiratorias. Nalguns casos esses signaes são tão insignificantes que é surpresa, examinando os pulmões do doentinho, encontrar ahi fócos bronchopneumonicos.

Nalguns doentes de bronchopneumonia são muito graves os symptomas morbidos geraes; a temperatura pode se elevar extraordinariamente. Em vista disso, pesquisa-se debalde uma pneumonia, cuja existencia é suspeitada, mas encontram-se, apenas, signaes de bronchite. Não raro, só tres a quatro dias depois, são encontrados focos bronchopneumonicos que justificam a hyperpyrexia anterior.

As bronchopneumonias localizam-se, de preferencia, nas partes posteriores do pulmão («partes declives») que, pelo constante decubito dorsal da criança, são menos arejadas do que as anteriores.

A febre é remittente e attinge, ás vezes, grau muito elevado (40 e mais); não tem, porém, marcha peculiar. E' muito elevado o numero de respirações. O estado geral do doente, não raro, manifesta-se gravemente perturbado. Nalguns casos, porém, as crianças não se apresentam grandemente molestadas, mesmo quando se trata de lesões pulmonares extensas. O facto que decide sobre a gravidade dos symptomas morbidos é o estado do coração. Emquanto o musculo cardiaco trabalha regularmente, não ha grande dyspnéa, nem signaes de molestia grave. Nos casos de bronchopneumonia ha, além dos symptomas mencionados, tosse, anorexia e irritabilidade nervosa accentuada. Nos casos graves sobrevêm obnubilação da consciencia, convulsões, carphologia, rigidez da nuca, etc.

A percussão thoracica nem sempre apresenta alterações pathologicas. Esse facto não é extraordinario, levando-se em conta a exiguidade dos focos pulmonares. No entanto, mesmo nesses casos, usando-se a percussão directa com um só dos dedos, tem-se, não raro, a sensação de que exista augmento de resistencia thoracica. Quando ha confluencia de varios pequenos focos pulmonares, pode apparecer, em diversos pontos da caixa thoracica, encurtamento da onda sonora, ou mesmo macicez.

Caso de bronchopneumonia

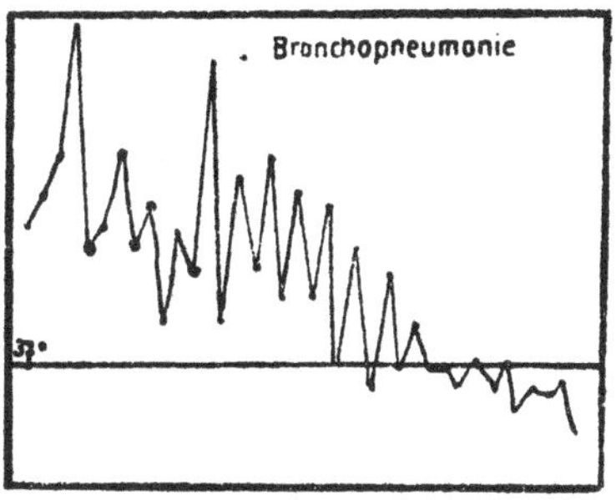

Fig. n. 25

A auscultação deixa, ás vezes, perceber bronchophonia em um ponto limitado, quando a criança tosse, ou chora. Alguns dias mais tarde, a bronchophonia pode ser substituida por uma respiração bronchial. Na maioria dos casos, existe respiração bronchial franca, pura, ou acompanhada de estertores humidos de pequenas bolhas. Esse phenomeno depende do numero das condensações existentes em uma ou em varias partes do pulmão. Os pontos de condensação apparecem, de preferencia, como já foi dicto, nas partes posteriores do lóbo inferior; podem tambem ser encontrados na lingula e na parte antero-inferior do pulmão direito, e raramente, no lóbo superior desse mesmo pulmão.

Assim como surgem, de novo, podem rapidamente desapparecer as manifestações bronchopneumonicas.

Nalguns casos o *prognostico* é bom; noutros, a molestia termina pela morte; noutros, emfim, a enfermidade se prolonga por muito tempo, constituindo pneumonia chronica, que dura, ás vezes, muitas semanas. Durante a marcha das pneumonias chronicas, apparecem, frequentemente, exacerbações acompanhadas de grandes elevações de temperatura.

O *diagnostico* de bronchopneumonia baseia-se no exame clinico dos pulmões. Os casos de pneumonia chronica confundem-se facilmente com os de bronchite de natureza tuberculosa (reacção de *von Pirquet*), de bronchiectasia congenita, ou adquirida. Nos casos de pneumonia no lactente, encontra-se tendencia muito especial para formação de abcessos pulmonares multiplos (pulmão em favo), acompanhados, ás vezes, de symptomas auscultatorios identicos aos da bronchopneumonia.

O *prognostico* depende do estado geral do doente antes da molestia. Tratando-se de crianças fortes, é naturalmente bom, mesmo quando fôr extensa a invasão pulmonar. Em crianças com perturbações nutritivas accentuadas, nos rhachiticos, em casos de sarampo e de coqueluche, é seguramente muito duvidoso, mesmo que sejam pequenos os fócos bronchopneumonicos.

Tratamento — Representam papel principal, como aliás em todas as molestias pulmonares, os processos hydrotherapicos (pela manhã e á noite, um banho quente com subsequente emborcação d'agua fria). Quando se nota tendencia a asthenia cardiaca — labios cyanoticos, extremidades e nariz frios — é preferivel o emprego de banhos quentes rapidos e repetidos (38 a 40$^{0 cent.}$). Havendo grande irrequietude e febre alta, resfria-se rapidamente a agua do banho, logo após se ter mergulhado a criança na banheira. Para baixar a temperatura, o banho deve ser prolongado. Desse modo, o doentinho se acalma e dorme. Si o decurso pyretico se prolonga, usam-se, para moderar a febre, uma vez por dia, 0,20 de chlorhydrato de quinina, em suppositorio. A applicação será feita, de preferencia, á tarde. Pode-se tambem empregar o pyramidon — 0,10 de cada vez; ou, em lugar disso, 3 vezes ao dia, 0,10 de aspirina soluvel.

Nesse meio tempo, applicam-se sobre o thorax, de 2 em 2 horas, envoltorios frios. Si a criança está muito fraca, os envoltorios devem ser quentes. Como medicamentos, empregam-se internamente raizes de senega, ou apomorphina. Evita-se que a criança se conserve, por muito tempo, na mesma posição, deitando-a, ora de lado, ora sobre o ventre, desde que o permitta seu estado geral. Os alimentos serão reduzidos á metade e substituidos, em parte, por chá, agua de framboezas, etc. A's mais das vezes, a anorexia é intensa e a criança regeita qualquer alimentação.

Si, no fim de alguns dias, o doentinho melhora, a febre cae e o catarrho começa a se eliminar. Para restringir nesse periodo o excesso de secreção bronchica administram-se narcoticos em vez de expectorantes: xarope de pantopon, ou de codeina, 3 vezes ao dia, 1/2 colher das de chá. No estado agudo das pneumonias não ha vantagem em empregar codeina. Só depois desse periodo faz-se uso della.

Depois que retrocedem todas as manifestações pulmonares da molestia, é vantajoso dar-se ao doentinho, durante algumas semanas, oleo de figado de bacalhau creosotado.

Quando o decurso da molestia se afasta da marcha descripta, pode-se ainda lançar mão de outros expectorantes:

Infuso de raizas de ipeca . . 0,2:80.0
Xarope de althéa q. s. ad. 100,0

Dar, de duas em duas horas, uma colher das de chá.

Ou—

Chlorhydrato de ammonio . . 0,5:90,0
Xarope de alcaçuz q. s. ad. . 100,0

Dar, de duas em duas horas, uma colher das de chá.

Havendo perturbações circulatorias, etc., procede-se como foi indicado no capitulo sobre as bronchites.

A sorotherapia não dá resultado, nem tão pouco a optoquina.

*

II. Pneumonia paravertebral

Essa variedade de pneumonia — caracteriza-se por uma localização especial no pulmão: apparece na parte posterior dos pulmões, ao longo da columna vertebral (para-vertebral) e prolonga-se, como uma fita, sem respeitar a divisão lobar, desde o apice até á base do orgão. Dahi lhe vem o nome de *pneumonia em fita.*

As pesquisas de *Bartenstein* e *Tada,* feitas na clinica de *Czerny*, provaram que a pneumonia paravertebral se fórma em consequencia de perturbações circulatorias do pulmão, isto é, está ligada a pequenas hemorrhagias no seio do parenchyma pulmonar, hemorrhagias que, a principio, se limitam a alguns alveolos, mas que depois confluem e se fundem, constituindo *hypostases* que nas autopsias facilmente são reconhecidas a olho nú. Bacterios, ou manifestações inflammatorias especiaes do pulmão não representam papel algum na etiologia de pneumonia paravertebral. Secundariamente podem, no entanto, apparecer infecções bacterianas nos fócos de pneumonia paravertebral.

Decubito dorsal em molestias graves e prolongadas facilita o apparecimento da hypostase. As pneumonias paravertebraes constituem, como se vê, complicação das perturbações graves de intercambio nutritivo.

Clinicamente as pneumonias paravertebraes poucos signaes physicos apresentam. Só no fim de alguns dias, percebe-se resistencia augmentada e ligeiro encurtamento da onda de percussão. Pela auscultação verificam-se, commummente, na inspiração, estertores humidos de pequenas bolhas.

E' possivel diagnosticar uma pneumonia paravertebral por simples inspecção da criança, visto como ha nesses casos postura muito particular da caixa thoracica do doentinho—*thorax elevado*—isto é, abahulamento anormal da parte antero-superior do thorax, mais ou menos, entre o manubrio e o corpo do esterno.

A pneumonia paravertebral nunca é primitiva. Apparece no decurso de outras molestias. De acordo com sua etiologia, o prognostico depende da molestia que lhe deu origem.

Seu tratamento deve ter em vista melhorar as condições circulatorias do doente da maneira já indicada no capitulo referente ás perturbações agudas de intercambio.

*

III. Pneumonia lobar

A pneumonia lobar é rara no lactente; torna-se mais frequente no fim do primeiro anno de vida. O inicio da affecção é abrupto e se acompanha de febre alta e continua. No prazo de cinco a sete dias, ou mesmo um pouco mais tarde, por um processo de crise, a temperatura, de novo, volta ao estado normal.

Em geral, a região pulmonar lesada é extensa, mas de limites nitidos. O trecho atacado, mesmo nos casos typicos, não coincide forçosamente com a totalidade de um lóbo pulmonar. Mais commummente, a molestia se localiza no lóbo superior direito. As pneumonias lobares iniciam-se frequentemente por convulsões, rigidez da nuca e outras manifestações de perturbação cerebral.

Mais frequentes do que se pensa são os casos das chamadas «*pneumonias centraes.*» Nessa hypothese o diagnostico não é possivel pela auscultação, ou pela percussão. Só o exame röntgenologico torna patente a lesão que póde, ás vêzes, chegar a attingir a pleura costal. Nesses casos, só 3 a 4 dias depois de iniciada a molestia, é que se nota, ao nivel da axilla, respiração bronchial.

O *tratamento* da pneumonia lobar é o mesmo das manifestações bronchopneumonicas.

O *prognostico* é bom.

***

Affecções da pleura

A pleura, no correr das affecções pulmonares do lactente, póde ser primaria ou secundariamente lesada. Os pleurizes pódem ser — fibrinosos, sôrosos, sôro-febrinosos ou purulentos.

Clinicamente são para nós de importancia capital os pleurizes purulentos (empyemas), muito mais communs no lactente do que em crianças acima dessa idade.

*

Os *empyemas* são quasi sempre secundarios, isto é, apparecem depois de uma pneumonia. Suas manifestações clinicas no lactente são as mesmas que no adulto: macicez intensa pela percussão, sensação de resistencia augmentada, ás vêzes, ligeiro edema da pelle do thorax no lado do derrame. A auscultação revela murmurio vesicular diminuido, ou abolido, ausencia de fremito vocal. Havendo derrame purulento abundante, encontra-se, no lado opposto á lesão, uma zona de macicez triangular (triangulo de *Grocco-Rauchfuss*), desvio do coração, e augmento do hemithorax lesado. Do lado do derrame observa-se desapparecimento dos espaços intercostaes; em vez de murmurio vesicular diminuido, existe respiração com timbre bronchial, resultante da compressão do pulmão pelo grande derrame. Si a effusão dura alguns dias, o doentinho se torna muito anhemico.

Não raro, encontram-se nesses empyemas, separadas umas das outras, varias lojas de pús (empyema encystado). Na maioria das vezes, porém, o derrame occupa todo o espaço interpleural. No empyema o nivel do pús é mais elevado na linha axillar posterior do que junto á columna vertebral. A puncção deve por isso ser feita na linha axillar, no 7.º, ou no 8.º espaço intercostal. Para isso emprega-se um trocarte fino, ou uma canula grossa e curta, á qual se adapta uma seringa *Rekord*. Quando se encontra pús, deve esse ser logo evacuado, visto como só empyemas de pequena extensão podem ser absorvidos sem intervenção cirurgica. O pús será retirado por meio de puncções repetidas, ou então, por uma resecção costal.

***

Perturbações morbidas do systema nervoso central, peculiares ao lactente

Convulsões são as mais evidentes e, para o leigo, as mais alarmantes das manifestações morbidas do systema nervoso no lactente.

Por motivos didacticos, dividiremos as convulsões no lactente, como no adulto, em:

1º.) *organicas* (symptomaticas), isto é, convulsões ligadas a alterações anatomicas evidentes do systema nervoso. Desse grupo fazem parte as convulsões que acompanham as mais variadas fórmas de meningite (sôrosa, purulenta, tuberculosa), as encephalites, a hydrocephalia, a esclerose e os defeitos de conformação cerebral (porencephalia), a lues e os traumatismos obstetricos.

2º.) *funccionaes* (idiopathicas), isto é, convulsões para as quaes não se encontra explicação que se possa basear em lesões anatomicas *evidentes* dos centros nervosos. Essas convulsões podem ser:

a) espasmophilicas,

b) epilepticas.

Além disso, podem ser ainda consideradas de natureza funccional as *convulsões terminaes* nas crianças moribundas e as que se notam, ás vezes, em doentinhos com intoxicação alimentar.

As convulsões espasmophilicas são as mais frequentes das manifestações morbidas dessa ordem. A ellas já fizemos referencia no capitulo da «Diathesa espasmophilica».

Outra particularidade a mencionar nos lactentes é a tendencia que apresentam a estados espasmodicos da musculatura. A fórma mais ligeira de hypertonia muscular é encontrada nas crianças com dystrophia farinacea e nas neuropathicas, apresentando vomito habitual. Além disso, encontra-se rigidez particular da musculatura em certos lactentes apparentemente normaes.

A hypertonia da musculatura commummente só é descoberta quando a criança começa a andar, porque, em vez de pisar com a planta dos pés, começa a andar na ponta dos dedos. Mais tarde, quasi sempre, apresentam esses doentinhos estrabismo, exaggero de reflexos tendinosos, e, na idade escolar, percebem-se nelles frequentemente graves defeitos de intelligencia.

Entre esses casos os que se acompanham de francos espasmos musculares, como na hydrocephalia, na microcephalia, na doença de *Little*, etc., ha, apenas, differenças de intensidade.

*

I. Epilepsia

Póde apparecer no lactente; é, porém, muito mais rara do que em crianças acima dessa idade.

O diagnostico de epilepsia só se justifica, quando a criança não é portadora de molestia organica cerebral e quando não existem manifestações espasmophilicas.

A epilepsia no lactente não se individualiza exclusivamente por convulsões; apresenta symptomas muito caracteristicos que a separam da espasmophilia com a qual é na pratica facilmente confundida.

Ataques epilepticos apparecem indifferentemente em crianças alimentadas ao seio, ou artificialmente.

São independentes da idade da criança e da estação do anno em que se manifestam; podem surgir em lactentes abaixo de dois mezes, idade em que convulsões espasmophilicas ainda não são encontradas; apparecem em qualquer época, em contraposição ás caimbras espasmophilicas que são mais frequentes no inverno.

O ataque epileptico surge, muitas vezes, sem que para elle se encontre causa determinante evidente como acontece á eclampsia. Póde-se, ao contrario, observar, até que as convulsões epilepticas desapparecem transitoriamente no decurso de uma molestia aguda do lactente (sarampo, perturbações agudas de intercambio, etc).

Convulsões epilepticas no lactente assumem varios aspectos : ora os ataques apparecem em intervallos mais ou menos regulares (diariamente, mensalmente, trimestralmente, etc.), ora os accessos têm a mesma intensidade, ora se tornam cada vez mais fracos até se transformarem no denominado typo de «pequenos accessos». Muito frequentemente, notam-se nessas crianças perturbações de intelligencia. Em muitos casos, os ataques se tornam tão frequentes que obrigam os paes da criança a internal-a em hospital para epilepticos.

Os «pequenos ataques» são, ás mais das vezes, frequentes (20 a 30 por dia). Não raro, constam apenas, de um rapido movimento lateral da cabeça. A duração do accesso póde ser muito curta.

Algumas crianças, depois de manifestarem alguns accessos typicos de epilepsia nos primeiros annos de vida, parecem curadas durante alguns annos ; mas, no periodo escolar, no inicio da puberdade, ou mesmo mais tarde, de novo, surge a epilepsia para, então, nunca mais desapparecer.

O *prognostico* da molestia deve, pois, ser enunciado com a maxima reserva.

O *tratamento* é o mesmo empregado no adulto : quatro vezes ao dia, 0,25 grs. de brometo de potassio.

*

II. Hydrocephalia

A hydrocephalia pode ser congenita ou adquirida. A molestia é caracterizada por augmento progressivo do cranio, resultante de derrame de liquido cephalo-rhacheano na cavidade dos ventriculos cerebraes (*hydrocephalia interna*), ou no espaço existente entre o encephalo e a caixa ossea craniana (*hydrocephalia externa* — casos de pachymeningite hemorrhagica).

Em contraste com o monstruoso volume do cranio,a face parece extremamente pequena. Os olhos recalcados para baixo tomam posição muito particular ; a iris esconde-se, em grande parte, atraz da palpebra inferior; mas, por baixo da palpebra superior fica exposta grande parte da esclerotica da metade superior do globo ocular.

As manifestações intellectuaes da criança permanecem, a principio, intactas ; o desenvolvimento physico é, muitas vezes, normal ; outras observa-se evidente magreza da criança.

Quando o volume do liquido contido nos ventriculos augmenta rapidamente, apparecem estados convulsivos, espasmos musculares, opisthotono, cruzamento das pernas e das mãos, exaggero dos reflexos tendinosos, etc. Si a hydrocephalia é antiga, pode appacer amollecimento notavel dos ossos do cranio.

O *prognostico* é mau; mas, nem sempre, absolutamente infausto. Expontaneamente, ou talvez sob a influencia de certos processos therapeuticos, observa-se, ás vezes, estacionamento da molestia. Naturalmente essa cura não é acompanhada de diminuição da circumferencia da cabeça.

Em casos de hydrocephalia é conveniente tentar sempre therapeutica antiluetica (fricções mercuriaes), quer seja negativa, quer positiva a reacção de *Wassermann.* Além disso, tenta-se, com repetidas puncções lombares, alijar o excesso de liquido contido no cranio. Esse tratamento dá, no entanto, raramente bons resultados.

***

III. Idiotia

A idiotia não constitue individualidade morbida; é antes consequencia de varios processos pathologicos (meningites diversas, processos de encephalite, traumatismos obstetricos do cranio, perturbações de desenvolvimento no periodo fetal, etc.).

A idiotia faz ainda parte da symptomatologia de algumas syndromes (mongolismo, myxedema, etc.) dependentes do mau funccionamento de certas glandulas de secreção interna.

Num caso de idiotia, nem sempre é possivel verificar a causa originaria. O medico será muitas vezes obrigado a contentar-se com o simples diagnostico de *vitium cerebri.* As molestias infecciosas agudas acompanhamse, muitas vezes, de idiotia.

Quando a criança é normal, começa, aos tres mezes de idade, a fitar tudo aquillo que della se approxima — um relogio, um phosphoro acceso, etc. Além disso, segue com o olhar um objecto que deante della é movimentado para um lado e para outro. Os idiotas, porém, não fixam com o olhar objectos que delles são approximados, nem procuram agarral-os. E' ainda notavel que esses não têm bem desenvolvido o sentido da gustação, o que facilmente é verificavel: dá-se á criança uma colher das de chá de uma solução de saccharina e, algum tempo depois, a mesma dóse de uma solução a 1% de chlorhydrato de quinina. A criança normal deglute facilmente a solução de saccharina, mas repelle, com energia, a de quinina. O idiota ingere tudo indifferentemente. Aos idiotas faltam tambem a sensação dolorosa (picadas de agulha, etc.). Ao findar o primeiro anno de vida, as crianças normaes começam a empregar os primeiros esforços para fallar. Além disso, nessa idade, o lactente normal já é «asseiado», isto é, não urina, nem evacúa, sem antes dar á mãe, ou á ama, um signal qualquer. Os idiotas só aprendem a fallar do 3.º, ou 4.º anno em deante e difficilmente se tornam «asseiados». As funcções de equilibrio (ficar de pé, andar, etc.) desenvolvem-se nelles tardiamente. Só excepcionalmente conseguem sentar-se e manter erecta a cabeça, antes do fim do primeiro anno de vida. Apresentam notavel supersecreção salivar e macroglossia; trazem a bocca constantemente aberta e, quando dormem, sua respiração é estertorosa, em consequencia da hypertrophia do annel lymphatico da garganta. O fechamento precoce das molleiras é um prenuncio sombrio da parada de desenvolvimento cerebral.

Normalmente a grande molleira se fecha depois do primeiro anno de vida; nos idiotas isso acontece, muitas vezes, já no sexto mez de idade. A cabeça não se desenvolve (microcephalia, cranio de asteca). Alguns idiotas são calmos e pouco se movimentam (*typo torpido, ou indolente)*; ingerem tudo que se lhes dá. Estando sempre quietos, não são superalimentados e, em consequencia disso, não apresentam perturbações intestinaes. Por isso, podem apresentar optima apparencia physica.

Ao contrario dos indolentes, ha *idiotas irrequietos* Apresentam constante hypercinese, choro continuo, sem motivo apparente. Essas crianças são um martyrio para a familia.

Os *idiotas irrequietos* apresentam frequentemente espasmos musculares, accessos convulsivos e estrabismo. Sua alimentação é, muitas vezes, difficil. Frequentemente só ingerem leite.

O *diagnostico* de idiotia é facil, levando em conta a multiplicidade de symptomas de que se acampanha essa anomalia.

O *prognostico* é mau.

O *tratamento*, apenas, symptomatico.

IV. Doença de Little

A *doença de Little* caracteriza-se por grande espasticidade dos membros da criança. A doença vem acompanhada, frequentemente, de perturbações da intelligencia.

Os espasmos se manifestam precocemente; ás vezes, logo após o nascimento. Os phenomenos espasmodicos são muito intensos nos membros inferiores, sobretudo nos musculos adductores da coxa. Para tornal-os evidentes, mantem-se a criança suspensa por baixo dos braços. Nessas condições seus pés não se apoiam no solo; cruzam-se, evidenciando os espasmos.

Na doença de *Little* encontram-se, quasi sempre, perturbações dos reflexos tendinosos, estrabismo, convulsões e idiotia.

A etiologia da molestia era antigamente explicada pela triade de *Little* — dystocia, parto prematuro, e asphyxia do feto no acto do nascimento. Não raro a molestia é encontrada em prematuros; mas, nem todos os casos se deixam explicar pela triade de *Little*.

Prognostico — Em regra, com a idade, os espasmos se tornam menos accentuados.

Therapeutica — No lactente a therapeutica se limita a banhos quentes reiterados que abrandam os espasmos. Além disso, recorre-se ao auxilio de massagens. Mais tarde, confia-se a criança aos cuidados de um orthopedista.

*

V. Myxedema

Muitos casos de idiotia vêm acompanhados de myxedema congenito.

Essas crianças são facilmente reconheciveis, pois, apresentam: face turgida, physionomia estupida, macroglossia, nariz em sella, pelle secca, exfoliante, panniculo adiposo de consistencia balofa, cabellos ralos e hirsutos, hernia umbillical frequente, prisão de ventre e, além disso, os demais symptomas de idiotia já anteriormente mencionados.

Esses doentes apresentam promptas melhoras, quando medicados pela thyreoidina, medicamento muito bem supportada, mesmo por crianças de tenra idade. Dá-se, diariamente, um comprimido de 0,10 de thyradene *Knoll*.

Sob a acção dessa therapeutica, o aspecto da criança se modifica visivelmente; mas, pode-se affirmar que esses individuos, no que se refere ás funcções intellectuaes, nunca se tornarão perfeitos.

*

VI. Mongolismo

O mongolismo é mais frequente do que o myxedema. No mongolismo notam-se alterações caracteristicas da physionomia da criança: a fenda palpebral, estreita e obliqua, dirige-se para fóra e para cima. No angulo interno do olho, a palpebra superior ultrapassa a inferior, formando uma dobra falciforme — *epicantho*.

Nos mongoloides notam-se ainda—nariz em sella, estrabismo, deformidades da orelha, dedos curtos e grossos e, commummente, anomalias congenitas do coração. Mais evidente para os paes, que quasi nunca percebem anomalias physicas nos filhos, é a extraordinaria hypothonia de sua musculatura e da frouxidão dos ligamentos articulares. Por isso, essas crianças podem voltar, á vontade, suas articulações para todas as direcções.

Os mongoloides são quasi sempre alegres. Na segunda infancia transformam-se em verdadeiros gaiatos; apresentam, no entanto, evidente inferioridade intellectual.

As possibilidades de vida longa nessas crianças são pouco provaveis; quasi todas morrem no decurso da segunda infancia.

Qualquer *tratamento* é infructifero.

APPENDICE

Algumas palavras sobre a assistencia á infancia

Na antiguidade e nos primeiros seculos do christianismo era quasi completo o desamparo das crianças. Infanticidio e abandono de crianças eram muito communs. Aos poucos, porém, veiu surgindo a tendencia de proteger a vida dos abandonados. Esse movimento philanthropico foi impulsionado, em parte, pelo christianismo, em parte, pelo systema dos brephotrophios, cuja criação data da idade média.

Em 787 foi construida pelo bispo *Dartheus*, em *Milão*, a primeira «casa de expostos». Mais tarde, fundaram-se estabelecimentos destinados a receber não só crianças desvalidas, como tambem suas progenitoras, para que ellas se encarregassem da amamentação de seus filhos (Imperador José II, da Austria).

Dessa maneira, começou a estabelecer-se a noção do direito da criança á sua progenitora. Nos tempos modernos, com a «instituição da tutela», etc., firmou-se tambem a noção das obrigações do progenitor para com seu filho.

A principio, só filhos illegitimos e orphãos eram protegidos por instituições de caridade; mais tarde, extendeu-se a protecção ás mães desamparadas e, finalmente, a filhos legitimos de paes pobres.

Provavelmente, em futuro não mui remoto, essas instituições protectoras passarão, pelo menos em parte, ás mãos do Estado e das municipalidades; mas, uma parte ficará, certamente, como até agora, á mercê da caridade publica.

A protecção á infancia deve começar pela da gestante, desde o inicio da prenhez. Já existem hoje instituições que proporcionam á mulher gravida, nas ultimas semanas que precedem o parto, carinho especial, fornecendo-lhe alimentos etc. Além disso, alguns paizes criaram leis que amparam as mães pobres, recolhendo-as, durante oito semanas, em Maternidades. Antes do parto, a mulher gravida não trabalha e recebe mesmo assim a metade do seu ordenado habitual.

Nalguns paizes foi prohibido á mulher tomar parte em trabalhos, capazes de provocar interrupção da prenhez (trabalho com chumbo, etc.)

Para o parto e os dias de puerperio ha, em alguns lugares, á disposição da gestante, Maternidades e Institutos de amas de leite, etc., onde ellas são recolhidas. Essas instituições ora são estaduaes, ora estão sob a protecção da caridade publica.

A parturiente que abandona o instituto, não raro, sem moradia certa e sem protecção, é abrigada em «Recolhimentos» destinados a esse fim.

Para mulheres casadas existem hoje associações especiaes que enviam para o seio da familia, durante o puerperio, uma enfermeira, para tomar a seu cargo todos os serviços domesticos. Em outros lugares, encontram-se instituições que se encarregam de fornecer roupas á parturiente e ao recemnascido. Algumas cidades dispõem de associações particulares de «protecção á parturiente» e que se encarregam de todas as despesas da mãe, durante o parto e as semanas de puerperio.

Os cuidados principaes, terminado o puerperio, extendem-se, em toda a parte, sobretudo aos filhos illegitimos.

Nalguns paizes os filhos naturaes são enviados para brephotrophios (Austria-Hungria, França, Russia, etc.). Sua alimentação é confiada á propria mãe, ou á uma ama. Depois, essas crianças são entregues a pessoas fóra do estabelecimento, mas sob vigilancia de sua directoria; quando mais crescidas, são as crianenviadas para colonias apropriadas (Hungria).

Na Allemanha os illegitimos são entregues aos avós maternos, ou mesmo a pessoas extranhas, quando a mãe é obrigada a voltar a occupações onde não possa ter o filho a seu lado. A mãe é obrigada a pagar as despesas da criança.

Hoje não é permittido a qualquer pessoa receber essas crianças em pensão. Desse modo restringe-se o mais possivel a acção das chamadas *faiseuses* d'*anges*.

O recemnascido, antes de ser entregue a essas «criadeiras», é submettido a exame medico, para que não transporte molestias contagiosas á casa de quem os recebe. Essas «pensões» são regularmente visitadas por inspectores. O desenvolvimento da criança é verificado pelo medico da instituição. Sob sua orientação é feita a alimentação da criança.

As obrigações dos paes dos illegitimos são fiscalizadas por tutores nomeados pelo governo. A auctoridede do tutor continua até que a criança attinja a idade escolar. Dahi em deante, a inspecção fica a cargo de medicos escolares. As crianças doentes são internadas em hospitaes; as abandonadas são enviadas a asylos destinados a esse fim.

Os cuidados dispensados a filhos legitimos reduzem-se, quasi exclusivamente, a facilitar-lhes a alimentação pelo leite materno. Para incrementar esse objectivo, instituiram-se «premios de amamentação», consistindo em distribuição de alimentos, ou mesmo de dinheiro, desde que a mãe prove que amamenta seu filho. Os premios são pagos, ora pelas municipalidades, ora por instituições de caridade. Em alguns paizes, as «caixas mutuas» pagam, em dinheiro, «premios de amamentação». O goso desses premios só é facultado ás mães que frequentam «estações de protecção á infancia», onde se lhes indica como devem amamentar seus filhos. Essas «estações» ficam sob direcção medica. A propaganda das «estações» é feita por enfermeiras que vizitam as nutrizes. Essas enfermeiras ensinam á mãe o modo de alimentar a criança. Por meio de exposição oral e de distribuição de prospectos, ensinam essas «irmãs» como deve ser alimentado e criado o recemnascido. Tambem lactentes alimentados artificialmente ficam sob a jurisdição dessas «estações de consulta». Essas «estações» entram, por sua vez, em relação com os «centros de distribuição» onde é fornecido leite puro e por baixo preço. Naturalmente o circulo de actividade desses «centros» fica limitado ás crianças indigentes.

Para maior facilidade de mães empregadas, instituiram-se «casas de deposito» dirigidas por medicos e onde, durante o dia, emquanto a progenitora trabalha, recebe a criança alimentação pura e assistencia medica racional. Pela manhã, ao meio dia e á tarde, a mãe vem á «casa do deposito» para amamentar a criança.

Em muitos lugares, essas «casas de deposito» ficam ao lado de estabelecimentos industriaes, nos quaes as mães tomam parte no serviço.

Passada a idade de lactente, a criança que, durante o dia, não pode ser assistida pela mãe, é entregue a jardins da infancia ou a escolas apropriadas.

FIM

INDICE

CAPITULO I

CAPITULO II

Paginas

CAPITULO III

CAPITULO IV

Bei Fragen zur Produktsicherheit wenden Sie sich bitte an:
If you have any questions regarding product safety,
please contact:

Walter de Gruyter GmbH
Genthiner Straße 13
10785 Berlin
productsafety@degruyterbrill.com